赵仁宏　刘发明　范应元 — 主编

物理学

医用

第三版

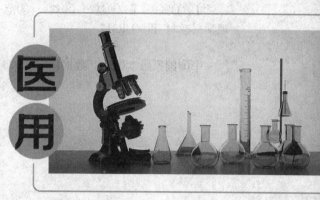

U0283067

山东人民出版社·济南

国家一级出版社　全国百佳图书出版单位

图书在版编目（CIP）数据

医用物理学／赵仁宏，刘发明，范应元主编．— 3
版．— 济南：山东人民出版社，2023.8
ISBN 978-7-209-14686-9

Ⅰ．①医… Ⅱ．①赵… ②刘… ③范… Ⅲ．①医用物
理学—教材 Ⅳ．①R312

中国国家版本馆 CIP 数据核字（2023）第 107696 号

医用物理学（第三版）
YIYONG WULIXUE（DISANBAN）

赵仁宏　刘发明　范应元　主编

主管单位　山东出版传媒股份有限公司
出版发行　山东人民出版社
出 版 人　胡长青
社　　址　济南市市中区舜耕路 517 号
邮　　编　250003
电　　话　总编室（0531）82098914
　　　　　市场部（0531）82098027
网　　址　http://www.sd-book.com.cn
印　　装　山东新华印务有限公司
经　　销　新华书店

规　　格　16 开（185mm×260mm）
印　　张　20.75
字　　数　391 千字
版　　次　2023 年 8 月第 3 版
印　　次　2023 年 8 月第 1 次
ISBN 978-7-209-14686-9
定　　价　39.00 元
　　　　　如有印装质量问题，请与出版社总编室联系调换。

"21世纪医学院校数理化系列规划教材"
编委会

总主编　王守训　王培承　司传平　胡西厚

总编委　（以姓氏笔画为序）

王守训　王学东　王培承　司传平

邵建新　赵仁宏　胡西厚　阎　芳

编委会成员名单

主　编　赵仁宏　刘发明　范应元

副主编　李淑玮　周旭聪　闫春燕

　　　　温振川　孟祥国　李光仲

编　者　（以姓氏笔画为序）

　　　　任忠夫　闫　鹏　闫春燕　刘发明　刘其涛

　　　　刘贵勤　刘俊杰　李光仲　李鸿梅　李淑玮

　　　　杨钰莹　范应元　范怀玉　周旭聪　孟祥国

　　　　赵仁宏　姜广东　秦　丹　康永香　温振川

　　　　魏海增

前　言

本书是潍坊医学院、济宁医学院、滨州医学院等兄弟院校的一线教师根据卫生部颁发的高等医药院校医用物理学教学大纲和全国高等医药院校医学物理教学改革会议精神，充分吸收了国内外有关教材的优点和精华，结合高等院校改革和发展的新形势，依据各层次学生的知识需求，总结了多年来的教学实践和改革经验，共同编写而成的。

本书在教材内容的选取上，加强了理论与实践的结合，新知识与基础知识的结合，必修知识和科学素养的协调，知识性内容和参考资料的协同，突出了物理学与医学的结合，增加了教材的知识性、实用性、趣味性和资料性。同时，现代物理学的许多新发现和具有争议的热点问题也出现在教材中。

本书增加课程思政要点，旨在介绍相关学科发展历史，从发展的角度帮助学生树立正确的世界观、科学观，传播辩证唯物主义思想；介绍相关科学家事迹，对学生展开励志教育，弘扬科学精神，培养学生实事求是的科学态度；介绍我国古今重大科技发展成果，增强学生民族自信心和自豪感，激发学生崇高的爱国主义情怀。

全书共十章，基本覆盖了医学专业所需要的物理学的基本理论及其在医学中的主要应用。同时，本书结合各院校的特点及各层次学生的知识需求，增补了科学家简介、物理学最新发现的医学应用。本教材内容充实精炼，包含的知识丰富，很好地充实了物理和医学领域内的新概念、新理论、新方法，能够使学生了解近代物理和医学发展状况，科学家的趣闻、趣事，物理学重大发现的过程，启发学生的思维方法，丰富医学生的思维模式。本教材同时具备教科书、科普读物、科研资料、新技术手册等功能，是一本特点鲜明、内容精炼、知识面广、易学易懂的教材。

本书适合作为高等医药院校四年制和五年制基础医学、临床、预防、口腔、影像、麻醉、护理、药学、生物技术、医院管理等医学类专业的物理学教材，也可作为与生命科学有关的其他专业的研究生、教师的科研和教学参考书。

本书的编写得到了潍坊医学院的领导以及各编者所在大学领导的关心和支持，得到山东人民出版社的领导和责任编辑的支持，本书编者对此表示衷心感谢！对热情支持本书编写的国内外专家、教授表示诚挚的谢意，对引用其文献的专家、教授深表敬意。

由于编者水平所限，书中有不足之处在所难免，我们诚恳地希望使用本书的教师和同学给予帮助和指正。

编　者

2023 年 4 月

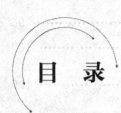

目　录

绪　论

　　物理学是以认识物质的基本属性，研究物质运动规律为研究目的的学科。我们周围所有的客观实在都是物质，一切物质（包括实物和场）都在永恒不息地运动着，宇宙中一切自然现象都是物质运动的表现，这里所指的运动是广义的，它包括机械运动、变化、生长、相互作用等过程。物质运动的形式是极其多样的，各种形式的物质运动之间，相互依存而又在本质上相互区别。它们既服从普遍规律，又有自己独特的规律，自然科学就是根据其所研究对象的不同而进行分类的。

一、物理学是自然科学的先锋

　　在所有自然科学中，只有物理学所研究的物质运动形式具有最基本、最普遍的性质。具体地说，物理学所研究的运动包括机械运动、分子热运动、电磁运动、原子内部运动、场和实物的相互作用等。物理学所研究的运动形式，普遍存在于其他高级的、复杂的物质运动形式之中。因此，物理学所研究的规律，具有最基本、最普遍的意义，使得物理学知识成为研究其他自然科学的基础。在自然科学尚未分类的古代，物理学几乎就是全部自然科学。随着科学的发展，许多自然科学分支出现了，并陆续独立成为一门学科。由于近代科学的迅速发展和相互渗透，许多和物理学直接有关的"边缘学科"，如化学物理学、物理化学、生物物理学、天体物理学、生物物理化学、生物医学工程学等陆续出现。医用物理学是物理学的重要分支学科，它是现代物理学与医学相结合所形成的交叉学科。物理学上的每一次重大发现都极大地推动了其他自然科学的发展，促使科学技术和生产技术发生根本的变革。由于物理学所研究的规律具有很大的普遍性，它与哲学的关系也十分密切，所以物理学中许多重大发现，例如，相对论、物质的波粒二象性、基本粒子的相互转化、场和实物间相互作用等，为哲学提供了有力的证据，提高了人类认知物质世界的能力。

二、物理学是推动医学发展的主要力量

医学是以人体为研究对象的生命科学。生命现象属于物质的高级运动形式。随着现代物理学的迅速发展，人类对生命现象的认识的逐步深入，生命科学和医学已从宏观形态的研究进入微观机制的研究，从细胞水平的研究上升到分子水平的研究，并日益将其理论建立在精确的物理学基础之上。任何生命过程都是和物理过程密切联系的。揭示生命现象的本质，诸如能量的交换、信息的传递、体内控制和调节、疾病发生机制、物理因素对机体的作用等，都必须应用物理学规律。大量事实表明，物理学在生物医学领域中的应用日益广泛和深入。医用物理学的迅速发展，正在不断对阐明生命现象的本质作出新的贡献。

另一方面，物理学所提供的技术和方法已日益广泛应用于生命科学、医学研究及临床医疗实践之中，并且仍在不断更新。例如，光学显微镜、X线透视和摄片、核磁共振成像技术、放射性核素等在医学上的应用是人们早已熟知的。现代电子显微镜与光学显微镜相比，分辨率提高近千倍，成为研究细胞内部超微结构的重要工具。计算机X射线断层摄影术（X-CT）与常规X线诊断相比，其灵敏度提高了百倍。磁共振成像（MRI）技术既能显示解剖学图像，又能显示反映功能和代谢过程与生化信息的图像，为医学提供了一种崭新的诊断技术，是物理学对医学发展的重大贡献。各种光纤内镜的介入疗法，取代了刚性导管内窥镜，提高了疾病的诊断率和治疗效果，减轻了病人的痛苦。物理治疗除常见的热疗、电疗、光疗、放疗、超声治疗等方法外，还应用了低温冷冻、微波、激光等手段和技术。电子计算机不仅应用于研究人体生理和病理过程中的各种控制调节，而且用于辅助诊断、自动监护和医院管理。在研究生物大分子本身的结构、构象、能量状态及其变化，以及这些状态、变化与功能之间的关系方面，除应用物理学中的量子力学方法外，物理学中的各种光谱和波谱技术等普遍应用，如电子自旋共振谱、磁共振谱、激光拉曼谱、圆二色术、旋光色散、红外光谱、荧光偏振、X射线衍射、光散射以及激光全息等物理技术。

三、物理学和生命科学的关系

物理学在理论上和技术上的新成就不断为生命科学和医学的发展提供理论基础和技术方法。反过来，生命科学和医学的发展，又不断地向物理学提供新的研究课题，二者互相促进、相辅相成。总之，物理学与生命科学的关系可归结为两个主要方面：① 物

理学知识是揭示生命现象不可缺少的基础;② 物理学所提供的技术和方法为生命科学的研究、临床实践开辟了许多新的途径。

高等医学院校开设的医用物理学是一门重要的必修课,它的主要任务是给医学生提供系统的物理学知识,使他们在中学物理学的基础上,进一步掌握物理学的基本概念、基本规律、研究方法,扩大物理学知识的领域,为他们学习现代医学准备必要的物理基础。物理学作为严格的定量的自然科学的前沿学科,一直在科学技术发展中发挥极其重要的作用。物理学的发展对人类生产力的提高起到了极大的推动作用,过去是如此,现在是如此,将来也是如此!

物理学的研究方法是开发智力和提高能力的途径。物理学思想能启迪学生的创新思维,是培养创造型人才的火种。物理学的知识结构体系是科学技术的母体,具有很强的科学原动力和再生能力。知识的迁移就是智慧,知识的再生就是创造。物理学中的研究方法系统、新颖,创新思想层出不穷。大学生通过对物理学的学习,能很好地培养和发展自己的认知素养和创新能力。

第一章

生物力学

1. 掌握描述物体弹性的基本概念：形变、应变、应力模量。

2. 理解应力与应变的关系。

3. 了解骨骼和肌肉的力学特性。

4. 了解生物材料的黏弹性。

1. 生命在进化过程中遵循优胜劣汰的自然法则。人体的每一器官、组织无不体现出顺应自然之奇妙。结合本章知识思考人体骨的结构、材质如何与其功能相适应。

2. 混沌是指一种无法根据给定的初始条件确定系统将来状态的类似随机的行为。请结合混沌理论分析医学上常见的混沌现象。

3. 骨关节是一个集自如的快速运动和慢速运动，承受高载荷和低载荷于一体，可正常运行数十年，既灵活又稳固的结构。分析关节的润滑机制及力学原理，思考在仿生学中实现科学与自然的和谐统一。

　　自然界中，任何物体在力的作用下都会发生或多或少的形变。在许多实际问题中，形变起着关键的作用。有些物理现象，从本质上就是形变引起的，如声音在弹性媒质中的传播就和媒质内发生的形变密切相关。研究物体在力的作用下形变的规律，不但在工程技术方面，而且在生物医学方面，都是重要的。本章介绍一些有关物体弹性的基本概念及有关生物弹性物质的基本知识。

第一节 应变和应力

一、应变

对于一定物体，外界物体对它的作用力称为外力，物体内部各部分之间的相互作用力称为内力。物体受外力作用而形变，其内部会出现因形变而产生的内力。

物体在外力作用下发生的形状和大小的改变，称为形变。有的形变是暂时的，有的形变是永久的。在一定形变限度内，去掉外力后物体能够完全恢复原状的形变称为弹性形变。外力超过某一限度后，去掉外力物体不能完全恢复原状的形变称为范性形变。较为常见的形变是长度、体积和形状的改变。为了从数量上表示各种形变程度，引入**应变**（strain）这一概念，它表示物体受外力作用时，其长度、形状或体积发生的相对变化。

1. **张应变**（tensile strain）

最简单的形变就是物体受到外力牵拉（或压缩）时的变化。实验表明，物体受到外力牵拉（或压缩）时发生的长度改变量是和物体原来长度成正比的。我们用物体受到外力作用时，发生的长度变化和物体原来长度的比值来表示变化程度，称为**张应变**，又称为**拉伸应变**，用 ε 表示，即

$$\varepsilon = \frac{\Delta l}{l_0} \tag{1.1}$$

2. **体应变**（volume strain）

物体各部分在各个方向上受到同等压强时体积发生变化而形状不变，则体积变化 ΔV 与原体积 V_0 之比称为**体应变**，以 θ 表示，即

$$\theta = \frac{\Delta V}{V_0} \tag{1.2}$$

3. **切应变**（shearing strain）

当物体受到力偶作用使物体两个平行截面间发生相对平行移动时，这种形变叫作**剪切形变**，是物体另一种基本形变。这个力偶是指一对大小相等，方向相反而作用线相互

平行的力，这个力叫剪切力。物体受剪切力作用，发生只有形状变化没有体积变化的弹性形变叫**切应变**。如图 1.1 所示，长方形物体底面固定，其上、下底面受到剪切力 F 作用，产生剪切。设两底面相对偏移位移为 Δx，垂直距离为 d，则剪切的程度用比值 $\dfrac{\Delta x}{d}$ 来衡量，这一比值称为切应变，以 γ 表示，即

$$\gamma = \frac{\Delta x}{d} = \tan\varphi \qquad (1.3\text{a})$$

在实际情况下，一般 φ 角很小，上式可写成

$$\gamma \approx \varphi \qquad (1.3\text{b})$$

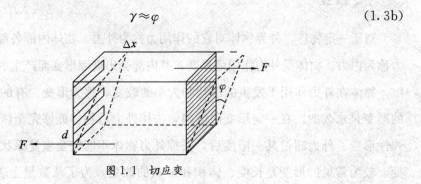

图 1.1　切应变

这 3 种应变都是没有量纲的，没有单位。它们只是相对地表示形变程度，而与物体原来的长度、体积或形状都没有关系。

当物体被纵向拉伸时，将产生横向收缩。实验表明，横向的相对收缩与纵向的相对伸长成正比。

设物体横截面为矩形，其边长分别为 a_0、b_0，拉伸后变为 a、b，线应变为 $\Delta l / l_0$，若设材料（这种材料我们称为各向同性材料）性质与受力方向无关，则

$$\mu = \frac{a_0 - a}{a_0} \bigg/ \frac{\Delta l}{l_0} = \frac{b_0 - b}{b_0} \bigg/ \frac{\Delta l}{l_0} \qquad (1.4)$$

μ 称为**泊松比**。不可压缩材料 $\mu = 1/2$，其他材料 $\mu < 1/2$。

4. 应变率（strain rate）

应变率是应变随时间的变化率，即单位时间内增加或减少的应变，它描述的是形变速率，其单位为 s^{-1}。

二、应力

物体发生形变时，总是与力分不开的。由于组成物体的微观粒子之间的相对位置发生改变，物体内各个相邻宏观部分之间存在着相互作用且大小与外力相等的弹性力，此力使物体具有恢复原状的趋势。我们用单位面积上的弹性力作为恢复趋势的定量表示，

称为**应力**（stress）。它的单位是牛顿·米$^{-2}$（N·m^{-2}）。以下 3 种形式的应力对应上面 3 种应变。

1. 张应力（tensile stress）

在张应变的情况下，在物体内部的任意一横截面上会有张力存在，如图 1.2 所示。被这横截面所分开的两段物体将互相受到张力的作用。分布于此截面上的总力和物体两端的拉力相等。**横截面单位面积上的力叫作张应力，用符号 σ 表示**，即

$$\sigma = \frac{F}{S} \tag{1.5a}$$

求某一点的张应力，则应用求导数的方法，即

$$\sigma = \lim_{\Delta S \to 0} \frac{\Delta F}{\Delta S} = \frac{dF}{dS} \tag{1.5b}$$

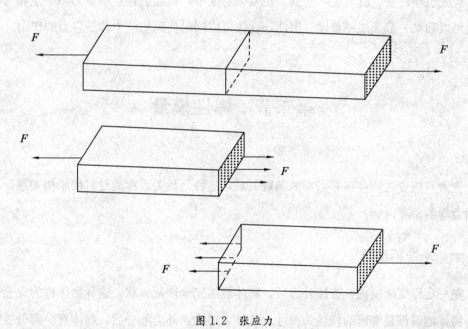

图 1.2 张应力

如果物体两端受到的不是拉力而是压力，物体的长度缩短，张应力此时为负值，也可称为压应力（compressive stress）。

2. 体应力（volume stress）

物体在受到来自各个方面的均匀压力，且物体是各向同性时，可发生体积变化。此时物体内部各个方向的截面上都有同样大小的压应力，或者说具有同样的压强。因此，体应力可用压强 p 表示。

3. 切应力（shearing stress）

当发生切应变时，物体上、下两个底面受到与底面平行但方向相反的作用。物体中

任一与底面平行的截面将把物体分成上、下两部分，上部分对下部分有一与此外力大小相等、方向相反的力的作用。它们都是与截面平行的剪切力。**剪切力 F 与截面 S 之比，称为剪切应力，剪切应力也称切应力，以符号 τ 表示，有**

$$\tau = \frac{F}{S} \tag{1.6a}$$

某一点的切应力则为

$$\tau = \lim_{\Delta S \to 0} \frac{\Delta F}{\Delta S} = \frac{\mathrm{d}F}{\mathrm{d}S} \tag{1.6b}$$

总之，应力就是作用在物体单位截面积上的内力。**与截面正交的力叫作正应力，如张应力和压应力。与截面平行的应力称为切应力。**应力反映物体发生形变时的内力情况。应变也叫胁变，应力也叫胁强。在复杂形变中，截面上各点的应力不一定相等，方向也可以和某一截面成一角度。因此，物体可以同时受到切应力和正应力的作用。

第二节　弹性模量

应力与应变之间存在着密切的函数关系，这种函数关系称为材料的本构关系，它是材料力学的重要内容。

一、弹性和塑性

在一定形变限度内，去掉外力后，物体能够完全恢复原状，这种物体称为完全弹性体，物体能够恢复变形的特性为弹性。若外力过大，外力除去后，物体有一部分变形不能恢复，这种物体称为弹塑性体，外力除去后变形不能恢复的特性为塑性。对不同材料，应力与应变之间的函数关系不同，但有共同特征。图 1.3 表示一个典型的张应变和张应力之间的函数关系曲线。曲线上的 a 点叫作正比极限，不超过正比极限时，即在 $0a$ 段，应力与应变成正比例关系。b 点称为弹性极限，在 ab 段，应力与应变不再成正比关系，但在此范围内，外力除去后材料可以恢复原状，这种形变叫弹性形变。应变超范围时，外力除去后，材料不能恢复原状，表现为永久变形。当应力达到 c 点时，材料断裂，c 点称为断裂点。断裂点的应力称为被试材料的抗张强度。压缩时，断裂点的应力称为抗强度。图中 bc 是材料的范性（塑性）范围。若 c 点距 b 点较远，即 ε_c 与 ε_b 差值较大,则这种材料产生较大的范性形变,表示它具有展性。如果 c 点距 b 点较近,即 ε_c 与 ε_b 差值较小,则材料表现为脆性。

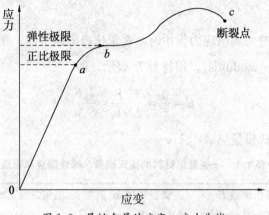

图 1.3 展性金属的应变—应力曲线

骨也是弹性材料,在正比极限范围之内,它的张应力和张应变成正比关系,图 1.4 表示湿润而致密的成人骨,腓骨和肱骨的应力—应变曲线,在应变小于 0.5‰ 的条件下,这 3 种四肢骨的应力—应变曲线皆为直线,成正比关系。

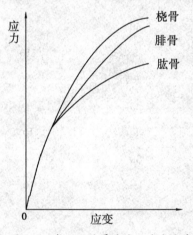

图 1.4 成人四肢骨应力—应变曲线

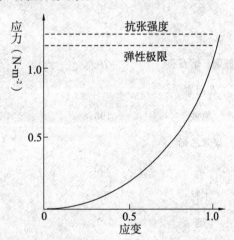

图 1.5 主动脉弹性组织的应力—应变曲线

图 1.5 为主动脉弹性组织的应力—应变曲线。曲线上没有直线部分,表明其并不遵循胡克定律。弹性极限十分接近断裂点,说明它只要没有被拉断,在外力消失后都能恢复原状。由图可见,应变可达到 1.0,表示它可以伸长到原有长度的 1 倍。这一点和橡胶皮是类似的。

二、弹性模量

从应力—应变曲线可以看出,在正比极限范围内,应力与应变成正比。这就是著名

的胡克定律。对于不同的材料,可以有不同的比例系数,此比值称为该物质的**弹性模量**
(modulus of elasticity)。弹性模量的单位为 $N \cdot m^{-2}$。

1. 杨氏模量

物体单纯受到张应力或压应力作用时,在正比极限范围内,张应力与张应变之比称
为**杨氏模量**(Young's modulus),用符号 E 表示,即

$$E = \frac{\sigma}{\varepsilon} = \frac{F/S}{\Delta l / l_0} = \frac{l_0 F}{S \Delta l} \tag{1.7}$$

一部分材料的杨氏模量见表1.1。

表 1.1　一些常见材料的杨氏模量、弹性限度和强度

物质	杨氏模量 E ($\times 10^9 N \cdot m^{-2}$)	弹性限度 σ_b ($\times 10^7 N \cdot m^{-2}$)	抗张强度 σ_t ($\times 10^7 N \cdot m^{-2}$)	抗压强度 σ_c ($\times 10^7 N \cdot m^{-2}$)
铝	70	18	20	—
骨拉伸	16	—	12	—
骨压缩	9	—	—	17
砖	20	—	—	4
铜	110	20	40	—
玻璃、熔石英	70	—	5	110
花岗岩	50	—	—	20
熟铁	190	17	33	—
聚苯乙烯	3	—	5	10
钢	200	30	50	—
木材	10	—	—	10
腱	0.02	—	—	—
橡胶	0.001	—	—	—
血管	0.0002	—	—	—

2. 体变模量

在体积形变中,压强与体应变的比值叫作**体变模量**(bulk modulus),以符号 K 表
示,即

$$K = \frac{-P}{\theta} = -\frac{P}{\Delta V / V_0} = -V_0 \frac{P}{\Delta V} \tag{1.8}$$

式1.8中符号表示体积缩小时压强是增加的。体变模量的倒数,称为**压缩率**

（compression ratio），记为 k，物质的 k 值越大，越容易被压缩。

3. 切变模量

在切变情况下，切应力与切应变的比值称为**切变模量**（shear modulus），以符号 G 表示。

$$G = \frac{\tau}{\gamma} = \frac{F/S}{\Delta x/d} = \frac{Fd}{S\Delta x} \tag{1.9}$$

大多数金属材料的切变模量为其杨氏模量的 $1/2\sim1/3$。切变模量也叫刚性模量。一部分材料的体变模量和切变模量见表 1.2。

表 1.2　一些常见材料的体变模量和切变模量

物质	体变模量 K ($\times10^9$ N·m^{-2})	切变模量 G ($\times10^7$ N·m^{-2})	物质	体变模量 K ($\times10^9$ N·m^{-2})	切变模量 G ($\times10^7$ N·m^{-2})
铝	70	25	木材	—	10
铜	120	40	骨	—	10
铁	80	50	水银	25	—
玻璃、熔石英	36	30	水	2.2	—
钢	158	80	乙醇	0.9	—
钨	—	140			

弹性模量表示物体变形的难易程度，弹性模量越大，物体越不容易变形。例如钢的杨氏模量为 20×10^{10} N·m^{-2}，正如图 1.3 所表示的那样，当物体所受作用力较小时，应力与应变成正比，比例系数——弹性模量为常数。但当所受作用力较大时，应力与应变表现为非线性关系，其弹性模量与变形相关，不再为常量。一般称弹性模量与物体变形有关的物体为非线性弹性体，大多数材料均为非线性弹性体。

[**例题 1.1**]　　股骨是大腿中的主要骨骼。如果成年人股骨的最小截面积是 6×10^{-4} m^2，则受压负荷为多大时将发生碎裂？又假定直至碎裂前应力—应变关系还是线性，试求发生碎裂时的应变。（抗压强度 $\sigma_c = 17\times10^7$ N·m^{-2}）

解：导致骨碎裂的作用力

$$F = \sigma_c \cdot S = 17\times10^7\times6\times10^{-4}\ \text{N} = 1.02\times10^5\ \text{N}$$

这个力是很大的，约为 70 kg 重的人体所受重力的 15 倍。但如果一个人从几米的高处跳到坚硬的地面上，就很容易超过这个力。

根据骨的杨氏模量 $E = 0.9\times10^{10}$ N·m^{-2}，可求碎裂时的应变，为

$$\varepsilon = \frac{\sigma_c}{E} = \frac{17 \times 10^7}{0.9 \times 10^{10}} = 0.019 = 1.9\%$$

由此可见，在引起碎裂的负荷下，骨头的长度将减少 1.9%。

第三节 骨骼与肌肉的力学特性

骨骼与肌肉是肌体的主要承载系统与做功单元，它们的力学性能对其功能的完成至关重要，骨骼与肌肉力学是目前生物力学学科的主要研究内容。

一、骨骼的力学性质

人体骨骼系统是人体重要的力学支柱，起着支撑重量、维持体形、完成运动和保护内脏器官的作用。各种骨因其所在的部位不同而有不同的形状、大小和功能。

骨组织是一种特殊的结缔组织，它既有一定的结构形状及力学特性，又有很强的自我修复功能与力学适应性。骨折是常见的临床疾病，研究骨折经常使用强度与刚度的概念，强度是指在载荷作用下抵抗破坏的能力，刚度表示在载荷作用下抵抗变形的能力。骨的这两种最基本的物理性能取决于它的成分和结构。

实验表明，骨骼是典型的非线性弹性体，从图 1.4 中可见湿润骨的应力—应变曲线的开始部分非线性程度较低，可近似认为骨骼是线性弹性体。另外，与一般的金属材料不同，骨骼在不同方向载荷作用下表现出不同的力学性能（我们称材料的这种特性为各向异性），即骨是各向异性的材料，而且骨的力学性质随人的年龄、性别、部位、组成成分等因素的不同而异。图 1.6 是人股骨标准试样在不同方向拉伸时的刚度和强度变化曲线，可以看出，在纵轴方向上加载时，式样的刚度和强度最大，而在横轴方向上最小。

骨是人体最主要的承载组织，人体的骨骼受不同方式的力或力矩作用时会有不同的力学反应。骨骼的变形和破坏与其受力方式有关。人体骨骼受力形式多种多样，根据外力与外力矩的方向，骨骼受力分为拉伸、压缩、弯曲、剪切、扭转和复合载荷等6 种。

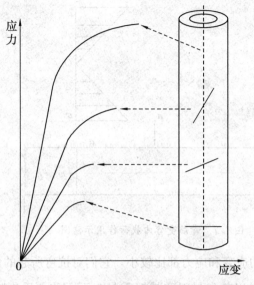

图 1.6　骨骼不同方向的拉伸曲线

拉伸：拉伸载荷是指自骨的表面向外施加的载荷（相当于人进行悬垂动作时骨受的载荷）。骨骼在较大载荷作用下可伸长并变细。骨组织在拉伸载荷作用下断裂的机制主要是骨单位间结合线的分离和骨单位的脱离。临床上拉伸所致骨折多见于骨松质。

压缩：压缩载荷为加于骨表面大小相等、方向相反的载荷（如举重时身体各部分都要受到压缩载荷）。骨骼最经常承受的载荷是压缩载荷，压缩载荷能够刺激骨的生长，促进骨骼愈合，较大压缩载荷作用能够使骨骼缩短和变粗。骨组织在压缩载荷作用下破坏的表现主要是骨单位的斜行劈裂。人体湿润骨破坏的压缩极限应力大于拉伸极限应力。拉伸与压缩的极限应力分别为 134 MN・m^{-2} 与 170 MN・m^{-2}。

剪切：剪切作用时，载荷施加方向与骨骼横截面平行，人体骨骼所能承受的剪切载荷比拉伸和压缩载荷都低。骨骼的剪切破坏应力约等于 54 MN・m^{-2}。

弯曲：骨骼受到使其轴线发生弯曲的载荷作用时（图 1.7），将发生弯曲效应。受到弯曲作用的骨骼上存在一没有应力与应变的中性对称轴（oo'），在中性对称轴凹侧面（载荷作用侧）骨骼受压缩载荷作用，在凸侧面受拉伸载荷作用。对成人骨骼，破裂开始于拉伸侧，因为成人骨骼的抗拉能力弱于抗压能力。未成年人骨骼则首先自压缩侧破裂。

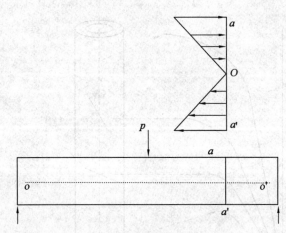

图 1.7　骨骼受弯曲载荷作用示意图

由于中间层附近各层的应变和应力都比较小，它们对抗弯所起的作用不大，可以采用中空材料来代替实心材料以节省材料和减轻重量，而不致严重影响材料的抗弯曲强度。用空心管代替实心柱，用工字梁代替方形梁，就是常见的例子。许多生物的组织结构是管状的。对于飞禽来说，减轻骨骼的重量无疑是非常重要的，而它们的骨骼都是比较薄的管子。例如天鹅的翅骨内径与外径比为 0.9，横截面积只是同样强度的实心骨骼的 38%。人骨也常常是空心的，人的股骨内外径之比为 0.5，横截面积为同样抗弯强度实心骨的 78%。在受力比较大的股骨部分，长有许多交叉的小梁，借以提高抗弯强度。

扭转：载荷（扭矩 M）加于骨骼并使其沿轴线产生扭曲时即形成受扭转状态（图1.8），常见于人体或局部肢体做旋转时骨骼所承受的绕纵轴的两个反向力矩作用（如掷铁饼最后阶段腿部承受的载荷）。扭转载荷使骨骼截面每一点均承受剪切应力的作用，剪切应力的数值与该点到中性轴的距离成正比。骨骼的抗扭转强度最小，因而过大的扭转载荷很容易造成扭转性骨折。从抗扭转性能来看，由于靠近中心轴的各层作用不大，常用空心管来代替实心柱，既可以节省材料，又可以减轻重量，这与抗弯曲情况相似。

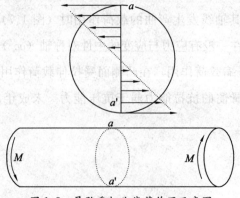

图 1.8　骨骼受扭曲载荷作用示意图

扭转的程度可用扭转的角度来说明。理论和实验都表明，在一定的弹性范围内，圆杆或圆管的扭转角度和力矩成正比。扭转的角度超过某一数值时，物体就会断裂。表1.3列了有关人体的四肢骨的扭断力矩和相应的扭断角度。

表 1.3　人体四肢骨的扭断力矩和扭断角

	骨	扭断力矩（N·m）	扭断角度
下肢	股骨	140	1.5°
	胫骨	100	3.4°
	腓骨	12	35.7°
上肢	肱骨	60	5.9°
	桡骨	20	15.4°
	尺骨	20	15.2°

上面提到的是骨骼受载的几种简单情况，实际生活中骨骼很少只受到一种载荷作用，作用于人体的载荷往往是上述几种载荷的复合作用。

骨骼经常处于反复受力的作用中，这种反复作用的力超过某一生理极限，就可能造成骨组织损伤，这种循环载荷的损伤称为疲劳损伤。实验表明，疲劳可引起骨骼多种力学参数的改变，如可使骨骼的强度、刚度下降。疲劳寿命随载荷的增加而减小，随温度升高而减小，随密度增加而增多。疲劳骨折常常发生于持续剧烈的体力活动期间，这种活动易造成肌肉疲劳。当肌肉疲劳时，其收缩能力下降，以至于难以储存能量和对抗加载在骨骼上的应力，结果改变了骨骼上的应力分布，使骨骼受到异常高的载荷而疲劳骨折。断裂可发生于骨的拉伸侧、压缩侧或两侧均有。拉伸侧的断裂为横向裂纹并迅速发展为完全骨折。压缩侧的骨折发生缓慢，如不超过骨重建的速度，就不可能发展到完全骨折。

骨骼具有良好的自我修复能力，并可随力学环境的变化而改变其力学性质和外形。应力对骨的改变、生长和吸收起着重要的调节作用。应力增加可引起骨增生。应力的增加使骨骼中的基质呈碱性，这使基质中带有碱性的磷酸盐沉淀下来，骨骼中的磷酸盐成分增加，骨骼的密度和抗压性就得到增加。相反，如应力减少，则骨骼就会萎缩，引起骨质疏松。内应力的减少使骨骼中的基质呈酸性，它将溶解骨中一部分的无机盐，并将这些无机盐排出体外，使骨骼萎缩，产生骨质疏松。实验表明，病人卧床休息期间每天可失去0.5 g钙，而宇航员在失重情况下每天失去3 g钙。

骨骼中的应力如果在变化后长期维持新的水平，则不仅骨中的无机盐成分发生改变，而且整个骨的形状也发生改变。在较高应力持续作用下，一部分骨细胞变为成骨细胞，这种细胞的胞浆呈碱性，有能力使无机盐沉淀，并能产生纤维与黏多糖蛋白等细胞间质，这些物质和无机盐共同组成骨质，骨质将成骨细胞包围在其中，细胞合成活动逐渐停止，胞浆减少，胞体变形，成骨细胞变为骨细胞，从而使骨的承载面积增大。相反，作用在骨骼上的应力减少后，骨细胞变成破骨细胞，它产生的酸性磷酸酶可以溶解骨骼中的黏多糖蛋白质、胶原纤维和无机盐，这种活动的结果是减少了骨的有效面积。

应力如何引起基质内酸碱度的变化及如何使骨细胞向成骨细胞或破骨细胞转化？一般认为是应力产生的骨骼压电效应所致。

二、肌肉的力学特性

肌肉包括平滑肌、心肌和骨骼肌 3 种，它们的构成要素相同，收缩的生物化学机制也大致一样，但其结构、功能及力学特性有一定差异。骨骼肌可随意收缩，我们称其为随意肌；心肌、平滑肌的收缩由肌体自主控制，与意念无关，研究较为困难。目前关于肌肉力学性质的研究结果大部分都是针对骨骼肌进行的。

可兴奋细胞—肌纤维是肌肉的主要成分。肌纤维的直径为 $10\sim60~\mu m$，它由直径为 $1~\mu m$ 左右的许多肌原纤维组成，肌原纤维又是由许多直径更小的蛋白微丝组成的。这些蛋白微丝之间可以相互作用，使肌肉发生收缩或伸长。肌原纤维发生伸缩的基本单元为肌节，肌节的长度是变化的，充分缩短时长约为 $1.5~\mu m$，放松时为 $2.0\sim2.5~\mu m$。

肌肉不同于一般软组织，它具有能动收缩的能力。不仅能被动承载，而且能主动做功。肌肉的功能是将化学能转变为机械能。与一般材料特性不同，肌肉收缩时产生的内部拉力（一般称张力）变化主要依赖肌节内结构的变化，并因此形成特殊的肌纤维长度—张力曲线。（图 1.9）可以看出，在肌节处于休息长度（$2~\mu m$ 左右）时张力最大，但当肌节长度达到 $3.6~\mu m$ 后，主动张力却变为零。肌纤维具有主动收缩性，此外，肌纤维及其周围的结缔组织还可被动承载。因此，整块肌肉伸缩时的张力应为主动张力与被动张力之和。（图 1.10）

整块肌肉的力学特性较为复杂，为研究方便，可将其表示为图 1.11 所示的三单元模型。图中收缩元代表肌肉中有活性的主动收缩成分，当肌肉兴奋时可产生主动张力，其张力的大小与其微观结构有关，骨骼肌处于休息状态时，收缩元对张力没有贡献；并联弹性元代表肌肉被动状态下的力学性质，主要与主动收缩元周围的结缔组织有关；串联弹性元主要代表主动收缩元的固有弹性及与之相串联的部分结缔组织。

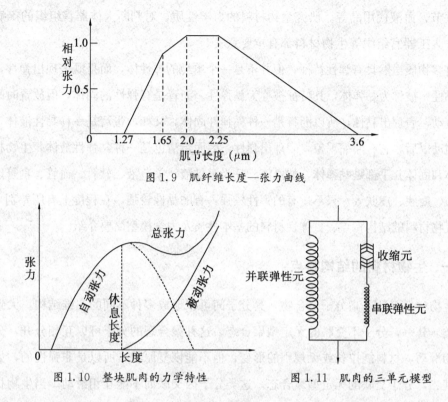

图 1.9 肌纤维长度—张力曲线

图 1.10 整块肌肉的力学特性　　　图 1.11 肌肉的三单元模型

整块肌肉可以认为是由许多这样的模型混联在一起构成的，模型的串联构成肌肉的长度，模型的并联构成肌肉的厚度。因此，可以把肌肉看成由多个模型串联与并联而成的产物。由多个模型串联而成的肌肉，各个收缩元产生相同的收缩力，每个模型受到的外力相等，也等于整个肌肉两端的外力，而肌肉的伸长或缩短的总长度却等于各个模型伸长或缩短之和。由此可见，肌肉长度的增加，对其收缩速度有良好影响，但不影响它的收缩力。在多个模型并联而成的肌肉断面上，各个模型产生同样的变形与相同的收缩速度，而肌肉两端的作用力是各个模型对其两端作用力之和。因此，肌肉生理横断面的增加会导致肌肉收缩力的增加，但不会影响肌肉的收缩速度。肌肉的收缩速度与收缩力成正比。

第四节　生物材料的黏弹性

生物材料包括天然生物材料和人工合成生物材料。天然生物材料即活体器官、组织部件及体液等。人工合成材料是用化学合成方法制成的人造生物材料，它能用于人体活体组织或生物流体直接相接触的部位，具有天然器官或部件的功能。如人工血管、心脏、关节、血液代用品等。研究生物材料的力学性质，对判断人体器官组织的疾病及研究制作人工器官组织等生物材料都有重要意义。

许多物质虽然具有弹性特征，但并不是一个单纯的弹性体，而是既表现出弹性，也表现出黏性，被称为黏弹体，其特征被称为黏弹性。沥青是有弹性的固体，但放置时间长了它会流动，表现出黏性，所以沥青是一种黏弹性固体。又如，蛋清是一种黏性液体，但在受到搅动以后，它有回缩现象，表现出弹性，因而蛋清也是一种黏弹性液体。生物材料中的液体和固体几乎都是黏弹体，如血液、呼吸道黏液、关节液、软骨、血管、食管以及人工关节、瓣膜、皮肤等。只不过有的弹性较强，有的黏性较强，在程度上有所差别。下面仅对生物材料的结构特点、黏弹性材料的基本性质及力学模型简要介绍。

一、生物材料的结构特点

生物材料多数是高分子聚合物，其分子间可以形成多种不同的三维结构，大致可分为3类。其一，分子不交联的无定型聚合态。这种聚合态的分子可以互相分开，分子间可互相滑动，材料能拉长或无规则的形变，但不能恢复原状，所以是非弹性的，如体液等。其二，分子交联的无定型聚合态。这类分子因交联而不能互相滑动。当生物材料拉长时，长分子可在拉长方向上伸直，可拉长到原来的3倍左右；当放松时，又能卷进和弹开，分子能恢复到接近原来的尺寸，如弹性蛋白就具有这种性质。其三，分子交联成定型的结构。此类生物材料具有较高的弹性模量（$1 \sim 10 \, \text{MN} \cdot \text{m}^{-2}$），如胶原纤维、骨骼等。所以，组成人体器官的生物材料都是上述3种聚合物和其他掺和物（无机盐、水、空气等）构成的复杂结构。除生物金属材料外，大多数合成生物材料也是高分子聚合物，它们的力学性质介于弹性固体和黏性液体之间，即同时具有弹性固体的弹性和黏性液体的黏性，所以合成生物材料大多数也是黏弹性材料。

二、生物材料的黏弹性

弹性体的特点是其内部任一点、任一时刻的应力，完全取决于当时当地的应变，与应变的历史过程无关。当外力去掉后，弹性体立刻恢复它原先的形状和大小。黏弹性材料则与此不同，其中任一点任一时刻的应力状态，不仅取决于当时当地的应变，而且与应变的历史过程有关，即材料是有记忆的。下面仅介绍黏弹性材料的基本性质。

1. 延迟弹性（delayed elasticity）

对弹性体，应变对应力的响应是及时的，而黏弹性材料，其应变对应力的响应，并不是及时的，应变滞后于应力。如图 1.12（a）所示，黏弹性材料在恒定压力作用下，应变随时间逐渐增加，最后趋近于恒定值；当外力去除后，应变只能逐渐减小到零，即应变总是落后于应力的变化，这种表现就是延迟弹性。其原因在于大分子链运动困难以及回缩过程中须克服内摩擦力。

2. 应力松弛（stress relaxation）

当黏弹体发生形变时，若使黏弹体应变维持恒定，则应力随时间的增加而缓慢减小，如图 1.12（b）所示，这种现象称为应力松弛，如血管和血液就具有此特性。其原因仍与生物材料的分子结构和黏性有关。

3. 蠕变（creep）

若黏弹体维持应力恒定，应变随时间增加而增大的现象称为蠕变，如图 1.12（c）所示。生物材料的应变通常由弹性应变、延迟弹性应变、黏性应变叠加形成，后两种应变决定其蠕变性。如关节软骨就具有这种特点。

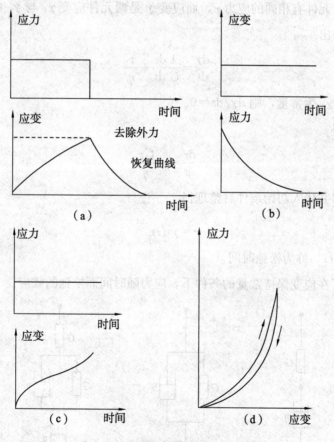

图 1.12 黏弹性材料的应力和应变

4. 滞后（hysteresis）

如果对黏弹体周期性加载和卸载，则卸载时的应力－应变曲线与加载时的应力－应变曲线不重合,如图 1.12 (d) 所示,这种现象称为弹性滞后。滞后现象的原因是大分子构型改变的速度跟不上应力变化,构型改变时有内摩擦力作用。血液、红细胞等存在滞后现象。

以上是黏弹性材料的基本性质。对具有黏弹性的每一种生物材料而言,由于分子构型不同,其还有自身的特性。

三、黏弹性材料的力学模型

黏弹性材料的力学模型比较复杂,这里仅介绍几种简单的力学模型。这些模型是由线性弹簧 G 和阻尼器组成的,弹簧遵循胡克定律,即应变 γ 与应力 τ 成正比($\gamma = \tau/G$),阻尼器遵循牛顿黏滞定律,即 $\gamma = \tau/\eta$。

1. Maxwell 模型

此模型用来表示应力松弛特性,由弹簧和阻尼器串联组成,如图 1-13 (a) 所示。此模型中的两个元件有相同的应力 τ,而应变 γ 是两元件应变 γ_1 与 γ_2 的总和,即 $\gamma = \gamma_1 + \gamma_2$。因而得出

$$\frac{\mathrm{d}\gamma}{\mathrm{d}t} = \frac{1}{G}\frac{\mathrm{d}\tau}{\mathrm{d}t} + \frac{\tau}{\eta}$$

若应变 $\gamma = \gamma_0$ 为常量,则 $\mathrm{d}\gamma/\mathrm{d}t = 0$。

代入上式得

$$\frac{\mathrm{d}\tau}{\mathrm{d}t} = -\frac{G\tau}{\eta}$$

对上式求解并代入初始条件后整理得

$$\tau = \gamma_0 G \mathrm{e}^{-\frac{1}{\lambda}} \tag{1.10}$$

式中 $\lambda = \eta/G$,称为松弛时间。

上式反映了在应变保持常量的条件下,应力随时间而松弛的效应。

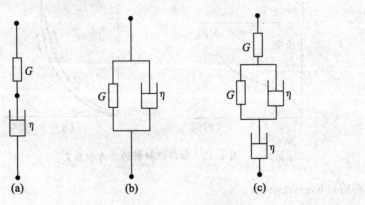

图 1.13 黏弹性材料的力学模型

2. Voigt 模型

它是表示延迟弹性的模型，由弹簧和阻尼器两个元件并联组成，如图 1.13 （b）所示。因为两个元件有相同的应变，而模型的应力 τ 是两元件的应力 τ_1 与 τ_2 的总和，即 $\tau = \tau_1 + \tau_2$，故有

$$\tau = G\gamma + \eta \frac{\mathrm{d}\gamma}{\mathrm{d}t}$$

若应力 $\tau = \tau_0$ 为常量，则上式为

$$\tau_0 = G\gamma + \eta \frac{\mathrm{d}\gamma}{\mathrm{d}t}$$

解此微分方程，代入初始条件整理后得

$$\gamma = \frac{\tau_0}{G}(1 - e^{-\frac{t}{\lambda}}) \tag{1.11}$$

式中 $\lambda = \eta/G$，称为延迟时间。

应变由于阻尼器的黏性而滞后，Voigt 模型直观地反映出延迟弹性形变的时间效应。

3. 四元模型

用来反映蠕变的时间效应，由弹簧、Viogt 模型和阻尼器串联组成，如图 1.13 （c）所示。该模型中的应变 γ 由 3 部分组成，等于弹性应变 γ_e，延迟应变 γ_d 和黏性应变 γ_v 的总和，即 $\gamma = \gamma_e + \gamma_d + \gamma_v$，代入各应变值，得

$$\gamma = \frac{\tau_0}{G} + \frac{\tau_0}{G}(1 - e^{-\frac{1}{\lambda}}) + \left(\frac{\tau_0}{\eta}t\right) \tag{1.12}$$

以上 3 种力学模型反映了黏弹性材料的基本性质，对生物材料黏弹性的理解很有帮助，但都不能代表生物材料正常状态下的实际特性。为了较好地描述黏弹性材料的力学性质，还可用这两种元件以不同的形式组合建立各种模型。

研究生物材料的黏弹性是很有意义的。如对活体生物材料进行测量，可用于临床诊断某些疾病。另外，在判断人工生物材料性能的好坏时，常把黏弹性及其他力学性质作为重要技术指标。

习题一

1. 形变是怎样定义的？它有哪些形式？

2. 杨氏模量的物理含义是什么？

3. 动物骨头有哪些是空心的？从力学角度来看，这有什么意义？

4. 肌纤维会产生哪几种张力？整体肌肉的实际张力与这些张力有何关系？

5. 如果某人的一条腿骨长 0.6 m，平均横截面积为 3 cm^2。站立时，两腿支持整个人体重为 800 N，则此人每条腿要缩短多少？（已知骨的杨氏模量为 10^{10} N·m^{-2}）

6. 松弛的二头肌，伸长 5 cm 时，所需要的力为 25 N，而该肌肉处于紧张状态时，产生同样伸长量则需 500 N 的力。如果把二头肌看作是一条长为 0.2 cm、横截面是 50 cm^2 的圆柱体，求其在上述两种情况下的杨氏模量。

7. 在边长为 0.02 m 的正方体的两个相对面上，各施加大小相等、方向相反的切向力 $9.8×10^2$ N，施加力后两面的相对位移为 0.001 m，求该物体的切变模量。

8. 若水的体积缩小 0.1‰，需加多大的压强？它是大气压 $1×10^5$ N·m^{-2} 的多少倍？（已知水的压缩率为 $4.9×10^{-7}$ kPa^{-1}）

9. 生铁的杨氏模量为 $8×10^{10}$ N·m^{-2}，一生铁圆柱高 3 m，横截面积为 0.02 m^2，则 10 t 重物可把它压缩多少？

10. 某种液体，压缩系数为 $2.5×10^{-10}$ m^2·N^{-1}，体积为 $1×10^3$ cm^3，该液体承受 $1.2×10^6$ N·m^{-2} 的压强后，体积缩小多少？

科学家介绍

牛顿的故事

古希腊的灿烂文化在漫长而黑暗的中世纪被埋没风尘，黯然失色。15 世纪，文艺复兴的大旗飘扬在欧洲大陆上，自然科学获得新的生命，蓬勃发展。科学巨匠哥白尼、第谷、开普勒、伽利略以及笛卡儿等先后驰名于欧洲。一场科学革命冲破了中世纪封建势力和经院哲学的层层罗网，不断取得胜利。

牛顿——伟大的科学家，经典物理学理论体系的建立者——正是在欧洲出现政治、经济和科学文化新变革的时代诞生的。

1643 年 1 月 4 日，牛顿诞生于英格兰林肯郡的小镇乌尔斯索普的一个自耕农家庭。牛顿出生之前，父亲已去世。牛顿生而孱弱，过了 3 年，他的母亲改嫁给一位牧师，把孩子留在他祖母身边抚养。8 年之后，牧师病故，牛顿的母亲带着与后夫所生的一子二女又回到乌尔斯索普。牛顿自幼沉默寡言，性格倔强，这种习性可能和他的家庭环境有关。牛顿少年时代喜欢摆弄机械。传说他做过一架磨坊的模型，动力是小老鼠；有一次他放风筝时，在绳子上悬挂小灯，夜间村人看到，疑是彗星出现。他喜欢绘画、雕刻，尤喜欢刻日晷，家里墙角、窗台上到处安放着他刻画的日晷，用以验看日影的移动，以知时刻。牛顿 12 岁进入离家不远的格兰瑟姆中学。牛顿的母亲原希望他成为一个农民，但牛顿本人却无意于此而酷爱读书，以致经常忘了干活。随着年岁增大，牛顿越发爱好读书，喜欢沉思，做科学小实验。他在格兰瑟姆中学读书时，曾寄寓在一位药剂师家里，因此受到化学实验的熏陶。牛顿在中学时代学习成绩并不出众，只是爱好读书，对自然现象有好奇心，例如颜色、日影四季的移动，尤好几何学、哥白尼的日心说等。他还分门别类地记读书心得笔记，又喜欢别出心裁地做些小工具、小技巧、小发明、小实验。当时英国社会渗入基督教新教思想，牛顿家里有两位以神父为职业的亲戚，这可能对牛顿晚年的宗教生活产生了影响。格兰瑟姆中学的校长 J. 斯托克斯，还有牛顿一位当神父的叔父 W. 艾斯库别具慧眼，鼓励牛顿上大学读书。牛顿于 1661 年以减费生的身份进入剑桥大学三一学院，1664 年成为奖学金获得者，1665 年获学士学位。17 世纪中叶，剑桥大学的教育制度还具有浓厚的中世纪经院哲学的意味。当牛顿进入剑桥大学时，那里还在传授一些经院式课程，如逻辑、古文、语法、古代史、神学等。两年之后三一学院出现了新气象。H. 卢卡斯创设了一个独辟蹊径的讲座，规定讲授自然科学知识如地理、物理、天文和数学课程。讲座的第一任教授 I. 巴罗是一位博学的科学家，就是这位教师把牛顿引向自然科学。在这段学习过程中，牛顿掌握了算术、三角，学习了欧几里得的《几何原理》。他又读了开普勒的《光学》，笛卡儿的《几何学》和《哲学原理》，伽利略的《两大世界体系的对话》，R. 胡克的《显微图集》，还有英国皇家学会的历史和早期的《哲学学报》等。牛顿在巴罗的门下学习的时期，是他学习的关键时期。巴罗比牛顿大 12 岁，精于数学和光学，他对牛顿的才华极为赞赏，认为牛顿的数学才能超过自己。1665～1666 年，伦敦大疫。剑桥离伦敦不远，为免被波及，学校停课。牛顿于 1665 年 6 月回到故乡乌尔斯索普。由于在剑桥受到数学和自然科学的熏陶和培养，他对探索自然现象产生极为浓厚的兴趣。就在 1665～1666 年这两年，他在自然科学领域内思潮奔腾，才华迸发，思考前人从未思考过的问题，踏进前人没有涉及的领域，取得了前所未有的惊人成绩。1665 年初，他创立级数近似法以及把任何幂的二项式化为一个级数的规则。同年 11 月，创立正流数法（微分）；次年 1 月，研究颜色理论，5 月开始研究反流数法（积分）。这一年内，牛顿还开始想到研究重力问题，并想把重力理论推广到月球的运行轨道上去。他还从开普勒定律中推导出使行星保持在它们轨道上的力必定与它们到旋转中心的距离平方成反比。牛顿见苹果落地而悟出地球引力的传说，据说也是在此时发生的逸事。总之，在家乡居住的这两年中，牛顿以比此后任何时候更为旺盛的精力从事科学创造，并关心自然哲学问题。由此可见，牛顿一生的重大科学思想是在他青春年华、思想敏锐的短短两年中孕育、萌发和形成的。1667 年牛顿重返剑桥大学，10 月 1 日被选为三一学院的仲院侣，次年 3 月 16 日被选为正院侣。当时巴罗对牛顿的才能有充分认识。1669 年 10 月 27 日，巴罗便让年仅 26 岁的牛顿接替他担任卢卡斯讲座的教授。牛顿把他的光学讲稿（1670～1672）、算术和代数讲稿（1673～1683）、《自然哲学的数学原理》（以下简称《原理》）的第一部分（1684～1685），还有《宇宙体系》（1687）等手稿送到剑桥大学图书馆收藏。1672 年起他被接纳为英国皇家学会会员，1703 年被选为英国皇家学会主席直到逝世。其间，牛顿和国内外科学家通信最多的有 R. 玻义耳、J. 柯林斯、J. 夫拉姆斯蒂德、D. 格雷果里、E. 哈雷、胡克、C. 惠更斯、莱布尼兹和 J. 沃利斯等。牛顿在写作《原理》之后，厌倦大学教授生活，他得到在大学学生时代结识的一位贵族后裔 C. 蒙塔古的帮助，于 1696 年谋得造币厂监督职位，1699 年升任厂长，1701 年辞去剑桥大学工作。当时英国币制混乱，牛顿运用他的冶金知识，制造新币。他因改革币制有功，1705 年受封为爵士。牛顿晚年研究宗教，著《圣经里两大错讹的历史考证》等文。牛顿于 1727 年 3 月 31 日在伦敦郊区肯辛顿寓中逝世，被以国葬礼葬于伦敦威斯敏斯特教堂。

现代物理知识

混沌理论

非线性，俗称"蝴蝶效应"。

什么是蝴蝶效应？先从美国麻省理工学院气象学家洛伦兹（Lorenz）的发现谈起。为了预报天气，他用计算机求解仿真地球大气的 13 个方程式。为了更细致地考察结果，他把一个中间解取出，提高精度再送回。当他喝了杯咖啡以后回来再看时竟大吃一惊：本来很小的差异，结果却偏离了十万八千里！计算机没有问题。于是，洛伦兹认定，他发现了新的现象："对初始值的极端不稳定性"，即"混沌"，又称"蝴蝶效应"。通俗来讲，亚洲的一只蝴蝶拍拍翅膀，将使美洲几个月后出现比狂风还厉害的龙卷风！

线性，指量与量之间按比例、成直线的关系，在空间和时间上代表规则和光滑的运动；而非线性则指不按比例、不成直线的关系，代表不规则的运动和突变。例如：两个眼睛的视敏度是一个眼睛的几倍？很容易想到是 2 倍，可实际是 6～10 倍！这就是非线性：$1+1 \neq 2$。

激光的生成就是非线性的。当外加电压较小时，激光器犹如普通电灯，光向四面八方散射；而当外加电压达到某一定值时，会突然出现一种全新的现象：受激原子好像听到"向右看齐"的命令，发射出相位和方向都一致的单色光，即激光。

非线性的特点是：横断各个专业，渗透各个领域。几乎可以说是："无处不在时时有。"

例如：天体运动存在混沌；电、光与声波的振荡，会突陷混沌；地磁场在400万年间，方向突变16次，也是由于混沌。甚至人类自己，原来都是非线性的：与传统的想法相反，健康人的脑电图和心脏跳动并不是规则的，而是混沌的，混沌正是生命力的表现，混沌系统对外界的刺激反应比非混沌系统快。

由此可见，非线性就在我们身边。

1979年12月，洛伦兹在华盛顿的美国科学促进会的一次讲演中提出：一只蝴蝶在巴西扇动翅膀，有可能会在美国的得克萨斯引起一场龙卷风。他的演讲和结论给人们留下了极其深刻的印象。从此以后，所谓"蝴蝶效应"之说就不胫而走，名声远扬了。

"蝴蝶效应"之所以令人着迷、令人激动、发人深省，不但因为其大胆的想象力和迷人的美学色彩，更因为其深刻的科学内涵和内在的哲学魅力。

混沌理论认为：在混沌系统中，初始条件的十分微小的变化经过不断放大，对其未来状态会造成极其巨大的差别。我们可以用在西方流传的一首民谣来形象地说明。这首民谣说：丢失一个钉子，坏了一只蹄铁；坏了一只蹄铁，折了一匹战马；折了一匹战马，伤了一位骑士；伤了一位骑士，输了一场战斗；输了一场战斗，亡了一个帝国。

马蹄铁上一个钉子是否会丢失，本是初始条件的十分微小的变化，但其"长期"效应却存在一个帝国存与亡的根本差别。这就是军事和政治领域中的"蝴蝶效应"。

横过深谷的吊桥，常从一根细线拴个小石头开始。

混沌的发现是由许多人（多得无法在此一一列举）做出的。它是由3个相互独立的进展汇合而成的。第1个是科学注重点的变化，从简单模式（如重复的循环）趋向更复杂的模式。第2个是计算机，它使得我们能够容易且迅速地找到动力学方程的近似解。第3个是关于动力学的数学新观点——几何观点而非数值观点。第1个进展提供了动力，第2个进展提供了技术，第3个进展则提供了认识。

动力学的几何化发端于大约100年前。法国数学家昂利·庞加莱（Henri Poincare）是一个特立独行的人，他非常杰出的数学才能，使他的许多观点几乎一夜之间就成了正统的观点。当时他提出了相空间概念，这是一个虚构的数学空间，表示给定动力学系统所有可能的运动。为了举一个非力学的例子，让我们来考虑猎食生态系统的群体动力学。此系统中捕食者是猪，被捕食者是块菌（一种味道奇特、辛辣的真菌）。我们关注的变量是两个群体的规模——猪的数目和块菌的数目（两者都相对于某个参考值，如

25

100 万）。这一选择实际上使得两个变量连续，即取带小数位的实数值，而不取整数值。例如，假如猪的参考数目是 100 万，则 17439 头猪相当于值 0.017439。现在，块菌的自然增长依赖于有多少块菌以及猪吃块菌的速率，猪的增长依赖于猪的头数以及猪吃的块菌数目。于是每个变量的变化率都依赖于这两个变量，我们可把注意力转向群体动力学的微分方程组。我不把方程列出来，因为这里的关键不是方程，而是你用方程干什么。

这些方程原则上确定任何初始群体值将如何随时间而变化。例如，假使我们从 17439 头猪和 788444 株块菌开始，则你对猪变量引入初始值 0.017439，对块菌变量引入初始值 0.788444，方程会含蓄地告诉你这些数将如何变化。困难的是使这种含蓄变得清晰：求解方程。但在什么意义上求解方程呢？经典数学家的自然反应是寻找一个公式，这个公式精确地告诉我们猪头数和块菌株数在任何时刻将是多少。不幸的是，此种"显式解"太罕见，几乎不值得费力去寻找它们，除非方程具有很特殊的、受限制的形式。另一个办法是在计算机上求近似解，但那只能告诉我们这些特定初始值将发生什么变化，以及我们最想知道的许多不同的初始值将发生什么变化。

庞加莱的思想是画一幅图，这幅图显示所有初始值所发生的情况。系统的状态——在某一时刻两个群体的规模——可以表示成平面上的点，用坐标的方法即可表示。例如，我们可能用横坐标代表猪头数，用纵坐标代表块菌株数。上述初始状态对应于横坐标是 0.017439、纵坐标是 0.788444 的点。现在让时间流逝，坐标按照微分方程表达的规则从一个时刻变到下一个时刻，于是对应点运动。依动点划出一条曲线，那条曲线是整个系统未来状态的直观表述。事实上，通过观察这条曲线，不用搞清楚坐标的实际数值，你就可以"看出"重要的动力学特征。

混沌有其自身颇为古怪的几何学意义，它与被称为与奇异吸引子的离奇分形形状相联系。蝴蝶效应表明，奇异吸引子上的详细运动不可预先确定，但这并未改变它是吸引子这个事实。设想一下：如果把一个足球抛进波汹涌的大海，无论你从空中向下丢球，还是从水下让球向上浮，球都会向海面运动。一旦到了海面之后，它就在起伏的波浪中经历一个很复杂的运动路径，但不管这路径多么复杂，球仍然留在海面上或至少很接近海面。在这一图景里，海面是吸引子。因此，尽管有混沌，不论出发点可能是什么，系统最终将很接近它的吸引子。

混沌作为一种数学现象已得到充分证实，但我们如何在现实世界里检测它呢？我们必须完成一些实验，但这存在一个问题。实验在科学中的传统作用是检验理论预言，但要是蝴蝶效应在起作用——正像它对任何混沌系统所做的那样——我们怎么能期望去检验一个预言？莫非混沌天生不可检验，从而是不科学的？回答是"不"！因为"预言"

这个词有两个含义。一是指"预卜未来"。当混沌出现时，蝴蝶效应阻碍预卜未来。但另一个含义是"预先描述实验结果是什么"。让我们来考虑一下：如果掷 100 次硬币，为了预言——在算命先生的意义上预卜——会发生什么情况，你必须预先列出每一次抛掷的结果。但你可以作出科学的预言，如"大约一半硬币将正面朝上"，而不必具体地预卜未来——甚至预言时，这系统仍然是随机的。没有人会因为统计学处理不可预言的事件而认为它不科学，因此亦可以以同样的态度来对待混沌。你可以做出各种各样的关于混沌系统的预言。事实上，你可以作出充足的预言把确定性混沌与真正的随机性区分开。能常常预言的一件事是吸引子的形状，它不受蝴蝶效应的影响。蝴蝶效应所做的一切，是使系统遵从同一吸引子上的不同轨线。总之，吸引子的一般形状往往可从实验观测中得到。

混沌的发现揭示了我们对规律与由此产生的行为之间——原因与结果之间——关系的一个基本性的错误认识。我们过去认为确定性的原因必定产生规则的结果，但现在我们知道了它们可以产生易被误解为随机性的极不规则的结果。我们过去认为简单的原因必定产生简单的结果（这意味着复杂的结果必然有复杂的原因），但现在我们知道了简单的原因可以产生复杂的结果。我们认识到，知道这些规律不等于能够预言未来的行为。

原因和结果之间的这种脱节是怎么出现的？为什么相同的一些规律有时候产生明显的模式，有时候却产生混沌？答案可以在家家户户的厨房里，就在打蛋器那样简单的机械装置中找到。两条打蛋臂的运动简单又可预言：每条打蛋臂都平稳地旋转。然而，装置里的糖和蛋白的运动则复杂得多。糖和蛋白在打蛋臂的作用下得到混合，那正是打蛋器要达到的目的，但那两条旋转的打蛋臂并未绞在一起。当你打完蛋后，不必把打蛋臂解开。为什么调和蛋白的运动如此不同于打蛋臂的运动？混合是一个远比我们想象复杂得多的动态过程。设想一下，试图预言一颗特定的糖粒最终将在何处是何等艰难！当混合物在那对打蛋臂之间通过时，它被向左、右两边扯开。两颗起初紧靠在一起的糖粒不久分得很开，各走各的道。事实上，这正是蝴蝶效应在起作用。初始条件中的微小变化有着巨大的影响。因此，混合是一个混沌过程。

反之，每一个混沌过程都包含一种在庞加莱虚拟相空间中的数学混合。这就是潮汐可预言而天气不可预言的原因。两者包含同一种类型的数学，但潮汐的动力学不在相空间混合，而天气的动力学则在相空间混合。

科学在传统上看重秩序，但我们正开始认识到混沌给科学带来独特的好处。混沌更容易对外部刺激做出快速反应。设想一下等待接发球的网球运动员：他们站着不动吗？他们有规则地从一边移向另一边吗？当然不，他们双脚零乱地蹦跳。一方面是为了扰乱其对手，另一方面他们也准备对任何发过来的球做出反应。为了能够向任何特定方向快速运动，他们在许多不同方向上做出快速运动。混沌系统与非混沌系统相比较，前者可以轻而易举地非常快地对外部事件做出反应。这对工程控制问题来说很重要。例如，我们现在知道某类湍流由混沌造成，我们也许可以证明，建立对破坏任何小区域的原发湍流做出极快反应的控制机制，使擦过飞机表面的气流不致太湍乱，从而减小运动阻力。这种情况是可能的。活的生物为了对变化的环境做出快速反应，也必须呈现混沌行为。

这一思想已被一群数学家和物理学家，其中包括威廉·迪托（William Ditto）、艾伦·加芬科（Alan Garfinkel）和吉姆·约克（Jim Yorke），变成了一项非常实用的技术，他们称之为混沌控制。实质上，这一思想就是使蝴蝶效应为你所用。初始条件的小变化产生随后行为的大变化。这可以是一个优点；你必须做的一切，是确保得到你想要的大变化。对混沌动力学如何运作的认识，使我们有可能设计出能完全实现这一要求的控制方案。这个方法已取得若干成功。混沌控制的最早成就之一，是使用卫星上遗留的极少量肼使一颗"死"卫星改变轨道，而与一颗小行星相碰撞。美国国家航空与航天管理局操纵这颗卫星围绕月球旋转 5 圈，每一圈用射出的少许肼将卫星轻推一下，最后实现碰撞。

混沌正在颠覆我们关于世界如何运作的舒适假定。一方面，混沌告诉我们宇宙远比我们想的要怪异。混沌使许多传统的科学方法受到怀疑，仅仅知道自然界的定律不再足够了。另一方面，混沌还告诉我们，我们过去认为是无规则的某些事物实际上可能是简单规律的结果。自然之混沌也受规律约束。过去，科学往往忽视貌似无规则的事件或现象，理由是既然它们根本没有任何明显的模式，所以不受简单规律的支配。事实并非如此。恰好在我们鼻子底下就有简单规律——支配疾病流行、心脏病发作或蝗灾的规律。如果我们认识了这些规律，我们就有可能制止随之而来的灾难。混沌已经向我们显示了新的规律，甚至是新型的规律。混沌自有一类新的普适模式。最初被发现的模式之一存在于滴水的水龙头里。可能我们还记得水龙头可以有节律地或杂乱地滴水，这取决于水流的速度。实际上，有规则滴水的水龙头与"无规则"滴水的水龙头都是同一数学处方的略微不同的变体。但随着水流经过水龙头时速率的增大，动力学特性的类型发生变化。代表动力学特性的相空间中的吸引子在不断地变化——它以一种可预言但极复杂的方式在发生变化。

有规则滴水的水龙头有一个反复"滴—滴—滴—滴"的节律，每一滴都与前一滴相同。然后略微旋开水龙头，水滴略快。现在节律变成每 2 滴就重复一次。不仅水滴的大小（它决定水滴听上去有多响），而且从这一滴到下一滴的滴落时刻都略有变化。

假如你让水流得更快一些，得到 4 滴节律，水滴再快一点，产生 8 滴节律。水滴重复序列的长度不断加倍。在数学模型里，这一过程无限继续下去，产生 16、32、64 等水滴的节律群，但产生每次相继周期倍化的流速变得越来越细微，并存在一个节律群大小在此无限频繁加倍的流速。此时此刻，没有任何水滴序列完全重复同一模式。这就是混沌。

·第二章·

流体力学

学习要点

1. 掌握理想流体运动的基本概念，理解连续性方程和伯努利方程的物理意义并可熟练应用。

2. 掌握黏性流体运动的基本概念、牛顿黏滞定律和泊肃叶定律及其应用。理解黏性流体伯努利方程的物理意义、斯托克司定律及应用。

3. 了解血液在循环系统中的流动问题。

思政要点

1. "逝者如斯夫，不舍昼夜"，这是孔子面对奔腾向前的江水发出的千古感慨，也是他对时间和生命流逝的无奈。青春易逝、韶华难再，请同学们珍惜生命中的每一寸光阴！

2. 守恒是自然界的普遍规律，从本章伯努利方程理解能量守恒定律在流体力学中的应用。

3. 伟大的科学家牛顿建立了经典物理学理论体系，本章从牛顿黏滞定律重温其成才之路与辉煌成就。

气体和液体统称为流体（fluid）。流体的基本特征是具有流动性，即流体各部分之间极易发生相对运动。因此，流体没有固定的形状。研究流体运动规律的学科称为流体动力学（hydrodynamics），本章将介绍它的一些基本概念和规律。

流体动力学是液体动力学、空气动力学、生物力学等学科的理论基础。掌握流体运动的规律，对研究人体血液及淋巴循环系统、呼吸系统以及相关的医疗设备是十分必要的。

第一节 理想流体的运动规律

一、理想流体的基本概念

1. 理想流体

实际流体的运动十分复杂，这是因为任何实际流体都有可压缩性（compressibility）和黏性（viscosity）。所谓可压缩性，即流体的体积随压强的不同而改变的性质。实际液体的可压缩性是很小的，例如，对水增加 1.013×10^5 kPa 的压强，仅使水的体积减小5%左右。气体虽容易压缩，但它的流动性好，除密闭容器中的气体外，很小的压强差就可以使气体迅速流动起来，从而使各处的密度趋于均匀。因此，实际液体和流动中的气体都可近似认为是不可压缩的。所谓黏性，即当流体各层之间有相对运动时，相邻两层间存在的内摩擦力（internal friction）。许多液体（如水和酒精）的黏性很小，气体的黏性则更小。因此，黏性造成的影响在某些情况下可以忽略。

总之，在一些实际问题中，可压缩性和黏性只是影响运动的次要因素，而决定流体运动的主要因素是其流动性，因此往往采用理想流体（ideal fluid）模型来分析问题。所谓理想流体，就是绝对不可压缩、完全没有黏性的流体。

2. 流场、流线、流管

流体流动过程中的任一时刻，流体所占据的空间每一点都具有一定的流速，即 $v = v(x, y, z, t)$，通常将这种流速随空间的分布称为**流体速度场**，简称**流场**（field of flow）。为了形象地描述流场，在任一时刻，可以在流场中画出一系列假想的曲线，并使曲线上每一点的切线方向与流经该点的流体粒子的速度方向一致，这些曲线就称为这一时刻流体的**流线**（stream line），如图2.1所示。

如果在稳定流动的流体中划出一个小截面 S_1（图2.2），则其周边各点的流线所围成的管状区域称为**流管**（tube of flow）。由于每一点有唯一确定的流速，所以流线不可能相交，流管内、外的流体都不会穿越管壁。可以把整个流动的流体看成是由许多流管组成的，只要搞清楚流体在流管中的运动规律，也就可以了解流体流动的一般情况。

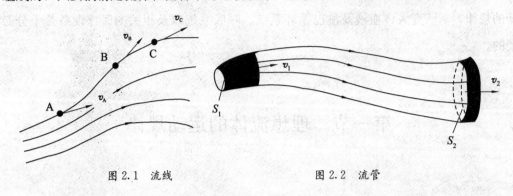

图 2.1　流线　　　　　　　　图 2.2　流管

3. 稳定流动

一般情况下，流场中各点的流速随时间而变，但在实际问题中常遇到整个流动随时间的变化并不显著或可以忽略其变化的情况，这时可近似认为流场中各点的流速不随时间变化，即 $v = v(x, y, z)$，这样的流动称为稳定流动（stead flow）。流体做稳定流动时，流线的形状将保持不变，流线与流体粒子的运动轨迹相重合。在图 2.1 中，A、B、C 是流场中的 3 个点，并处在同一流线上，流体流经这 3 点时的速度虽各不相同，但在稳定流动的情况下，A、B、C 三点的速度都不随时间变化。

二、连续性方程

在稳定流动的流场中任取一段细流管，如图 2.2 所示，流管的任一横截面上各点的物理量都可以看成是均匀的。设截面 S_1 和 S_2 处的流速大小分别为 v_1 和 v_2，流体密度分别为 ρ_1 和 ρ_2。根据质量守恒原理及稳定流动的特点，Δt 时间内，通过截面 S_1 进入该流管段的流体（图中 S_1 附近阴影部分）和通过截面 S_2 流出该流管段的流体（图中 S_2 附近阴影部分）质量相等，即

$$\rho_1 v_1 S_1 \Delta t = \rho_2 v_2 S_2 \Delta t$$

$$\rho_1 v_1 S_1 = \rho_2 v_2 S_2$$

上式对流管中任意两个与该流管垂直的截面都是正确的，故可写成

$$\rho S v = 常量 \tag{2.1}$$

式（2.1）表明，当不可压缩的流体在流管中做稳定流动时，流速与横截面积成反比，截面积大处流速小，截面积小处流速大。这个关系称为稳定流动时的**连续性方程**（continuity equation）。$\rho v S$ 是单位时间内通过任一截面 S 的流体质量，常称为**质量流量**。因此，连续性方程又称为质量流量守恒定律。

如果研究的是理想流体，此时 $\rho_1 = \rho_2$，从式（2.1）可得出

$$S_1 v_1 = S_2 v_2$$

$$Sv = 常量 \tag{2.2}$$

式（2.2）是理想流体做稳定流动时的连续性方程，Sv 是单位时间内通过任一截面 S 的流体体积，常称为**体积流量**，简称流量，用 Q 表示，单位为 $m^3 \cdot s^{-1}$，所以式（2.2）又可写成

$$Q = Sv = 常量 \tag{2.3}$$

式（2.3）说明，理想流体做稳定流动时，通过同一流管各截面的流量不变。

三、伯努利方程

理想流体做稳定流动时，流体在流管中各处的流速、压强和高度之间有一定的关系，下面利用功能原理来进行推导。

设理想流体在重力场中做稳定流动。在流场中任取一细流管，并截取一段流体 XY 作为研究对象，如图 2.3 所示。设经过极短时间 Δt 后，此段流体由 XY 移到了 $X'Y'$ 位置。由于所取的流管很细，并且时间 Δt 极短，则介于 XX' 间的流体体积很小，可以认为其中各点的压强、流速及相对于参考面的高度都相同，分别以 p_1、v_1、h_1 表示。

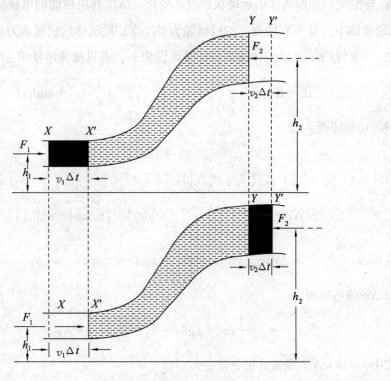

图 2.3 伯努利方程的推导

XX' 部分的截面积可认为不变，设为 S_1，且该段流体体积 $\Delta V_1 = S_1 v_1 \Delta t$。同理，用 p_2、v_2、h_2 及 S_2 表示 YY' 间流体的压强、速度、相对于参考面的高度及截面积，则有 $\Delta V_2 = S_2 v_2 \Delta t$。以下分析 Δt 时间内外力对这段流体所做的功以及由此而引起的机械能变化。

在流动过程中，由于理想流体没有黏性，XY 段流体所受的外力是周围流体对它的压力，而对其做功的只有流管中 XY 段外流体对它的压力，如图 2.3 中 F_1 和 F_2 所示，且有

$$F_1 = p_1 S_1 \qquad F_2 = p_2 S_2$$

F_1 沿着流体流动方向做功，F_2 逆着流动方向做负功。X 面的位移是 $v_1 \Delta t$，Y 面的位移是 $v_2 \Delta t$，故当流体从 XY 移至 $X'Y'$，两力所做的总功为

$$A = F_1 v_1 \Delta t - F_2 v_2 \Delta t = p_1 S_1 v_1 \Delta t - p_2 S_2 v_2 \Delta t$$

上式中的 $S_1 v_1 \Delta t$ 和 $S_2 v_2 \Delta t$ 分别等于流管中 XX' 段和 YY' 段的流体体积。由于是理想流体做稳定流动，因而这两段流体体积相等，用 ΔV 表示，上式可写成

$$A = p_1 \Delta V - p_2 \Delta V \tag{2.4}$$

现在讨论 XY 段流体流至 $X'Y'$ 时的机械能增量。由图 2.3 可以看出，在流动过程前后 X' 与 Y 之间那段流体的运动状态没有变化，所以其机械能的增量仅反映在 XX' 和 YY' 两段流体上。设 XX' 段流体的机械能为 E_1，YY' 段流体的机械能为 E_2，从连续性方程可知，XX' 和 YY' 两段流体的质量相等，设为 m。若机械能增量用 ΔE 表示，则

$$\Delta E = E_2 - E_1 = \left(\frac{1}{2} m v_2^2 + mgh_2\right) - \left(\frac{1}{2} m v_1^2 + mgh_1\right) \tag{2.5}$$

根据功能原理，有

$$A = \Delta E$$

将（2.4）和（2.5）式代入上式，得

$$p_1 \Delta V - p_2 \Delta V = \left(\frac{1}{2} m v_2^2 + mgh_2\right) - \left(\frac{1}{2} m v_1^2 + mgh_1\right)$$

移项得 $\qquad p_1 \Delta V + \frac{1}{2} m v_1^2 + mgh_1 = p_2 \Delta V + \frac{1}{2} m v_2^2 + mgh_2$

以 ΔV 除各项得：

$$p_1 + \frac{1}{2}\rho v_1^2 + \rho g h_1 = p_2 + \frac{1}{2}\rho v_2^2 + \rho g h_2 \tag{2.6}$$

式中 $\rho = m/\Delta V$，是流体的密度。

因为 X 和 Y 是在流管上任意选取的两个截面，所以，对同一流管的任一垂直截面

来说，式（2.6）可表示为

$$p+\frac{1}{2}\rho v^2+\rho gh=常量 \qquad (2.7)$$

式（2.6）或（2.7）称为**伯努利方程**（Bernoulli equation）。该方程说明，理想流体在流管中做稳定流动时，单位体积的动能、重力势能以及该点的压强之和为一常量。伯努利方程中的3项都具有压强的量纲（单位），其中$\frac{1}{2}\rho v^2$项与流速有关，常称为**动压**（dynamical pressure）；p和ρgh项与流速无关，常称为**静压**（static pressure）。

如果流体在水平管中流动（$h_1=h_2$），则流体的势能在流动过程中不变，式（2.7）变成

$$p+\frac{1}{2}\rho v^2=常量 \qquad (2.8)$$

从上式可以看出，在水平管中流动的流体，流速小的地方压强较大，流速大的地方压强较小。

［例题 2.1］ 设有流量为$0.12\ \text{m}^3 \cdot \text{s}^{-1}$的水流过图2.4所示的管子。$A$点的压强为$2\times10^5\ \text{Pa}$，$A$点的截面积为$100\ \text{cm}^2$，$B$点的截面积为$60\ \text{cm}^2$。假设水的黏性可以忽略不计，求$A$、$B$两点的流速和$B$点的压强。

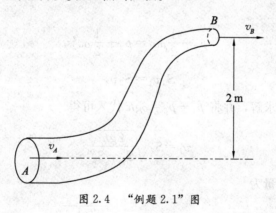

图2.4 "例题2.1"图

解： 已知 $Q=0.12\ \text{m}^3 \cdot \text{s}^{-1}$，$S_A=10^{-2}\text{m}^2$，$S_B=60\times10^{-4}\text{m}^2$，$p_A=2\times10^5\ \text{Pa}$，$h_A=0\ \text{m}$，$h_B=2\ \text{m}$。

水可近似认为不可压缩、没有黏滞性的理想流体，根据连续性方程有

$$S_A v_A=S_B v_B=Q$$

$$v_A=\frac{Q}{S_A}=\frac{0.12}{10^{-2}}=12\ (\text{m}\cdot\text{s}^{-1})$$

$$v_B=\frac{Q}{S_B}=\frac{0.12}{60\times10^{-4}}=20\ (\text{m}\cdot\text{s}^{-1})$$

又根据伯努利方程可知

$$p_A + \frac{1}{2}\rho v_A^2 = p_B + \frac{1}{2}\rho v_B^2 + \rho g h_B$$

$$p_B = p_A + \frac{1}{2}\rho v_A^2 - \frac{1}{2}\rho v_B^2 - \rho g h_B$$

$$= 2 \times 10^5 + \frac{1}{2} \times 1000 \times 12^2 - \frac{1}{2} \times 1000 \times 20^2 - 1000 \times 9.8 \times 2$$

$$= 5.24 \times 10^4 \quad (Pa)$$

四、伯努利方程的应用

1. 压强与流速的关系

（1）流量计

流体的流量可用文丘里流量计（Venturi meter）来测量，它是一段水平管，两端的截面与管道截面一样大，中间逐渐缩小以保证流体稳定流动。如图 2.5 所示的水平管，这是用来测液体流量的简单装置。设管子粗、细两处的截面积、压强、流速分别为 S_1、p_1、v_1 和 S_2、p_2、v_2，粗、细两处竖直管内的液面高度差为 h，根据水平管伯努利方程和连续性方程有

$$p_1 + \frac{1}{2}\rho v_1^2 = p_2 + \frac{1}{2}\rho v_2^2$$

$$S_1 v_1 = S_2 v_2$$

将上面两式联立求解，并将 $p_1 - p_2 = \rho g h$ 代入可得

$$v_1 = S_2 \sqrt{\frac{2gh}{S_1^2 - S_2^2}} \qquad (2.9)$$

因此，流体的流量为

$$Q = S_1 v_1 = S_1 S_2 \sqrt{\frac{2gh}{S_1^2 - S_2^2}} \qquad (2.10)$$

式（2.10）中，S_1 和 S_2 为已知，只要测出垂直管中液面的高度差 h，就可求管中液体的流量。

（2）流速计

皮托管（Pitot tube）流速计是一种测流体流速的装置，图 2.6 展示了它的基本原理。图中 a 是一根直管，b 是一根直角弯管，直管下端的管口截面与流体流线平行，而弯管下端管口截面与流体流线垂直。流体在弯管下端 d 处受阻，形成流速为零的"滞止区"。这

时两管所测出的压强是不相同的。设管中流体为液体，则比较图中 c、d 两处的压强可得

$$p_c + \frac{1}{2}\rho v^2 = p_d \tag{2.11}$$

式中的 v 是液体在 c 处的流速，对于粗细均匀的这段流管来说，也就是管中各点的流速。p_d 比 p_c 大 $\frac{1}{2}\rho v^2$，这说明流体的动压在滞止区全部转化成了静压。对该装置，只要测出两管的液面高度差，便可得到 p_c 与 p_d 的差值，进而求得流速 v。

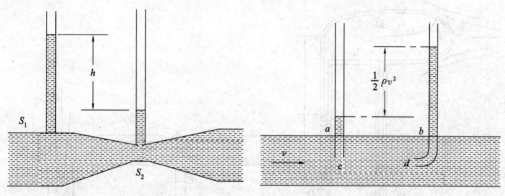

图 2.5　文丘里流量计　　　　　图 2.6　皮托管流速计基本原理

图 2.7 是一种实际皮托管的示意图，测量时把它放在待测流速的流体（密度为 ρ）中，使 A 孔正对着流体前进方向，形成"滞止区"，M 孔的孔面和流线平行。两处的压强差可从 U 形管中液体（密度为 ρ'）面的高度差测得，即

$$p_A - p_M = (\rho' - \rho)gh$$

式中 h 是 U 形管中液面的高度差。

据（2.11）式有

$$p_A - p_M = \frac{1}{2}\rho v^2$$

由以上两式可得流速为

$$v = \sqrt{\frac{2(\rho' - \rho)gh}{\rho}} \tag{2.12}$$

（3）空吸作用

图 2.8（a）中，ABC 表示一水平管，A、C 处的截面积远大于 B 处的截面积。在 A 处加外力使管中液体由 A 向 B 流动（如在 A 处推一活塞前进），水平管可视为一流管。根据连续性方程，B 处的流速必远大于 A 处。又根据伯努利方程，在水平流管中，$h_A = h_B$，则对于 A、B 两处，式（2.6）变成

$$p_A + \frac{1}{2}\rho v_A^2 = p_B + \frac{1}{2}\rho v_B^2 \qquad (2.13)$$

由式（2.13）知，如果 B 处的流速很大，则使 B 处的压强很小，以致小于大气压强时，容器 D 中的液体因受大气压强的作用通过 E 处被吸到 B 处而被水平管带走，这种作用叫作**空吸作用**（suction）。喷雾器、水流抽气机［如图 2.8（b）所示］等，都是根据这一原理制成的。

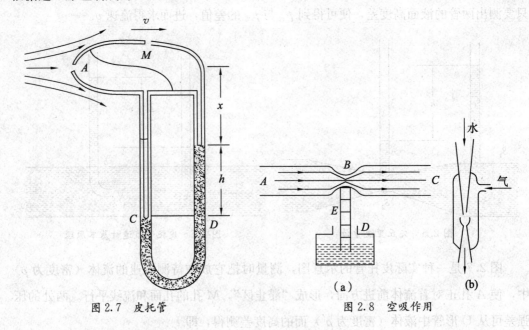

图 2.7　皮托管　　　　　　　　　图 2.8　空吸作用

2. 流速与高度的关系

（1）小孔流速

在自然界、工程技术和我们日常生活中，存在着许多与容器排水相关的问题，如水库放水、吊瓶给患者输液等，其共同特点是液体从大容器经小孔流出，如图 2.9 所示。

大容器的下部有一个小孔，面积比容器内液体的自由表面积小很多，根据连续性方程，小孔处流出液体时，容器自由表面的液面高度下降得非常缓慢，可近似认为零。若将容器中的液体视为理想液体，对于任一流线 AB，由伯努利方程得

$$p_0 + \rho gh = p_0 + \frac{1}{2}\rho v^2$$

式中 p_0 表示大气压强，v 为小孔处液体流速，ρ 为液体的密度，可得

$$v = \sqrt{2gh} \qquad (2.14)$$

所以，理想液体从自由面下 h 处的小孔流出时的速率，与物体从同一高度自由下落的速率相同，与液体的自身密度无关。它反映了压强不变时理想流体稳定流动过程中流

体重力势能与动能之间的转换关系。

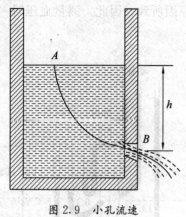

图 2.9 小孔流速

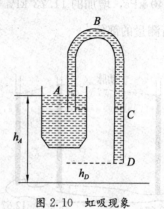

图 2.10 虹吸现象

（2）虹吸现象

如图 2.10 所示，一端置于容器液体内的取液管，其另一端管口置于低于容器内液面 A 的位置上，先将取液管内充满液体，这样液体将会从管内源源流出，这称为**虹吸现象**（siphon）。设容器内液体为理想流体，管子粗细均匀，其截面积比容器横截面小得多。在液面处 A 点和管口处 D 点建立伯努利方程，因 $p_A = p_D = p_0$，则

$$\frac{1}{2}\rho v_A^2 + \rho g h_A = \frac{1}{2}\rho v_D^2 + \rho g h_D$$

因为容器的截面积比取液管的截面积大得多，所以 v_A 远小于 v_D，$\frac{1}{2}\rho v_A^2$ 可忽略不计，故

$$v_D = \sqrt{2g(h_A - h_D)} \tag{2.15}$$

式（2.15）表明，要产生虹吸现象，取液管的流出口位置必须低于液面，且位置越低液体流出的速度越大。

3. 压强与高度的关系

如果流体在等截面管中流动，若流速不变，由伯努利方程可得

$$p_1 + \rho g h_1 = p_2 + \rho g h_2$$

$$p + \rho g h = 常量 \tag{2.16}$$

在这种情况下，高处的压强较小，而低处的压强则较大。

用上述关系可解释体位变化对血压的影响：如图 2.11 所示，某人取平卧位时头部动脉压为 12.67 kPa，静脉压为 0.67 kPa，而当取直立位时头部动脉压则变为 6.80 kPa，静脉压变为 −5.20 kPa，减少的 5.87 kPa 是高度改变所造成的。同理，对于足部来说，

由平卧位改为直立位时，动脉压将由 12.67 kPa 变成 24.40 kPa，静脉压将由 0.67 kPa 变成 12.40 kPa，增加的 11.73 kPa 也是高度原因所致。因此，测量血压时一定要注意体位和所测量的部位。

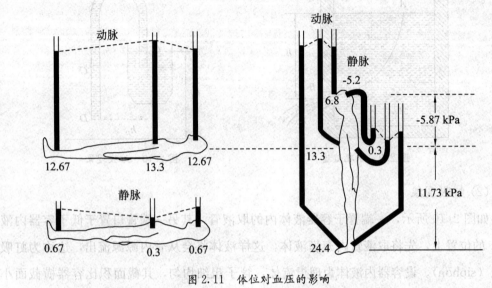

图 2.11　体位对血压的影响

第二节　黏性流体的运动规律

一、黏性流体的基本概念

1. 层流、湍流

在实际流体中，像甘油、糖浆、油漆、蜂蜜之类的黏性是不能忽略的，它们被称为黏性流体。黏性流体的流动状态有**层流**（laminar flow）、**湍流**（turbulent flow）。

所谓层流，即流体的分层流动状态。在此状态，相邻两层流体之间只做相对滑动，流层间没有横向混杂。甘油是黏性流体，若在一支垂直放置的滴定管中倒入无色甘油，其上面再加上一段着色的甘油，两层甘油间形成一清晰的水平面，打开下端活塞使甘油流出，从着色甘油的流动形态可以看出管中甘油的流速并不完全相同。如图 2.12（a）所示，越靠近管壁速度越慢，与管壁接触的液层附着在管壁上，速度为零，中央轴线上速度最大。流体沿竖直方向分成许多平行于管轴的圆筒形薄层，各流体层之间有相对滑动。这种现象说明管内的流体是分层流动的。图 2.12（b）是层流的示意图。

当流体流动的速度超过一定数值时，流体不再保持分层流动状态，而有可能向各个方向运动，即在垂直于流层的方向有分速度，因而各流体层将混淆起来，并有可能形成旋涡，整个流动显得杂乱而不稳定，这样的流动状态被称为湍流。流体做湍流时所消耗的能量比层流多，湍流区别于层流的特点之一是它能发出声音，在水管及河流中都可以看到这些现象。

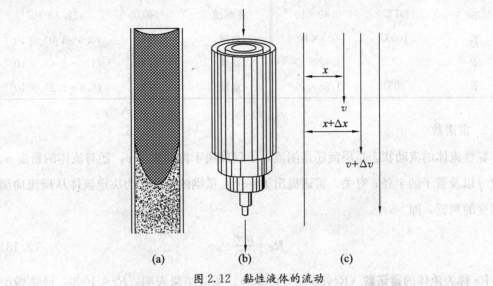

(a)　　　　(b)　　　　(c)

图 2.12　黏性液体的流动

2. 牛顿黏滞定律、黏度

实际流体在流动时常表现出黏性（或称黏滞性）。这是因为，流体在做层流时，相邻两层流体做相对滑动，两流层之间存在着切向的阻碍相对滑动的相互作用力，此力即前面已提到的**内摩擦力或黏性力**（viscous force）。黏性力是分子间的相互作用力引起的，液体的黏性力比气体大得多。

在层流中，黏性力的大小与从一层到另一层流速变化的快慢程度有关。如图 2.12（c）所示，设相距 Δx 的两流层的速度差为 Δv，比值 $\Delta v/\Delta x$ 表示在 Δx 距离内速度的平均变化率。若两流层无限接近（$\Delta x \rightarrow 0$），比值 $\Delta v/\Delta x$ 的极限为 $\mathrm{d}v/\mathrm{d}x$，表示流层速度沿 x 方向的变化率，**称为速度梯度**（velocity gradient）。实验表明，黏性力 f 的大小与两流层的接触面积 S 以及接触处的速度梯度 $\mathrm{d}v/\mathrm{d}x$ 成正比，即

$$f = \eta S \frac{\mathrm{d}v}{\mathrm{d}x} \tag{2.17}$$

上式称为**牛顿黏滞定律**（Newton viscosity），式中比例系数 η 称为流体的**黏度**（viscosity）。η 值的大小取决于流体的性质，并和温度有关。一般来说，液体的 η 值随

温度升高而减小，气体的 η 值随温度升高而增大。在国际单位制中，η 的单位是 N·s·m^{-2} 或 Pa·s，有时也用 P (Poise，泊)，1 P＝0.1 Pa·s。表 2.1 列出了几种液体的 η 值。

表 2.1　一些常见液体的黏度

液体	温度	黏度 η (Pa·s)	液体	温度	黏度 η (Pa·s)
水	0℃	1.8×10^{-3}	汞	100℃	1.0×10^{-3}
水	20℃	1.000×10^{-3}	蓖麻油	17.5℃	1225.0×10^{-3}
水	37℃	0.69×10^{-3}	蓖麻油	50℃	122.7×10^{-3}
水	100℃	0.3×10^{-3}	血液	37℃	$(2.0 \sim 4.0) \times 10^{-3}$
汞	0℃	1.68×10^{-3}	血浆	37℃	$(1.0 \sim 1.4) \times 10^{-3}$
汞	20℃	1.55×10^{-3}	血清	37℃	$(0.9 \sim 1.2) \times 10^{-3}$

3. 雷诺数

黏性流体的流动状态是层流还是湍流，不仅取决于流动速度 v，还与流体的密度 ρ、黏度 η 以及管子的半径 r 有关。雷诺提出了一个无量纲的数，作为决定流体从层流向湍流转变的判据，即

$$Re = \frac{\rho v r}{\eta} \tag{2.18}$$

Re 称为流体的**雷诺数**（Reynolds number）。实验结果表明：$Re < 1000$，液体做层流；$Re > 1500$ 时，流体做湍流；$1000 < Re < 1500$ 时，液体的流动状态很不稳定（可以由层流变为湍流，或相反），即过渡流动。

从式（2.18）可以看出，流体的黏度越小、密度越大，越容易发生湍流，而细的管子不易出现湍流。如果管子是弯曲的，则在较低的 Re 值也可发生湍流，且弯曲程度越大，Re 的临界值就越低。因此，流体在管道中流动时，凡有急弯或分支的地方，就容易发生湍流。对生物循环系统而言，人的心脏、主动脉以及支气管中的某些部位都是容易出现湍流的地方。临床医生常根据听诊器听到的湍流声来辨别血流和呼吸是否正常。

［例题 2.2］　设主动脉的内半径为 0.01 m，血液的流速、黏度、密度分别为 $v＝0.25$ m·s^{-1}，$\eta＝3.0 \times 10^{-3}$ Pa·s，$\rho＝1.05 \times 10^3$ kg·m^{-3}，求雷诺数并判断血液以何种状态流动。

解： 雷诺数为

$$Re = \frac{1.05 \times 10^3 \times 0.25 \times 0.01}{3.0 \times 10^{-3}} = 875$$

这一数值小于 1000，所以血液在主动脉中为层流状态。

二、黏性流体的伯努利方程

在理想流体的伯努利方程推导中，我们忽略了流体的黏性和可压缩性。讨论黏性流体的运动规律时，可压缩性仍可忽略，但流体的黏性必须考虑。黏性流体在流动时存在黏性力，流体必须克服黏性力做功，因而要消耗流体运动的部分机械能（使之转化为热能）。这就是说，流体沿流管流动的过程中，总机械能将不断减少。对图 2.3 所示的流管，如果是黏性流体做稳定流动，用 ΔE 表示单位体积的流体从 XY 运动到 $X'Y'$ 的过程中存在黏性力而引起的能量损耗，可得到如下的关系：

$$p_1 + \frac{1}{2}\rho v_1^2 + \rho g h_1 = p_2 + \frac{1}{2}\rho v_2^2 + \rho g h_2 + \Delta E \qquad (2.19)$$

式中 v 和 p 分别为流管横截面上速度和压强的平均值。上式即为黏性流体（实际流体）做稳定流动时的伯努利方程。

如果流体在水平细管中稳定流动，由于 $h_1 = h_2$，$v_1 = v_2$，上式变为

$$p_1 = p_2 + \Delta E$$

可以看出 $p_1 > p_2$。因此，在水平均匀细管的两端，必须维持一定的压强差，才能使黏性流体保持稳定运动。

上述结论可用图 2.13 所示的实验装置验证。

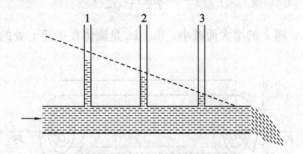

图 2.13　均匀水平管中黏性液体的压强分布

若流体在开放的粗细均匀的管道中维持稳定流动，由于 $v_1 = v_2$，$p_1 = p_2 = p_0$（大气压），则有

$$\rho g h_1 - \rho g h_2 = \Delta E$$

即必须有高度差才能维持稳定流动。

三、泊肃叶定律

黏性流体在等截面水平细管中做稳定流动时，如果雷诺数不大，则流动的状态是层

流。由黏性流体的伯努利方程可知，要使管内的流体匀速流动，必须有一个外力来抵消黏性力，这个外力就是来自管子两端的压强差。实验表明，在等截面水平细圆管内做层流的黏性流体，其体积流量与管子两端的压强差 Δp 成正比，即有

$$Q = \frac{\pi R^4 \Delta p}{8\eta L} \tag{2.20}$$

式中 R 是管子的半径，η 是流体的黏度，L 是管子的长度。上式称为**泊肃叶定律**（Poiseuille law）。

下面我们推导泊肃叶定律。

1. 速度分布

设黏性流体在如图 2.14 所示的半径为 r、长度为 L 的粗细均匀水平管内分层流动，紧靠管壁的流速为零，距管轴处的流速为 v，管左端的压强为 p_1，管右端的压强为 p_2，且 $p_1 > p_2$，即流体向右流动。

在管中取与管同轴、半径为 x 的圆柱形流体元为研究对象，它所受到的压力差为

$$F_合 = (p_1 - p_2)\pi x^2$$

方向与液体流动方向相同（向右）。

周围流体作用在该圆柱形流体元表面的黏性力为

$$f = -\eta 2\pi x L \frac{\mathrm{d}v}{\mathrm{d}x}$$

式中负号表示 v 随 x 的增大而减小，$\mathrm{d}v/\mathrm{d}x$ 是流体在半径 x 处的速度梯度。

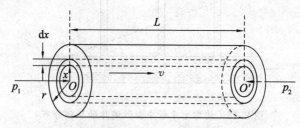

图 2.14 泊肃叶定律的推导

由于管内流体做稳定流动，以上两力合力为零，即

$$(p_1 - p_2)\pi x^2 = -\eta 2\pi x L \frac{\mathrm{d}v}{\mathrm{d}x}$$

由上式可得

$$\mathrm{d}v = -\frac{p_1 - p_2}{2\eta L} x\, \mathrm{d}x$$

对上式积分得到

$$v = -\frac{p_1 - p_2}{4\eta L} x^2 + C$$

根据 $x=r$ 时，$v=0$ 的条件，求得 $C=\dfrac{p_1-p_2}{4\eta L}r^2$

代入上式得

$$v=\frac{p_1-p_2}{4\eta L}\ (r^2-x^2) \tag{2.21}$$

式（2.21）给出了流体在等截面水平细圆管中稳定流动时，流速随半径的变化关系。从此式可以看出，管轴（$x=0$）处流速有最大值 $\dfrac{p_1-p_2}{4\eta L}r^2$，流速 v 沿管径方向呈抛物线分布。

2. 流量

在管中取一半径为 x、厚度为 dx 的圆管状流体元，该流体元的截面积为 $2\pi x dx$，流体通过该流体元截面的流量为

$$dQ=v2\pi x dx$$

式中 v 是流体在半径 x 处的流速。将式（2.21）代入得

$$dQ=\pi\frac{p_1-p_2}{2\eta L}\ (r^2-x^2)\ x dx$$

那么，通过整个管截面的流量为

$$Q=\int dQ=\pi\frac{p_1-p_2}{2\eta L}\int_0^r(r^2-x^2)x dx$$

积分后得

$$Q=\frac{\pi r^4\ (p_1-p_2)}{8\eta L}=\frac{\pi r^4\Delta p}{8\eta L} \tag{2.22}$$

式（2.22）即为泊肃叶定律。

如果令 $R_f=\dfrac{8\eta L}{\pi r^4}$，泊肃叶定律可改写成为

$$Q=\frac{\Delta p}{R_f} \tag{2.23}$$

当管子的长度、半径以及流体的黏度确定时，R_f 是一定值。式（2.23）表明黏性流体在等截面水平细圆管中稳定流动时，流量 Q 与管两端的压强差 Δp 成正比，与 R_f 成反比。这与电学中的欧姆定律极为相似，所以把 R_f 称为**流阻**（flow resistance，在循环系统中称**外周阻力**）。值得注意的是，流阻与管半径的四次方成反比，半径的微小变化就会对流阻造成很大影响。血管可以收缩和舒张，其管径的变化对血液流量的影响是很显著的。

如果流体流过几个"串联"的流管，则总流阻等于各流管流阻之和。若几个流管相"并联"，则总流阻与各流管流阻的关系与电阻并联的情形相同。

［例题 2.3］ 成年人主动脉的半径约为 1.3×10^{-2} m，则在一段 0.2 m 距离内的流阻 R_f 和压强降落 Δp 是多少？（设血流量为 1.00×10^{-4} m$^3 \cdot$ s^{-1}，$\eta = 3.0 \times 10^{-3}$ Pa $\cdot$ s）

解：
$$R_f = \frac{8\eta L}{\pi r^4} = \frac{8 \times 3.0 \times 10^{-3} \times 0.2}{3.14 \times (1.3 \times 10^{-2})^4} = 5.97 \times 10^4 \ (\text{Pa} \cdot \text{s} \cdot \text{m}^{-3})$$
$$\Delta p = R_f Q = 5.97 \times 10^4 \times 1.0 \times 10^{-4} = 5.97 \ (\text{Pa})$$

可见在主动脉中，血压的下降是微不足道的。

四、斯托克司定律

当物体在黏性流体中做匀速运动时，物体表面附着一层流体，此层流体随物体一起运动，因而与周围流层之间存在黏性力，所以物体在运动过程中必须克服这一阻力。如果物体是球形的，且流体对于球体做层流运动，则球体所受阻力的大小为

$$f = 6\pi \eta v R \tag{2.24}$$

式中 R 是球体的半径，v 是球体相对于流体的速度，η 是流体的黏度。式（2.24）称为**斯托克司定律**（Stokes law）。

设在黏性液体内有一半径为 R 的小球，它受重力作用而下沉。小球所受合力大小为

$$F = \frac{4}{3}\pi R^3 \rho g - \frac{4}{3}\pi R^3 \rho' g - 6\pi \eta v R$$

其中 ρ 是球体密度，ρ' 是液体密度，$\frac{4}{3}\pi R^3 \rho' g$ 为向上的浮力，$6\pi \eta v R$ 为向上的阻力。在此合力作用下，小球以加速度下沉。但随着速度 v 的增大，阻力越来越大。最后，当合力 $F=0$ 时，它将匀速下降。此时有

$$\frac{4}{3}\pi R^3 (\rho - \rho') g = 6\pi \eta v R$$

所以

$$v = \frac{2}{9\eta} R^2 (\rho - \rho') g \tag{2.25}$$

该速度称为**收尾速度**（terminal velocity）或**沉降速度**。由式（2.25）可知，当小球（空气中的尘粒、血液中的红细胞、大分子、胶粒等）在黏性流体中下沉时，沉降速度与颗粒大小、密度差以及重力加速度 g 成正比，与流体的黏度成反比。对于颗粒很小的微粒，我们利用高速离心机来增加有效 g 值，就可以加快它的沉降速度。生物化学中常用到"沉降系数"这一概念，所谓沉降系数，是沉降速度与离心机向心加速度的比。

式（2.25）也常被用来测定液体的黏度，其方法是，把一个已知 R 值和 ρ 值的小球

放入待测液体中下沉，测出它的沉降速度 v 值，就可计算出液体的黏度 η。

第三节　血液在循环系统中的流动

一、血液循环的物理模型

图 2.15 是人体血液循环系统的示意图，它是一个由心脏和血管组成并充满了血液的闭合系统，其中心脏是推动血液流动的动力器官，血管是血液流动的管道，血液是含有大量红细胞等颗粒的黏滞性较大的液体。整个血液循环系统由体循环、肺循环两部分组成。体循环始于左心室，新鲜血液从左心室射出后，经主动脉、动脉、小动脉到毛细血管，与组织进行 CO_2 和 O_2 以及各种物质交换后，由小静脉、静脉、腔静脉回流到心脏的右心房；而肺循环则始于右心室，静脉血液从右心室射出后，经肺动脉和各分支血管到肺部，与肺泡进行 O_2 和 CO_2 的气体交换，再经分支肺静脉、大肺静脉返回到心脏的左心房。从时间顺序来看，两个循环过程几乎是同步进行的，左、右心室射血过程的力学原理也很相似，不同的是，在一个心动

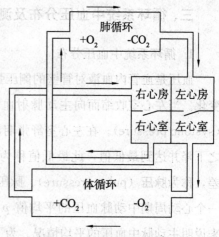

图 2.15　人体血液循环示意图

周期内，左心室内压变化幅度要比右心室大得多。从物理学的角度看，心脏好像两个单向筒，一个提供体循环的动力，另一个提供肺循环的动力，这两个循环串联起来，形成一个统一的闭合回路，血液在这个闭合回路中周而复始地循环流动。

二、循环系统中血流速度分布

血液在循环系统中可近似视为不可压缩液体在管中做稳定流动。由于血管的垂直总截面面积从动脉到毛细血管逐渐增大，而从毛细血管到静脉又逐渐减小，由连续性原理可知，血流速度从动脉到毛细血管逐渐减慢，而从毛细血管到静脉又逐渐加快，如图 2.16 所示。

但需要说明的是：① 由于血管有分支，截面积 S 指的是同类血管的总截面积；② 由于血液是黏性液体，血管中同一截面上靠近管壁和靠近轴心处的流速并不相等，

因而流速 v 指的是截面上的平均流速。

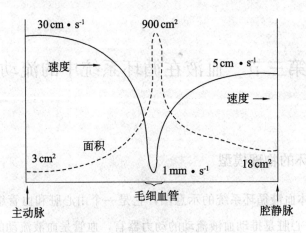

图 2.16 血流速度与血管总截面积的关系

三、循环系统中血压分布及测量

1. 循环系统中血压分布

血压是血管内血液对管壁的侧压强，主动脉中的血压随着心脏的收缩和舒张周期性变化。当左心室收缩而向主动脉射血时，主动脉中的血压达到的最高值，称为**收缩压**（systolic pressure）。在左心室舒张期，主动脉回缩，将血液逐渐注入分支血管，血压随之下降并达到最低值，此最低值称为**舒张压**（diastolic pressure）。收缩压与舒张压之差，称为**脉压**（pulse pressure）。脉压随着血管远离心脏而减小，到了小动脉几乎消失。一个心动周期中动脉血压的平均值 p 称为**平均动脉压**（mean arterial pressure），常用来说明主动脉中血压的平均情况。为了计算方便，平时常使用舒张压加上 1/3 脉压来估算。需要注意的是：平均动脉压并不是收缩压和舒张压的平均值。

血压的高低与流量、流阻及血管的柔软程度有关，用生理学上的术语来说，就是与心输出量、外周阻力及血管的顺应性有关。由于血液是黏性流体，有内摩擦力做功消耗机械能，血液从心室射出后，它的压强在向前流动的过程中是不断下降的。（图 2.17）

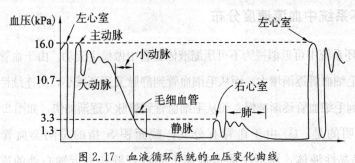

图 2.17 血液循环系统的血压变化曲线

2. 血压的测量原理

临床上通常用水银血压计测量血压，它主要由开管水银压强计、充气袋、打气球3部分组成，如图2.18所示。打气球经过橡皮管分别与充气袋和通气管、水银槽相连，压强计玻璃管上刻有压强值的刻度，通常一侧为mmHg，另一侧为kPa，管的上端开口与大气相通。不打气时，水银槽内和玻璃管中水银面上的压强都是大气压，水银面对应着刻度"0"。玻璃管上端的麂皮有许多小孔，只能让空气通过，水银不能通过，可防止水银流出。

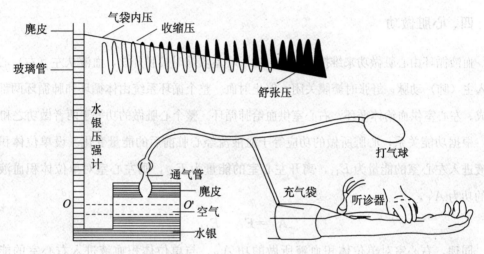

图2.18 水银血压计的结构和血压测量

测量血压时，通常把充气袋缠在左臂或右臂与心脏同一水平面且靠近肘关节处的地方，并将听诊器放于肱动脉处的体表。用气球打入空气，使气袋中的压强大于动脉血压，充气袋通过肌肉组织将血管压闭，血流被阻止。然后慢慢放气、使气袋中的压强缓慢下降。当气袋中的压强降到等于动脉中的最高血压，即收缩压时，血液正好冲过压闭的血管，并发出声音，在听诊器中开始听到声音。这时气袋中的压强等于动脉的最高压，可在血压计中读出其数值，即为动脉的收缩压。继续使充气袋慢慢放气降压，当血压高于气袋内的压强时，血管没有被压闭，有血液流过；而血压低于气袋内的压强时，血管又被压闭，所以血流随着血压周期性的波动而断续地流过压闭的血管，继续降低气袋内的压强，当气袋压等于动脉最低压时，血液恢复连续流动。在血液由断续流动转变为连续流动时，可听到与其相应的声音变弱，这时从血压计上读出的压强数值即为舒张压。血压的单位通常用mmHg，近年来也用国际单位kPa，两者的换算关系为1 mmHg=0.133 kPa。成年人安静时的收缩压一般为100～120 mmHg，舒张压为60～80 mmHg。临床上习惯将收缩压和舒张压写成分数样的形式，例如，120/80 mmHg，表示收缩压为 120 mmHg，舒张压为 80 mmHg。

从上面的测量过程可以看出：第一，水银血压计并不是直接测量动脉内的血压，它测量的是与动脉血压平衡的气袋中的气压，因此该方法是间接测量；第二，所得到的血压等于血液的绝对压强 p 与大气压强 p_0 之差，叫作计示压强。计示压强为正，称为正压；计示压强为负，称为负压。例如，测得某人的收缩压力 120 mmHg，如果当时的大气压强为 760 mmHg，则真正的收缩压是 120 mmHg＋760 mmHg＝880 mmHg，但在临床习惯上不用绝对压强来表示血压的高低，而只用血压计上读出的计示压强表示。

四、心脏做功

血液循环由心脏做功来维持。当左（右）心室收缩时瓣膜开放，血液从左（右）心室射入主（肺）动脉；舒张时瓣膜关闭，停止射血。整个循环系统由体循环和肺循环两部分组成。左心室供血给体循环，右心室供血给肺循环。整个心脏做的功等于两者做功之和。

根据功能关系，心脏所做的功应等于血液流经心脏前后的能量变化。设单位体积的血液进入左心室的能量为 E_{L1}，离开左心室的能量为 E_{L2}，则左心室对单位体积血液所做的功为 A'_L，

$$A'_L = E_{L2} - E_{L1}$$

同理，右心室对单位体积血液所做的功 A'_R。与单位体积血液进入右心室的能量 E_{R1} 和离开右心室的能量 E_{R2} 之间的关系为

$$A'_R = E_{R2} - E_{R1}$$

心脏对单位体积血液所做的功 A' 应为

$$A' = A'_L + A'_R = (E_{L2} - E_{L1}) + (E_{R2} - E_{R1})$$

根据本章第二节中讲过的单位体积流体在流动时的能量算法，并考虑到进入心脏时的血流速度和血压都很小，可视为零，忽略血液进出心脏时的高度变化，则有

$$A' = p_L + \frac{1}{2}\rho v_L^2 + p_R + \frac{1}{2}\rho v_R^2$$

式中 ρ 表示血液的密度，p_L 表示血液离开左心室时的平均压强（即主动脉平均血压），v_L 表示离开左心室时的血流速度，p_R 表示血液离开右心室时的平均压强（即肺动脉平均血压），v_R 表示离开右心室时的血流速度。因肺动脉平均血压大约是主动脉平均血压的 1/6，并且血液离开左、右心室时的流速相同，所以

$$A' = p_L + \frac{1}{2}\rho v_L^2 + \frac{1}{6}p_L + \frac{1}{2}\rho v_L^2 = \frac{7}{6}p_L + \rho v_L^2 \tag{2.26}$$

若测出主动脉血压及血液流速，可根据上式求出心脏做功多少，从而了解心功能的情况。

例如，某人的平均血压为 13.3 kPa，主动脉平均血流速度为 0.4 m·s^{-1}，血液的密度为 1.059×10^3 kg·m^{-3}，则心脏对 1 m^3 的血液所做的功为

$$A = \frac{7}{6} \times 13.3 \times 10^3 + 1.059 \times 10^3 \times 0.4^2 = 1.568 \times 10^4 \quad (\text{J·m}^{-3})$$

若该人每分钟输出血量 5.0×10^{-3} m^3，则心脏每分钟做的功为 78.4 J。

心脏内的血流情况比在血管中复杂得多。因为它的形态结构较特殊，另外它还受神经系统控制和外周血流的影响。近几年，有人利用核磁共振成像技术观察心流场的流线及湍流，由此了解心脏的血流规律，为心脏内血液流动的研究提供一种新的方法。

血液的黏弹性和血液循环方面的知识在生理学和医学中十分重要，这方面的许多问题并不能只用物理学来解释，对涉及生理学和医学方面的问题，这里不进行讨论。

习题二

1. 水在粗细不均匀的水平管中做稳定流动。已知截面 S_1 处的压强为 110 Pa，流速为 0.2 m·s^{-1}，截面 S_2 处的压强为 5 Pa，求 S_2 处的流速（内摩擦不计）。

2. 水在截面不同的水平管中做稳定流动，出口处的截面积为管的最细处的 3 倍。若出口处的流速为 2 m·s^{-1}，则最细处的压强为多少？若在此最细处开一小孔，水会不会流出来？

3. 在水管的某一点，水的流速为 2 m·s^{-1}，高出大气压的计示压强为 10^4 Pa，设水管的另一点的高度比第 1 点降低了 1 m，如果在第 2 点处水管的横截面积是第 1 点处的 1/2，求第 2 点处的计示压强。

4. 注射器活塞的面积为 1.2 cm^2，注射针头截面积为 1.0 mm^2，当注射器水平放置时，用 4.9 N 的力推动活塞移动了 4.0 cm。则药液从注射器中流出所用的时间为多少？

5. 一稳定的气流水平地流过飞机机翼，上表面气流的速率是 80 m·s^{-1}，下表面气流的速率是 60 m·s^{-1}。如果机翼重 250 N，机翼的表面积为 4.0 m^2，则对机翼产生的升力为多少？（空气的平均密度是 1.02 kg·m^{-3}）

6. 一开口大容器，在底部有一小孔，截面积为 1.0 cm^2，若每秒向容器注入 4.0×10^{-4} m^3 的水，则容器中水深可达多少？

7. 密闭大容器底侧开有小孔 A，水深 h_1 和压强计指示 h_2 如图 2.19 所示。求水从

小孔 A 流出的速度。

8. 用如图 2.20 所示的采取气体装置，如果 U 形管压强计指示的水柱高度差为 2.0 cm，若某种气体的密度为 2 kg·m^{-3}，采气管的截面积 S 为 10 cm^2，则 5 min 内可采取该种气体多少？

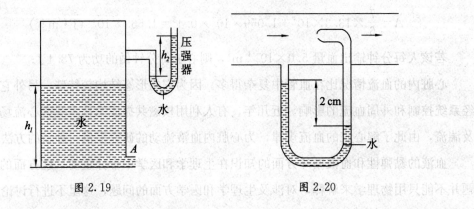

图 2.19   图 2.20

9. 水在内半径为 0.1 m 的金属管中，以 0.3 m·s^{-1} 的速度流动，水的密度为 1.0×10^3 kg·m^{-3}，黏度为 1.0×10^{-3} Pa·s。水在管中呈何种流动状态？若管中的流体是油，流速不变，其在管中呈何种流动状态？（油的密度为 0.9×10^3 kg·m^{-3}，黏度为 2.5×10^{-2} Pa·s）

10. 某人的心输出量为 0.85×10^{-4} m^3·s^{-1}，体循环的总压强差为 11.8 kPa，此人的循环总流阻力是多少？

11. 液体的黏度为 1.5×10^{-1} Pa·s，密度为 9.0×10^2 kg·m^{-3}，液体中有一半径为 5.0×10^{-4} m 的空气泡。如果空气的密度为 1.3 kg·m^{-3}，则此空气泡在液体中匀速上升的速率为多少？

12. 红细胞的密度为 1.09×10^3 kg·m^{-3}，可近似看成半径为 2.0×10^{-6} m 的小球。设 37℃时血浆的黏度为 1.2×10^{-3} Pa·s，密度为 1.04×10^3 kg·m^{-3}，求红细胞在血浆中自然沉降 1.0 cm 所需要的时间。在 10 倍于重力加速度的离心机中的离心管内，沉降同样的距离需要多少时间？

13. 20℃的水在半径为 1.0 cm 的水平均匀圆管内流动，如果在管轴处的流速为 10 cm·s^{-1}，水沿圆管流动 2 m 后，压强降落了多少？（20℃时水的黏度为 1.0×10^{-3} Pa·s）

14. 假设排尿时，尿从计示压强为 40 mmHg 的膀胱经过尿道后由尿道口排出，已知尿道长 4 cm，流量为 21 cm^3·s^{-1}，尿的黏度为 6.9×10^{-4} Pa·s，求尿道的有效直径？

15. 正常成年人心脏每秒搏出血液的体积约为 8.0×10^{-5} m^3·s^{-1}，平均血压为

13.3 kPa，则外周阻力是多少？

科学家介绍

丹尼尔·伯努利

在一个流体系统如气流、水流中，流速越快，流体产生的压力就越小，这就是被称为"流体力学之父"的丹尼尔·伯努利于1738年发现的"伯努利定律"。这个压力产生的力量是巨大的，空气能够托起沉重的飞机，就是利用了伯努利定律。飞机机翼的上表面是流畅的曲面，下表面则是平面。这样，机翼上表面的气流速度就大于下表面的气流速度，机翼下方气流产生的压力就大于上方气流的压力，飞机就被这巨大的压力差"托住"了。当然了，这个压力到底有多大，一个高深的流体力学公式"伯努利方程"会去计算它。伯努利开辟并命名了"流体动力学"这一学科，区分了流体静力学与动力学的不同概念。1738年，他发表了《流体动力学》一书。书中，他将流体的压强、密度和流速等作为描写流体运动的基本概念，引入了"势函数""势能"（"位势提高"），来代替单纯用"活力"讨论，从而表述了关于理想流体稳定流动的伯努利方程，这实质上是机械能守恒定律的另一形式。他还用分子与器壁的碰撞来解释气体压强，并指出：只要温度不变，气体的压强总与密度成正比，与体积成反比，由此解释了玻义耳定律。

丹尼尔·伯努利于1700年2月8日生于荷兰格罗宁根，1782年3月17日卒于瑞士巴塞尔，是数学家、物理学家、医学家。

丹尼尔·伯努利是著名的伯努利家族中最杰出的一位，他是约翰·伯努利（Johann Bernoulli）的第二个儿子。丹尼尔出生时，他的父亲约翰正在格罗宁根担任数学教授。1713年，丹尼尔开始学习哲学和逻辑学，并在1715年获得学士学位，1716年获得艺术硕士学位。在这期间，他的父亲，特别是他的哥哥尼古拉·伯努利（Nikolaus Bernoulli）教他学习数学，使他受到了数学家庭的熏陶。他的父亲试图要他去当商业学徒，谋一个经商的职业，但是这个想法失败了。于是他父亲又让他学医，起初他在巴塞尔，1718年到了海德堡，1719年到斯特拉斯堡，在1720年他又回到了巴塞尔。1721年，他通过论文答辩，获得医学博士学位。他的论文是《呼吸的作用》。同年，他申请巴塞尔大学的解剖学和植物学教授，但未成功。1723年，丹尼尔到威尼斯旅行；1724年，在威尼斯发表了《数学练习》，引起许多人的注意，并被邀请到彼得堡科学院工作。1725年，他回到巴塞尔。之后他又与哥哥尼古拉二世一起接受了彼得堡科学院的邀请，到彼得堡科学院工作。在彼得堡的8年间（1725～1733），他被任命为生理学院士和数学院士。1727 年，L. 欧拉（Euler）开始和他一起工作，起初欧拉作为丹尼尔的助手，后来接替了丹尼尔的数学院士职位。这期间丹尼尔讲授医学、力学、物理学，做出了许多显露他富有创造性才能的工作。但是，由于哥哥尼古拉二世的去世以及严酷的天气等原因，1733 年他回到了巴塞尔。在巴塞尔，他先任解剖学和植物学教授，1743 年成为生理学教授，1750 年成为物理学教授，而且在 1750～1777 年他还任哲学教授。

1733 年，丹尼尔离开彼得堡之后，就开始了与欧拉之间最受人称颂的科学通信。在通信中，丹尼尔向欧拉提供最重要的科学信息，欧拉运用杰出的分析才能和丰富的工作经验，给丹尼尔以最迅速的帮助，他们先后通信 40 年。最重要的通信是在 1734～1750 年，他们是最亲密的朋友，也是竞争的对手。丹尼尔还同 C. 哥德巴赫（Goldbach）等数学家进行学术通信。

丹尼尔的学术著作非常丰富，他的全部数学和力学著作、论文超过 80 种。1738 年，他出版了一生中最重要的著作《流体动力学》（*Hydrodynamica*）。1725～1757 年的 30 多年间，他曾因天文学（1734）、地球引力（1728）、潮汐（1740）、磁学（1743，1746）、洋流（1748）、船体航行的稳定（1753，1757）和振动理论（1747）等成果，获得了巴黎科学院 10 次以上的奖赏。特别是 1734 年，他与父亲约翰以"行星轨道与太阳赤道不同交角的原因"的佳作，获得了巴黎科学院的双倍奖金。丹尼尔获奖的次数可以和著名数学家欧拉相比，因而受到了欧洲学者们的爱戴。1747 年，他成为柏林科学院成员；1748 年，成为巴黎科学院成员；1750 年，被选为英国皇家学会会员。他还是波伦亚（意大利）、伯尔尼（瑞士）、都灵（意大利）、苏黎世（瑞士）和慕尼黑（德国）等科学院或科学协会的会员，在他有生之年，还一直保留着彼得堡科学院院士的称号。

丹尼尔·伯努利的研究领域极为广泛，他的工作几乎对当时数学和物理学研究前沿的问题都有所涉及。在纯数学方面，他的工作涉及代数、微积分、级数理论、微分方程、概率论等。但是他最出色的工作是将微积分、微分方程应用到物理学，研究流体问题、物体振动和摆动问题。因此，他被推崇为数学物理方法的奠基人。

现代物理知识

1. 激光冷却与原子捕陷：光对物体的机械作用可以改变它们的位置和速度。在激光冷却和原子捕陷中利用了光的机械作用，使一群原子的速度分布缩小（冷却），或使原子束缚在小体积内（捕陷）。20 世纪 80 年代初期，威廉·菲利浦斯提出了一种快原子束减速的新方法，取得突破性的进展。1985 年，使原子的平均速度从 1000 m/s 减小到零的实验结果首次被报道。同年，朱棣文实现了另一个突破，他用有 3 对对射激光束的多普勒冷却法，把原子冷却在三维空间中。在这种光束组合下，一个原子无论向哪个方向运动，都会受到一个阻尼力。于是，原子的速度分布（及温度）将被减少。

朱棣文（Steven Chu），华裔美国物理学家，1970 年，毕业于美国罗切斯特大学；1976 年，获加州大学伯克利分校哲学博士学位；1993 年，当选美国科学院院士；1978～1987 年，在美国电报电话公司贝尔实验室工作；1987 年，任美国斯坦福大学教授。

朱棣文教授长期从事原子物理．激光科学方面的研究。由于在激光冷却和捕陷原子方面独立的、开拓性的研究，与克劳特·柯利—达诺基（Claude Cohen-Tannouji）和威廉·菲利浦斯（William D. Phillips）共同获得 1997 年度诺贝尔物理学奖。1985 年，他与同事用一组交叉激光束产生了"光粘胶"效应，在光粘胶中靶原子的速度由每小时 4000 km 降至每小时 1 km，好像原子穿过稠密黏浆而运动一样。减速后的原子的温度接近绝对零度（—273.15℃）。他与同事还发展了一种使用激光与磁线圈的原子阱，可捕陷并研究冷却的原子。这些技术使科学家可提高用于空间导航的原子钟的精度，建造可准确测量重力的原子干涉仪，并设计出可用于处理极细尺度电子线路的原子激光器。

目前有 100 多个研究小组在开展激光冷却的研究。许多应用正在探索之中，如原子化学、原子印刻、原子钟、光学晶格、光镊、玻色—爱因斯坦凝聚、原子激光、高分辨光谱以及光和物质的相互作用的基础研究等。

2. 自由电子激光（Free Electron Laser，FEL）：相对论电子束（接近光速）在极性交替变化的扭摆磁铁的磁场（称为"泵浦场"）的激励作用下而发出的电磁辐射，它是电子动能转换为激光能量的结果。与传统激光器相比，FEL 具有波长连续可调，波长分布范围宽（从毫米波长段一直覆盖到软 X 射线波长段），精细的脉冲时间结构，光束品质好，脉冲功率高等优点。

自由电子激光虽然名为激光，但与常规的基于电子在原子、分子中能级跃迁而产生激光的工作原理完全不同。自由电子激光与常规激光同为产生相干辐射，因而使用了"激光"这个名称。

自由电子激光的工作物质是高能电子束，它携带巨大的能量，故具有产生极强光辐射的潜力，而且波长连续可调，光束质量优异。

·第三章·

超声医学的物理基础

学习要点

1. 掌握声波的产生、传播及描述声波特性的几个物理量（声压、声阻抗、声强、声强反射系数、声强级和响度级等）的物理意义以及各量之间的相互关系。

2. 了解多普勒效应产生的原因及其应用。

3. 重点学习超声波的性质和作用、超声波的产生和接收、超声波在医学诊断和治疗中的应用及其物理原理。

思政要点

1. "横看成岭侧成峰，远近高低各不同"，说明我们对事物的认识受时间、地点和条件的制约。本章的多普勒效应更进一步表明在不同的运动状态下去观察一种现象，也会得到不同的结果。要认清事物的本质，就必须从多个角度多种形式去观察。

2. 声波让我们领略天籁之音，声波让我们肆意宣泄。你是否思考过一个无声世界的寂寞？请关爱听力障碍人群！

3. 追寻历史，敬畏自然，尊重科学，揭开次声波"杀人"之谜。

第一节　声　波

频率在 20 Hz~20 kHz 的机械波，称为声波（sound wave）。频率低于 20 Hz 的机

械波称为次声波（infrasonic wave），次声波通常由大的震源产生，它不容易衰减，不易被空气和水吸收，如地震波、海啸等；**频率高于 20 kHz 的机械波称为超声波**（ultrasonic wave），人耳感受不到次声波和超声波，但很多动物都有完善的发射和接收超声波的器官，如蚊子、蝙蝠、猫、狗和家畜等，它们就能听到超声波。声波是一种机械波，在弹性介质中通常以纵波的形式传播。声波虽然一般是纵波，但在固体中传播时，可以同时有纵波及横波，横波速度为纵波速度的 50%～60%。空气中的声波是纵波，原因是气体或液体（合称流体）不能承受切应力，因此声波在流体中传播时不可能为横波；但固体不仅可承受压（张）应力，也可以承受切应力，因此声波在固体中可以同时有纵波及横波。

一、声波的速度

声波在介质中传播的速度，叫作声波的速度，简称声速。 在不同的介质中，声波传播的速度不同：在固体中声音传播最快，液体中次之，气体中最慢。表 3.1 显示了声波在不同介质中传播的速度。

对于理想气体，声波在其中传播，声速为

$$v_0 = \sqrt{\frac{\gamma p_0}{\rho_0}}\tag{3.1}$$

式中，γ 为定压热容与定体热容之比。

表 3.1 声波在不同介质中传播的速度

介质	声速（m/s）	介质	声速（m/s）
空气（干燥，0℃）	332	脂肪	1400
空气（干燥，20℃）	343	肌肉	1570
水蒸气（134℃）	494	骨密质	3600
蒸馏水（20℃）	1486	铜	3810
海水（20℃）	1519	铝	5000
脑（20℃）	1530	钢	5050

[**例题 3.1**] 已知对于空气有 $\gamma = 1.402$，在标准大气压 $p_0 = 1.013 \times 10^5$ Pa，温度为 0℃ 时，$\rho_0 = 1.293$ kg·m^{-3}，试求声波在其中传播的速度。

解： 根据（3.1）式可得

$$v_0\,(0℃) = \sqrt{\frac{\gamma p_0}{\rho_0}} = \sqrt{\frac{1.402 \times 1.013 \times 10^5}{1.293}} \approx 332\,(\text{m/s})$$

答：声波在其中传播的速度约为 331 m/s。

声波的传播速度不仅与介质的性质有关，还和介质的温度有关。在气体中，声波传播的速度受温度影响较明显，气体的温度每升高 1℃，声速约增大 0.6 m/s。在固体和液体中，声波传播的速度受温度影响较小，一般可以忽略不计。

在温度为 t℃时，声波在空气中传播的声速为

$$v = 331 + 0.6t \tag{3.2}$$

二、声压和声阻抗

当声波在介质中传播时，介质各部分的密度随时间做周期性变化，稠密时压强大，稀疏时压强小。**在某一时刻，介质中有声波传播时某一点的压强与无声波传播时的压强之差称为声压**（sound pressure），用 p 表示，单位为帕（Pa）。声压是关于空间和时间的函数。在连续介质中，声场中任一点的运动状态和压强变化均可用声压表示。

对于平面简谐声波，介质中某点声压 p 的变化规律为

$$p = \rho u \omega A \cos\left[\omega\left(t - \frac{x}{u}\right) + \varphi + \frac{\pi}{2}\right] \tag{3.3}$$

其中，波的角频率为 ω，u 为波速，ρ 为介质的密度，A 为振幅。

令 $p_m = \rho u \omega A$，称为声压的幅值，即声压的最大值，简称声幅。声幅不随空间和时间变化。在实际应用中，通过测量可以获得有效声压 p_e，它与声幅的关系是

$$p_e = \frac{p_m}{\sqrt{2}} \tag{3.4}$$

声阻抗是用来表征介质传播声波能力特性的物理量。声波在两种介质分界面上的反射与折射情况，就与这两种介质的声阻抗有关。介质质点振动速度的幅值 $v_m = \omega A$，则有

$$\frac{p_m}{v_m} = \frac{\rho u \omega A}{\omega A} = \rho u = Z \tag{3.5}$$

Z 称为介质的声阻抗（acoustic impedance），其国际单位为 kg·m^{-2}·s^{-1}，实用单位为瑞利，其关系为

$$1\ \text{瑞利} = 10^{-1} \text{kg·m}^{-2}·\text{s}^{-1}$$

介质的声阻抗与温度有关，一般介质的声阻抗随温度升高而降低。这是因为材料的密度 ρ 和声速 u 随温度增加而减小，由式（3.5）可以看出：介质的声阻抗一般随温度的升高而降低。表 3.2 给出了几种介质的声速、密度和声阻抗。可以看出，按声阻抗可将人体组织分为 3 类：

（1）低声阻的气体或充气组织，如肺部组织；

（2）中等声阻的液体与软组织，如肌肉；

（3）高声阻的矿物组织，如骨骼等。

在第 1 类和第 3 类组织中，超声波或者被全部吸收衰减，或者被全反射，因此主要是在第 2 类组织间进行超声检测，这是由于在该类组织中声阻抗相差不大，声速大体上相等，可以利用不同类软组织之间由于声阻抗不同引起的声波反射。

表 3.2　几种介质的声速、密度和声阻抗

介质	声速 u（m/s）	密度 ρ（kg/m³）	声阻抗 Z（kg・m^{-2}・s^{-1}）
空气	332（0℃）	1.29	428
	344（20℃）	1.21	416
水	1480（20℃）	988.2	1480000
脂肪	1400	970	1360000
脑	1530	1020	1560000
肌肉	1570	1040	1630000
骨密质	3600	1700	6120000
钢	5050	7800	39400000

三、声强和声强反射系数

单位时间内，通过垂直于声波传播方向上单位面积的声波能量，称为声波的强度，简称声强（sound intensity），也就是声波的平均能流密度，其值为

$$I = \frac{1}{2}\rho u\omega^2 A^2 = \frac{1}{2}Zv_m^2 = \frac{p_m^2}{2Z} \tag{3.6}$$

声波在传播过程中，遇到两种声阻抗不同的介质界面时，发生反射和折射。反射波的强度 I_r 与入射波的强度 I_i 之比，称为声强反射系数，用 α_{ir} 表示。透射波的强度 I_t 与入射波的强度 I_i 之比，称为声强透射系数，用 α_{it} 表示。理论上可以证明，在垂直入射的条件下，有

$$\alpha_{ir} = \frac{I_r}{I_i} = \left(\frac{Z_2 - Z_1}{Z_2 + Z_1}\right)^2 \tag{3.7}$$

$$\alpha_{it} = \frac{I_t}{I_i} = \frac{4Z_1 Z_2}{(Z_1 + Z_2)^2} \tag{3.8}$$

［例题 3.2］　在空气和钢界面上，声强反射系数是多少？　［Z_1（钢）$= 4.6 \times$

$10^6 \text{ kg} \cdot \text{m}^{-2} \cdot \text{s}^{-1}$，$Z_2$（空气）$=4 \times 10^2 \text{ kg} \cdot \text{m}^{-2} \cdot \text{s}^{-1}$]

$$\alpha_{\text{ir}} = \left(\frac{Z_2 - Z_1}{Z_2 + Z_1} \right)^2 = \left(\frac{4 \times 10^2 - 4.6 \times 10^6}{4 \times 10^2 + 4.6 \times 10^6} \right)^2 \approx 1$$

结果表明：当两种介质声阻抗相差较大时，反射强，透射弱；声阻抗相近时，透射强，反射弱。利用超声波进行人体扫描或治疗时，在探头表面与人体体表之间要涂抹油类物质或液体等耦合剂，就是由于空气和人体这两种介质的声阻抗相差较大。

四、多普勒效应

当波源和观察者都相对于介质静止时，观察者所观测到的波的频率与波源的振动频率一致。当波源和观察者中之一，或两者以不同速度同时相对于介质运动时，观察者所观测到的波的频率与波源的振动频率不同的现象，称为多普勒效应。例如，当火车由远处开来时，我们所听到的汽笛声高而尖；当火车远去时，汽笛声又变得低沉了。

假设波源和观测者的运动方向与波的传播方向共线，波源和观测者相对于介质的速度分别为 v_s 和 v_o，波在该介质中的传播速度为 u，波源和观测者观测到的频率分别为 ν 和 ν'。

1. 波源静止而观测者运动

这时，$v_s = 0$，$v_o \neq 0$。若观测者向着波源运动，相当于波以速度 u'（$u' = u + v_o$）通过观测者，因此观测到的频率为

$$\nu' = \frac{u'}{\lambda} = \frac{u + v_o}{u} \nu \tag{3.9}$$

同理，若观测者远离波源运动时，

$$\nu' = \frac{u'}{\lambda} = \frac{u - v_o}{u} \nu$$

2. 观测者静止而波源运动

这时，$v_o = 0$，$v_s \neq 0$。若波源以速度 v_s 向着观测者运动，在 1 个周期 T 内波源向观测者运动了 $v_s T$ 的距离，在观测者看来，波长缩短为

$$\lambda' = \lambda - v_s T = (u - v_s) T$$

波在介质中的传播速度不变，观测者实际观测到的频率为

$$\nu' = \frac{u}{\lambda'} = \frac{u}{u - v_s} \cdot \frac{1}{T} = \frac{u}{u - v_s} \nu \tag{3.11}$$

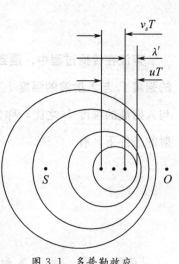

图 3.1　多普勒效应

同理，波源远离观测者运动时，有

$$\nu' = \frac{u}{u + v_s}\nu \tag{3.12}$$

3. 波源和观测者同时相对于介质运动

综合以上两种情况可以证明：观测者实际测得的频率为

$$\nu' = \frac{u'}{\lambda'} = \frac{u + v_o}{u - v_s}\nu \tag{3.13}$$

式中，观测者向着波源运动时 v_o 取正值，远离时取负值；波源向着观测者运动时 v_s 取正值，离开时取负值。

若波源速度与观测者速度不共线，应将 v_o 和 v_s 在连线上的分量代入以上各式进行计算。设波源的运动方向与连线成 α 角，观测者的运动方向与连线成 β 角，观测者所测得的频率为

$$\nu' = \frac{u + v_o \cos \beta}{u - v_s \cos \alpha}\nu \tag{3.14}$$

上式为多普勒效应的普遍公式，正负号的使用情况同公式（3.13）。

式（3.13）和（3.14）只适用于低速情况，在高速情况下，要采用相对论中的多普勒效应公式。

多普勒效应在医疗诊断、工程技术和科学研究等方面有着广泛的应用。例如，在临床上，近年来迅速发展起来的超声脉冲 Doppler 检查仪，被应用于心脏、血管、血流和胎儿胎心的超声诊断。利用多普勒效应原理研制的"激光流速仪"可测量气体、液体的流速。多普勒气象雷达是目前世界上最先进的气象雷达，广泛用于气象、民航等部门。它根据其发射的电磁波与云雨区回波信号的强弱测定降水强度，利用返回信号因多普勒效应产生的频率变化测定云雨中降水微粒的移动速度。基于反射波多普勒效应的原理，雷达系统已广泛应用于车辆、导弹、人造卫星等运动目标的检测。交通警察常用测速雷达测量汽车的速度，判断汽车是否超速，其原理就是利用红外线的多普勒效应。

第二节　声学在医学中的应用

一、人耳的听觉区域

引起人的听觉的声波，不仅有一定的频率范围，还需有一定的声强范围。对每一个

给定的可闻频率，声强都有上、下两个限值。下限值是人耳能听到的最低强度，即**听觉的最小声强，称为可闻强度或听阈**（threshold of hearing）；如图 3.2 所示，图中最靠下面的一根曲线叫作"零方等响度级"曲线，也称听阈曲线，即在安静环境中，能被人耳听到的纯音的最小值。

听阈是随频率变化的，从曲线可以看出，频率不同时，听阈可以相差很大。对于不同频率的声波，听阈值不同，正常人对频率为 1000 Hz 声波的听阈值是 10^{-12} W·m^{-2}，而对于频率为 100 Hz 声波的听阈值是 10^{-9} W·m^{-2}。这是由于人耳对不同频率的声波的敏感程度不一样，人耳最敏感的频率范围为 1 kHz～5 kHz，这与人耳的结构有关。

上限是人耳所能忍受的最高声强，当声强高于上限值，人耳失去了声音的感觉，只有触痛感觉。**人耳能够承受的最大声强称为痛觉强度或痛阈**（threshold of feeling）。图 3.3 中最上面的一条曲线称为痛阈曲线，表示正常人的痛阈随频率而变化。**在听阈曲线、痛阈曲线、20 Hz 和 20 kHz 线之间的区域称为人耳的听觉区域**（auditory region）。由图可以看出，对频率为 1000 Hz 声波的痛阈值是 1 W·m^{-2}，而听阈值是 10^{-12} W·m^{-2}，两者相差 1 万亿倍，可见人耳能够感受到的声强范围很大。

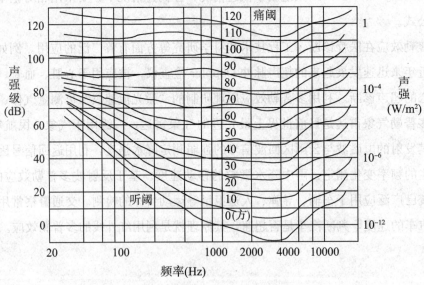

图 3.2　纯音的听觉区域和等响曲线

二、声强级和响度级

人耳可以听到的声强范围极为宽广，例如频率为 1000 Hz 的声波，听阈为 10^{-12} W·m^{2}，痛阈为 1 W·m^{-2}。由于人的听觉声强变化范围很大，而且人耳所感觉到的声音响度近似与声强的对数成正比，在声学中引入声强级（intensity level）L 来描述声波的强弱，即通常采用对数标度来量度声强，单位是贝尔（bel 或 B），贝尔的 1/10 称为分贝（decibel 或 dB）。通常取 1000Hz 的声强的听阈值 $I_0 = 10^{-12}$ W·m^{-2} 为标准参考声强，叫作基准声强。**任一声波的声强 I 与基准声强 I_0 之比的对数称为该声波的声强级**，声强级用 L 表示。

$$L = \lg \frac{I}{I_0} \text{ (B)} = 10 \lg \frac{I}{I_0} \text{ (dB)} \tag{3.15}$$

L 的单位为贝尔（B），常用单位是分贝（dB），1B＝10 dB。

人耳主观感觉到的声音的响亮程度称为响度（loudness）。响度是主观的，它不仅取决于声音的强度，而且与声音的频率也有一定关系。声强或声强级相同，但频率不同的声波，其响度可能相差很大。客观上同频率的声音响度主要由声波的振幅决定，振幅越大听起来越响。

响度级（loudness level）**是取** 1000 Hz 的纯音的响度作为标准，将其他频率声音的响度与此标准相比较，只要它们的响度相同，它们的响度级就相同。响度级用 L_N 表示，单位是方（phon）。例如，1 kHz、0 dB 的声音响度级为 0 方，1 kHz、20 dB 的声音响度级为 20 方，等等。由此规定可知，任一声音的响度级在数值上等于等响的 1 kHz 纯音的声强级。利用响度级就可以区分各种不同声音响度的大小。

频率不同、响度级相同的各对应点连成一条线，构成等响曲线。图 3.2 给出了不同响度级的等响曲线。听阈曲线是响度级为 0 方的等响曲线，痛阈曲线是响度级为 120 方的等响曲线。

三、体外冲击波碎石

当波源运动速度 v_s 超过波的运动速度 u 时，波源将位于波前的前方，式（3.11）无意义，如图 3.3 所示。波源在 s_1 位置时发出的波在其后 t 时刻的波阵面为半径等于 ut 的球面，但是此时刻波源已经前进了 $v_s t$ 的距离到达 s 位置。在整个 t 时间内，波源发出的波的各波前的切面形成一个圆锥面，该圆锥面称为马赫锥（Mach cone），其半顶角 α 满足

$$\sin \alpha = \frac{ut}{v_s t} = \frac{u}{v_s} = \frac{1}{M} \tag{3.17}$$

各波前随时间不断扩展，锥面也不断扩展，这种以点波源为顶点的圆锥形的波称为冲击波（shock wave）或马赫波。式中 M 称为马赫数（Mach number）。锥面就是受扰动的介质和未受扰动的介质的分界面，在两侧有着压强、密度和温度的突变。冲击波面

掠过的区域，空气压强突然增大，使得物体遭到损坏（如使玻璃碎裂），这种现象称为声暴。冲击波的能量集中在锥面上，能够提供非常大的压力，医学上用冲击波击碎结石。

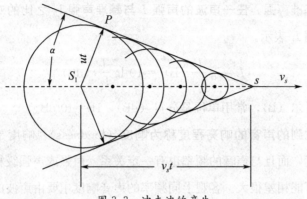

图 3.3　冲击波的产生

体外冲击波碎石（extracorporeal shock wave lithotripsy，ESWL）是利用特殊设备产生冲击波，从体外将结石瞄准击碎，然后结石随尿液经泌尿系统的管腔排出体外。体外冲击波碎石的适应证较广泛，它既适用于肾结石碎石，也适用于输尿管结石碎石。草酸钙结石、磷酸盐结石、尿酸结石、胱氨酸结石等种种成分的结石均可用体外冲击波碎石治疗。

根据定位方法，体外冲击波碎石设备分为 X 线定位碎石机、B 超定位碎石机两种。X 线定位碎石机使用 X 线定位，适用于肾、输尿管的阳性结石，碎石的能量大，成功率较高。但由于 X 线看不到阴性结石，故不能用来进行阴性结石的碎石。B 超定位碎石机采用 B 超定位，适用于肾脏处各类阴性结石和阳性结石的碎石。

第三节　超声波

一、超声波的特性

超声波频率大于 20 kHz，不能引起人耳的听觉。与机械波一样，产生超声波有两个必要条件：高频声源和传播超声的介质。它也是纵波，可以在固体、液体和气体中传播，并且具有与声波相同的物理性质。但是由于超声波频率高，波长短，还具有一些自身的特性。

1. 超声波方向性好

与光的性质相似，可集中向一个方向传播，有较强的方向性。这是由于超声波频率比在同一介质中的声波频率高很多，衍射现象不明显，是近似直线传播的，容易得到定向且集中的超声波束，能量容易集中，所以它能形成很大的强度。对一些无法利用光线观测的地方，有时可以利用超声波来探测。超声波的频率越高，方向性越好。

2. 超声波的穿透本领强

由于波的强度与频率的平方成正比，振幅相同时，超声波的能量比普通波的能量大得多。近代超声波技术已能产生几百至几千瓦的超声波功率，压强振幅可达数千大气压。实验表明：超声波在介质中传播时，由于介质的吸收，波的强度将随着传播距离的增加按指数规律衰减。在人体中，超声波容易穿透水、脂肪和软组织，而不容易穿透空气、骨骼和肺组织。

3. 超声波遇到不同介质分界面时可产生显著的反射

因为超声波的波长短，当一束超声波入射到比自身波长大很多倍的两种介质的交界面上时，就会发生反射。超声波可用做医学检查，如观察胎儿的生长情况，检查人体内部的组织器官等。为避免不必要的反射，超声波探查疾病时要求声束尽量与组织界面垂直。

二、超声波对物质的作用、超声刀

高频大功率超声束通过介质时，还可以对介质产生以下作用。

1. 机械作用

当高频超声波通过介质时，介质中离子做高频受迫振动，这种强烈的机械振动能破坏物质的力学结构，从而产生一系列的超声效应。比如高强度的超声波在人体中传播时，其剪切力会对细胞和组织结构产生直接的效应。小剂量的超声波能使神经兴奋性降低、神经传导速度减慢，因而对周围神经疾病，如神经炎、神经痛，具有明显的镇痛作用。大剂量超声波作用于末梢神经，可引起血管麻痹、组织细胞缺氧，继而坏死。超声波的机械作用能使坚硬的结缔组织延长、变软，还可击碎人体内各种结石。

2. 热作用

超声波作用于介质，使介质分子产生剧烈振动，通过分子间的相互作用，引起介质温度升高。当超声波在机体组织内传播时，超声能量在机体或其他媒质中产生热作用主要是组织吸收声能的结果。人体各组织吸收声能的系数不同、产热量不等，在整个组织中，超声波产热量是不均匀的，骨组织和结缔组织升温显著，脂肪和血液升温最少。超声波在两种不同组织交界面产热较多，特别是在骨膜上可产生局部高热，可以治疗关节、韧带等运动创伤。

3. 空化作用

超声波空化作用（cavitation）是指高频大功率超声波通过液体时，液体产生疏密变化，稠区受压，疏区受拉。在受拉时，由于液体承受拉力的能力很差，特别是在含有气泡和杂质处，液体将被拉断，形成空腔。紧接而来的正声压使空腔在迅速闭合的瞬间产生局部高压、高温和放电现象。

空化作用一般包括3个阶段：空化泡的形成、长大和剧烈崩溃。当盛满液体的容器通入超声波后，由于液体振动而产生数以万计的微小气泡，即空化泡。这些气泡在超声波纵向传播形成的负压区生长，而在正压区迅速闭合，从而在交替正负压强下受到压缩和拉伸。气泡在被压缩直至崩溃的一瞬间，会产生巨大的瞬时压力，这种巨大的瞬时压力可以使悬浮在液体中的固体表面受到急剧的破坏。声空化可分为稳态空化和瞬态空化。稳态空化是指空穴形成后，在声波的作用下保持稳定的径向振荡；而瞬态空化是指空穴在声波的作用下继续增长并随之被压缩至崩溃。在液体中进行超声处理的技术大多与空化作用有关。医学中利用超声波的这种作用进行超声治疗，如利用空化对软组织病变进行无血切割的"超声刀"。

超声刀全称是**高强度聚焦超声**（high intensity focused ultrasound，HIFU）**治疗系统**（简称聚焦超声刀）。它利用超声原理，能像真刀一样切割人体内部组织。它利用超声波极强的穿透力，通过超声发射器发射的数百束高能超声波（相当于5万台普通B超机），像聚集太阳能一样使焦点固定在肿瘤组织上，利用高能超声空化作用使肿瘤组织细胞膜破裂，同时高能超声波释放出的巨大能量迅速转化为热能，瞬间焦点处肿瘤组织的温度可为70℃～100℃。

超声刀拥有一套肿瘤识别系统，它能准确探测到肿瘤的部位和大小，然后把这些影像信息传递到计算机中，计算机在接收到这些信息后能自动锁定肿瘤，在计算机的控制下，超声波能毫无损伤地穿过人体正常组织到达肿瘤组织上，既能杀死肿瘤细胞，又不伤及肿瘤周围的正常组织。主要用于腹部、盆腔和体表各种肿瘤的治疗。

三、超声波的产生与接收

能够产生超声波的方法很多，常用的有压电效应方法、磁致伸缩效应方法、静电效应方法和电磁效应方法等。总体上讲，超声波发生器可以分为两大类：一类是用电气方式产生超声波，一类是用机械方式产生超声波。电气方式包括压电型、磁致伸缩型和电动型等；机械方式有加尔统笛、液哨和气流旋笛等。它们所产生的超声波的频率、功率和声波特性各不相同，因而用途也各不相同。目前较为常用的医用超声波仪器主要是压电式超声波发生器。它主要由高频脉冲发生器和压电换能器两部分组成。（如图3.4所示）

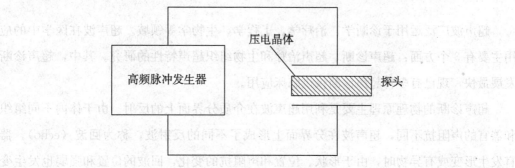

图 3.4　超声波发生器示意图

高频脉冲发生器用来产生超声频电振荡。常用的脉冲回波法，频率选择在 $1 \sim 15$ MHz，在满足探测的条件下，尽可能采用较高频率。大多数超声诊断仪中采用脉冲形式，即每隔一定时间重复一次。每秒重复次数称为重复频率，每次振荡持续时间称为脉冲宽度。

压电换能器也称探头，采用某些晶体的压电效应实现超声波信号与电信号的转换。当该晶片的特定方向上相对的两表面受到压力或拉力，使其厚度发生变化，该两表面上就出现等量异性电荷。受压或受拉时，同一表面上出现的电荷极性相反。在一定范围内，受力越大，所产生的电荷越多。当晶片受到变化的压力和拉力交替作用时，就在晶片两表面上产生同样规律的电压变化，这种现象称为**正压电效应**（piezoelectric effect）。反之，当在该材料的两表面加上电压时，晶片的厚度将随电场方向的变化而增加或减少，该现象称为逆压电效应。将该晶片相对的两表面镀上薄银层，焊上导线作为电极，就构成了一个简单的探头，可以实现超声波的发射和接收。

压电式超声波发生器就是利用逆压电效应的原理将高频电振动转换成高频机械振动，从而产生超声波。当给压电晶片两极施加一个电压短脉冲时，由于逆压电效应，晶片将发生弹性形变而产生弹性振荡，振荡频率与晶片的厚度有关，适当选择晶片的厚度，可以得到超声频率范围的弹性波，即超声波。反之，如果将探头置于超声场中，两电极间无外加电压，当接收到超声波的压力变化时，压电晶片两端的电极随声波的压缩与弛张，发生正负电位交替变化，可以实现超声波的接收和检测。

第四节　常用超声诊断仪的物理原理

超声波广泛运用于诊断学、治疗学、工程学、生物学等领域。超声波在医学中的应用主要有 3 个方面：超声诊断、超声治疗和生物组织超声特性的研究。其中，超声诊断发展最快，现已有多种超声诊断仪供临床应用。

超声诊断的物理原理主要是利用超声波在介质分界面上的反射。由于体内不同组织和器官的声阻抗不同，超声波在分界面上形成了不同的反射波，称为**回波**（echo）。器官发生形变或有异物时，由于形状、位置和声阻抗的变化，回波的位置和强弱也发生变化，临床上就可以根据超声图像进行诊断。

一、A 型超声诊断仪

A 型超声诊断仪（简称 A 超）对回波实施**幅度调制**（amplitude modulation），即回波的脉冲大小决定显示器中脉冲的幅度。超声换能器探头以固定位置和方向对人体探查，将接收到的回波信号经放大处理后加于示波管（或显像管）的垂直偏转板上，显示方法是在示波器上出现脉冲波形，脉冲的幅度（坐标纵轴）代表反射回波的幅度波形，在水平偏转板上加上一时基电压（锯齿波电压），显示器的横坐标代表回波波源的深度，在示波器上出现的第一个脉冲，称为始波，这样就可以把始波和各界面的回波信号以脉冲的形式按时间先后在荧光屏上显示出来，脉冲的位置或脉冲之间的距离（坐标横轴）正比于反射界面的位置或界面之间的距离，如图3.5 所示。也就是说 A 型超声诊断仪采用单探头发射单束超声脉冲，将所获得的由各界面反射的回波信号在二维平面上显示，水平方向为时间坐标，竖直方向用脉冲的幅度标示回波的强度。各回波与始波的时间间隔提供了各反射面的深度信息。体内的两介质声阻抗相差越大，反射越强。这样就可以根据回波出现的位置，回波幅度的高低、形状、大小和有无来诊断受检查者的病变和解剖有关的信息。

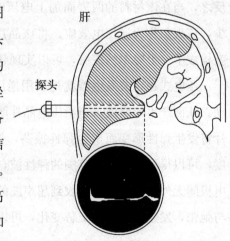

图 3.5　A 型超声诊断仪原理图

A 型超声的回波信号以脉冲幅度的形式按时间先后在荧光屏上显示，所以 A 型又称为幅度调制型。A 型超声诊断仪可以用来测量组织界面的距离、器官的径线，探测肝、胆、脾、肾、子宫等器官的大小和病变范围，也用于眼科及颅脑疾病的探查。由于 A 型超声诊断只能给出一维空间回波强度及其发生时序，而不能显示整个器官的形状，其准确性与医师的临床经验有关，现在逐渐被 B 型超声诊断取代。

二、B 型超声切面显像仪

B 型超声诊断简称 B 超，是**辉度调制型**（bright modulation）超声诊断的简称，它是在 A 型基础上发展起来的。B 型超声图像是由多束超声波束导致的回波图像组合而成的。与 A 超在回波显示方式上不同，B 超中回波信号的强度通过光斑的形式出现在示波器上。回波信号强，光点就亮，反之就暗。因此，光点的亮暗程度（辉度）表征了反射界面两侧声阻抗的特性。另外，两个光点间的距离也能反映出两个界面间的距离。它能得到人体内部器官和病变的二维断层图像。因此，B 超仪也称为切面显像仪或二维显像仪。

当探头（换能器）固定不动时，它将能量从一种形式转换成另一种形式，也就是将声能转换成电信号，把电能转变为声能。一束超声波产生的回波信号将显示为一条由明暗不等的断续光点构成的直线。当超声探头平行于物体或身体表面移动时，调节垂直偏转板的电压，使得沿水平方向移动的光迹一条能落在另一条的上方，多条直线依次排列，这样就可以构成一幅物体或人体的断面图像，如图 3.6 所示。后来 B 超利用了多阵元探头，用多个探头同时测量，这样就能一次性将图像显示在荧光屏上。

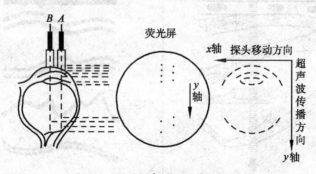

图 3.6　B 型超声切面显像仪原理图

它与 A 型超声诊断仪相比，有以下不同之处。

（1）辉度调制：它将回声脉冲电信号放大后加于示波管（显示器）的控制栅极，利用脉冲回波信号改变阴栅极之间的电位差，从而改变辉度，使荧光屏上显示的光点亮度随回声信号的大小而变化。将深度扫描的时基电压加于垂直偏转板上，回声信号变成明暗不同的光点，自上而下按时间先后显示在荧光屏上。

（2）显示断层声像：它通过机械装置与电子学方法使得加在显示器垂直方向的深度扫描线与探头移动同步，以构成一幅二维超声断层图像（又称声像图）。

（3）医生根据声像图所得之人体信息诊断疾病，而不是像 A 型超声那样根据波形所反映的人体信息诊病。

B 型超声切面显像仪将从人体反射回的回波信号以光点的形式组成切面图像，该图像与人体的解剖结构极为相似，因此能直观地显示器官的大小、形状、内部结构，并可以区分实质性、液性或含气性组织。

三、M 型超声心动图仪

M 型超声诊断仪（简称 M 超）一般用于观察和记录器官的活动情况，特别适用于观察心脏的运动状况，又称**超声心动仪**（ultrasonic cardiogram，UCG）。M 型超声诊断仪兼有 A 型和 B 型的特点，能显示体内脏器的运动状态。它与 B 型相似之处就是采用辉度调制，即以不同的灰阶点来反映回波的强弱；与 A 型相似之处就是探头固定在某一探测点不动。当探头对准心脏某一部位时，水平扫描电压把来自心脏各部位跳动的回波连续不断地在水平方向展开，因此荧光屏上横轴代表时间坐标，纵轴代表心脏各部位的运动状态，从而可测量房室的大小、心输出量等参数，检查心脏的功能。

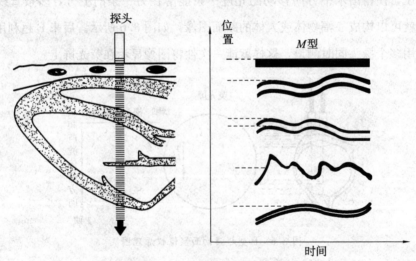

图 3.7 M 型超声心动图仪原理图

M 超原理如图 3.7 所示，可归纳出以下 3 个方面特点。

（1）M 超中的深度扫描信号（锯齿波信号）是加到 Y 轴偏转板上，于是扫描线是从上向下扫描，回波信号（亮度）距顶部的距离表示被探查组织界面的深度。

（2）接收电路的输出信号不是加到 X 或 Y 偏转板，而是加到亮度调制栅极（G）。当有回波信号出现时，并不像 A 超那样显示波形而是显示亮点，亮点的强弱代表回波信号的幅度，多个界面的回波形成一系列垂直亮点。

（3）M 超中增加了一个时间扫描信号发生器，它产生的信号加到 X 偏转板上。如果没有时间扫描信号，即被测心脏的运动、各界面空间位置发生的位移在显示屏上表现为一系列亮点沿一条直线上下移动。加上时间扫描信号后，则垂直扫描线自左向右慢慢移动，周期为 $1\sim10$ s，于是形成了二维的图像，把器官各界面随时间运动沿 X 轴展开，这样可以很容易从图像上判断脏器各部分运动的振幅、周期和运动状态等。

四、彩色多普勒血流显像仪

彩色多普勒血流显像仪（简称"彩超"），是采用脉冲超声多普勒和 B 超混合成像的系统装置，属于实时二维血流成像技术。彩色多普勒血流仪与脉冲波和连续波多普勒一样，也是利用红细胞与超声波之间的多普勒效应实现显像的。

其原理是：利用多道选通技术，可在同一时间内获得多个采样容积上的回波信号，结合相控阵扫描，对此断层上采样容积的回波信号进行频谱分析或自相关处理，获得速度大小、方向及有效期信息，同时滤去迟缓部位的低频信号，再将提取的信号转变为红色、蓝色、绿色的色彩显示。尤其是利用先进的实时二维彩色超声多普勒成像系统，使血流图像与 B 超同时显示，这样不仅可以展现解剖图像，还可以显示心动周期不同时相上的血流情况。

彩超的主要特点：

（1）彩色血流图像显示在 B 型图像上，即二维多普勒血流取样必须同 B 型图像的信息重合。

（2）二维彩色多普勒大部分采用自相关技术做信号处理。

（3）经自相关技术获得的血流信息，必须送入一个彩色处理器，经编码后再由彩色显示器显示。

彩色多普勒血流仪包括二维超声显像系统、脉冲多普勒（一维多普勒）血流分析系统、连续波多普勒血流测量系统和彩色多普勒（二维多普勒）血流显像系统。仪器设计时用一高速相控阵扫描探头进行平面扫查，以实现解剖结构与血流状态两种显像。探头接收到的信号分为两路：一路经放大处理后按回波强弱形成二维黑白解剖图像；另一路对扫描全程做多点取样，进行多普勒频移检测，信号经自相关技术处理，并用彩色编码。用彩色显像的 3 个基色［红（R）、绿（G）、蓝（B）］分别表示血流流向探头的正向血液流速（R）、离开探头的反向血流速度（B）和方向复杂多变的湍流（G），即红色表示朝向探头的血流，蓝色表示离开探头的血流，而湍流的程度用绿色成分的多少表示。其他颜色由这 3 种基本颜色混合而成。色彩的亮度表示血流速度的大小，血流速度越快彩色越鲜亮，速度越慢彩色越暗淡，因此由彩色的类型、鲜亮程度可以了解血流的状况。该彩色血流信号显示在相应的二维黑白图像的液性暗区内，既可以观察解剖部位、腔室形态大小，又可以观察内部血流活动状态，如血流速度、平均速度、加速度、血流量和回波强度等各种指标。彩色多普勒血流显像仪的出现，使得超声心动图发展到了一个新的阶段，是临床上诊断心脏病的先进工具之一。

习题三

1. 在 B 超实验中为何要在探测部位涂抹一些耦合剂？

2. 什么是压电效应？

3. 超声波对介质有哪些作用？

4. 简述彩超成像的原理及主要特点。

5. 什么叫多普勒效应？举例说明多普勒效应在医学上有哪些应用。

6. 超声波的主要特征有哪些？

7. A 超和 B 超诊断仪的原理是什么？

8. 以 10^{-12} W·m^{-2} 为声波的基准强度，则

(1) 强度是 10^{-16} W·m^{-2} 的声波声强级是多少？

(2) 如果声波在空气中传播，其声幅是 0.2 N·m^{-2}，则此声波的声强级是多少？（已知空气的密度是 1.29 kg·m^{-3}，空气温度为 20℃）

9. 两种声音的声强级相差 1 dB，求它们的强度之比。

10. 人耳对 1000 Hz 的声波产生听觉的最小声强约为 10^{-12} W·m^{-2}，试求 20℃ 时空气分子相应的振幅。

11. 用多普勒效应来测量心脏壁运动时，以 5 MHz 的超声波垂直入射心脏壁，测得接收与发出的频率差为 500 Hz。求此时心壁的运动速度。（已知声波在软组织中的速度为 1500 m/s）

12. 如果超声波经空气传入人体。

(1) 声强反射系数是多少？

（2）如果经由蓖麻油（$Z=1.36\times10^6\ \text{kg}\cdot\text{m}^{-2}\cdot\text{s}^{-1}$）传入人体，则声强反射系数是多少？

科学家介绍

多普勒与马赫

奥地利物理学家及数学家克里斯蒂安·多普勒（Christian Doppler，1803～1853）于 1803 年 11 月 29 日出生于奥地利的萨尔茨堡（Salzburg），是一名石匠的儿子。父母本来期望他子承父业，但是他自小体弱多病，无法当一名石匠。他们接受了一位数学教授的建议，让多普勒到维也纳理工学院学习数学。多普勒毕业后，又回到萨尔茨堡修读哲学课，然后再到维也纳大学学习高级数学、天文学和力学。

毕业后，多普勒留在维也纳大学当了 4 年教授助理，又当过工厂的会计员，然后到了布拉格一所技术中学任教，同时任布拉格理工学院的兼职讲师。到了 1841 年，他才正式成为理工学院的数学教授。多普勒是一位严谨的老师。他曾经因被学生投诉考试过于严厉而被学校调查。繁重的教务和沉重的压力使多普勒的健康每况愈下，但他的科学成就使他闻名于世。1850 年，他被委任为维也纳大学物理学院的第 1 任院长，可是他在 3 年后便辞世，年仅 49 岁。

1842 年，他在文章"On the Colored Light of Double Stars"中提出"多普勒效应"（Doppler Effect），因而闻名于世。1842 年，多普勒在铁道旁散步时就注意到了当波源和观察者有相对运动时，观察者接收到的波频会改变。他试图用这个原理来解释双星的颜色变化。虽然多普勒误将光波当作纵波，但多普勒效应这个结论却是正确的。多普勒的研究范围还包括光学、电磁学和天文学，他设计和改良了很多实验仪器。多普勒才华横溢，创意无限，脑里充满各种新奇的点子。虽然不是每一个构想都行得通，但往往会为未来的新发现提供线索。

恩斯特·马赫（Ernst Mach，1838～1916），奥地利伟大的科学家、科学史家和科学哲学家。作为物理学家，他关于冲击波的实验研究使他闻名于世，"马赫数"等术语就是以他的名字命名的。尤其是他对经典力学的敏锐洞察和中肯批判，是物理学革命行将到来的先声，也使他成为相对论的先驱。1885 年，马赫发表了一篇很有意义的论文，他在论文中首次描述了我们今天所谓的马赫数，即流速除以声速，并由阿克雷特（J. Ackeret）教授在 1928 年命名。在生理学和心理学领域，马赫的研究是围绕感觉的分析进行的。具体贡献有：关于运动引起的音调和颜色的变化，即多普勒效应；肉耳迷路的功能和运动感觉；视网膜各点的相互依赖及其对亮度知觉的影响；关于空间和时间的心理学研究；探究心理学分析；关于格式塔心理学、精神分析和发生认识论的先见之明。

1887 年，马赫与 P. 扎尔谢合写了关于"超声速流动"的著名论文《射体穿过空气时的定影》。马赫的著作《力学》的全名是《力学的一般批判发展史》，1883 年初版，此后曾重版多次，1960 年出第 6 版，且有英译本。马赫的其他著名的科学和哲学著作包括《感觉的分析》（1886）、《热学原理》（1896）、《认识和谬误》（1905）、《空间和几何》（1906）、《文化和力学》（1915）以及在他逝世后出版的《物理光学原理》（1921）。

现代物理知识

多普勒效应是因纪念奥地利物理学家及数学家克里斯蒂安·多普勒而命名的，他于 1842 年首先提出了这一理论。一天，他正路过铁路交叉处，恰逢一列火车从他身旁驰过，他发现火车从远而近时汽笛声变响，音调变尖；而火车从近而远时汽笛声变弱，音调变低。他发现这是由于振源与观察者之间存在着相对运动，观察者听到的声音频率不同于振源频率的现象。这就是频移现象。多普勒认为，物体辐射的波长因为光源和观测者的相对运动而产生变化。在运动的波源前面，波被压缩，波长变得较短，频率变得较高（blue shift，蓝移）。在运动的波源后面，产生相反的效应。波长变得较长，频率变得较低（red shift，红移）。波源的速度越高，所产生的效应越大。根据光波蓝移/红移的程度，可以计算出波源循着观测方向运动的速度。

多普勒效应不仅适用于声波，也适用于所有类型的波，包括电磁波。科学家爱德文·哈勃（Edwin Hubble）使用多普勒效应得出宇宙正在膨胀的结论。他发现远离银河系的天体发射的光线频率变低，即移向光谱的红端，称为红移。天体离开银河系的速度越快，光线红移越大，这说明这些天体在远离银河系。反之，如果天体正移向银河系，则光线会发生蓝移。

在单色光的情况下，我们眼睛感知的颜色可以解释为光波振动的频率，或者解释为在 1 s 内电磁场所交替为变化的次数。在可见区域，这种效率越低，就越趋向于红色，频率越高，就趋向于蓝色—紫色。比如，由氦—氖激光所产生的鲜红色对应的频率为 4.74×10^{14} Hz，而汞灯的紫色对应的频率则在 7×10^{14} Hz 以上。这个原则同样适用于声波：声音高低的感觉对应于声音对耳朵的鼓膜施加压力的振动频率（高频声音尖厉，低频声音低沉）。

·第四章·

静电场

学习要点

1. 掌握电场强度、电通量的基本概念，场强的叠加原理和高斯定理的物理意义并能熟练应用。

2. 掌握电势、电势差的基本概念及电势的计算方法。理解静电场力做功、电势能、静电场的环路定理的物理意义及其应用。了解场强与电势的关系。

3. 了解电介质的极化，理解静电场的能量与能量密度的物理意义。

思政要点

1. 自然界本身的辩证法是随自然科学和技术的发展日益被揭示出来的。在电磁学发展轨迹中，奥斯特将貌似不相关的电和磁两个现象联系在一起；库仑提出了两个点电荷之间的作用力遵循库仑定律；高斯提出了电场和磁场中的高斯定理；安培总结了电流元之间的作用规律，提出了磁体的安培电流假说；毕奥、萨法尔研究了电流在磁场中的受力；法拉第发现了电磁感应定律，实现了电和磁的统一。麦克斯韦在前人的研究成果上，建立了在静态场与时变场中都适用的麦克斯韦方程组，从而统一了电磁学理论。

2. 培养间接思维：模拟法是科研或工程技术中一种重要的实验研究方法，属于间接测量法，它是指不直接研究某物理现象或物理过程的本身，而是用与该物理现象或过程相似的模型来进行研究的一种方法。如本章中利用电场线模拟电场分布规律、利用重力场类比电场等。

3. 践行"知行合一"的科学发展观：通过实验操作，记录等势点，绘出等势线，画出电场线；通过实验得到同轴电缆静电场各等势线的半径 r 后，在坐标纸上做 lnr 和电势 Ur 图线，验证两者的线性关系，这与从高斯定理推出的静电场和电流场电势分布规律相一致。这说明用理论可以指导实验，而用实验数据又可以验证理论，从而形成一个相互验证、相辅相成的有效循环。

　　静电场是电磁场的一种特殊形式，是由相对观测者静止的电荷产生的，它是一种不随时间变化的稳定电场。本章将讨论静电场的基本性质和规律，其中包括：电场强度与电势以及二者的相互关系，场的叠加原理、高斯定理和安培环路定理，静电场中的电介质和静电场的能量，细胞膜电位的电学原理等。

　　在生物医学研究中，电磁学占有很重要的地位。掌握静电场的基本性质和规律，对于研究人体细胞膜电位、心电向量和心电图以及相关的医疗设备是十分必要的。

第一节　电场强度和高斯定理

一、库仑定律

　　1785 年法国物理学家库仑通过实验总结出两个静止点电荷间的相互作用规律，称为**库仑定律**（Coulomb's law），其表述为：在真空中，两个静止点电荷间相互作用力的大小与两个点电荷所带电量 q_1、q_2 的乘积成正比，与两点电荷间距离 r 的平方成反比；作用力的方向沿两点电荷的连线，同性电荷表现为斥力，异性电荷表现为引力。此力的大小为

$$F = \frac{1}{4\pi\varepsilon_0} \frac{q_1 q_2}{r^2} \tag{4.1}$$

　　式中，$\varepsilon_0 = 8.8542 \times 10^{-12}$ $C^2 \cdot N^{-1} \cdot m^{-2}$，为真空的介电常数或真空的电容率。点电荷是指带电体的形状和大小可以忽略不计的电荷。库仑定律是电磁学理论的基础，是物理学中最精确的实验定律之一。

二、电场、电场强度

1. 电场

近代物理学的发展告诉我们，凡是有电荷的地方，周围就存在着电场，即任何电荷

周围的空间都伴存着电场，也可形象地说，任何电荷都在其周围的空间激发电场；而电场的基本性质之一就是对处在其中的任何其他电荷都有作用力，这种力叫作**电场力**（electric force）。因此，电荷与电荷之间是通过电场相互作用的。

电场虽然不像由分子、原子组成的实物那样看得见摸得着，但近代物理学的发展证明，它具有一系列物质属性，如具有能量、能施于电荷作用力等。因此，电场是一种客观存在，是物质存在的一种形式。实际上，电场只是普遍存在的电磁场的 种特殊情形，而电磁场的物质性在它处于迅速变化的情况下才能更明显地表现出来。本章只研究相对于观察者静止的电荷所激发的电场，即**静电场**（electrostatic field）。

2. 电场强度

设空间存在着一个带电体，则它将在周围的空间激发电场。由于电场的基本性质是对其他电荷有作用力，为了定量描述电场，我们在电场中引入试探电荷 q_0，通过观测 q_0 在电场中不同点的受力情况来研究电场的性质。试探电荷 q_0 应该满足两个条件：（1）为了保证测量的准确性，试探电荷所带的电量必须充分小，以致它的引进几乎不会影响原来电场的分布；（2）试探电荷的几何线度必须充分小，以保证能反映电场中某一点的性质。

实验表明，对于电场中任一固定点，比值 F/q_0 是一个与试探电荷无关的矢量，它反映了电场在该点的力的性质，定义为**电场强度**（electric field strength），简称场强，用 E 表示，即

$$E = \frac{F}{q_0} \tag{4.2}$$

上式表明，电场中某点处的电场强度在数值上等于单位电荷在该处所受的电场力，其方向与正电荷在该点处所受电场力的方向一致。国际单位制中，场强的单位为 $N \cdot C^{-1}$ 或 $V \cdot m^{-1}$。

电场中每一点都有一个确定的场强矢量，不同点场强的大小和方向一般是不相同的。这些矢量的总体叫作矢量场，用数学的语言来说，矢量场是空间坐标的一个矢量函数。在以后的讨论中，我们的着眼点往往不是某一点的场强，而是场强的空间分布，即场强与空间坐标的函数关系。

三、电场强度的计算

1. 点电荷电场中的场强

根据场强的定义和库仑定律可计算出真空中点电荷的场强分布。在 Q 产生的电场

中的任一点 P 处引入试探电荷 q_0，根据库仑定律，q_0 受到的电场力为

$$F = \frac{1}{4\pi\varepsilon_0}\frac{Qq_0}{r^2}r_0 \qquad (4.3)$$

式中，r 为场源电荷 Q 到 P 点的距离，r_0 表示由场源电荷 Q 指向 P 点的单位矢量。代入定义式（4.2），可得

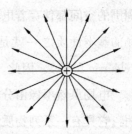

图 4.1　点电荷的电场分布

$$E = \frac{1}{4\pi\varepsilon_0}\frac{Q}{r^2}r_0 \qquad (4.4)$$

可见点电荷形成的电场是以场源电荷所在的点为球心成球对称分布的，如图 4.1 所示。若 Q 为正电荷，E 与 r_0 的方向相同；若 Q 为负电荷，E 与 r_0 的方向相反，即从 P 点指向场源电荷。

2. 点电荷系电场中的场强　场强的叠加原理

实验表明，电场力满足力的独立作用原理。如果电场由一组点电荷 q_1，q_2，$\cdots$，q_n 所组成的点电荷系产生，则试探电荷 q_0 在电场中任一点 P 所受的电场力 F 等于各个点电荷单独存在时对 q_0 的作用力 F_1，F_2，$\cdots$，F_n 的矢量和，由式（4.2）可得 P 点的场强为

$$E = \frac{F}{q_0} = \frac{F_1 + F_2 + \cdots + F_n}{q_0} = E_1 + E_2 + \cdots + E_n = \sum_{i=1}^{n} E_i \qquad (4.5)$$

E_1，E_2，$\cdots$，E_n 分别表示点电荷 q_1，q_2，$\cdots$，q_n 单独存在时在 P 点所产生的场强。可见，点电荷系形成的电场中某一点的场强等于各个点电荷单独存在时在该点产生的场强的矢量和，这叫作**场强叠加原理**（superposition principle of field intensity）。

对于点电荷系产生的电场，由叠加原理可得

$$E = E_1 + E_2 + \cdots + E_n = \sum_{i=1}^{n} E_i = \sum_{i=1}^{n}\frac{1}{4\pi\varepsilon_0}\frac{q_i}{r_i^2}r_{0i} \qquad (4.6)$$

式中，r_i 为场源电荷 q_i 至研究场点的距离，r_{0i} 为由场源电荷 q_i 指向研究场点的单位矢量。

3. 连续带电体电场中的电场

如果场源电荷为任意形状的连续带电体，我们可以把场源电荷视为由无数微小电荷元 $\mathrm{d}q$ 组成的点电荷系，每个电荷元 $\mathrm{d}q$ 都是点电荷，它在空间形成的场强为

$$\mathrm{d}E = \frac{1}{4\pi\varepsilon_0}\frac{\mathrm{d}q}{r^2}r_0$$

式中，r 为电荷元 $\mathrm{d}q$ 至研究场点的距离，r_0 为由 $\mathrm{d}q$ 指向研究场点的单位矢量。

由叠加原理可知，整个带电体的场强为 $\mathrm{d}\boldsymbol{E}$ 的矢量和，即矢量积分

$$\boldsymbol{E} = \int \mathrm{d}\boldsymbol{E} \tag{4.7}$$

若每个电荷元在给定点产生的场强方向不同，在计算时需要将 $\mathrm{d}\boldsymbol{E}$ 分解为坐标轴上的分量，对方向相同的分量积分后，再求合矢量 $\boldsymbol{E}$。

[例题 4.1] 如图 4.2 所示，真空中，电量为 Q 的正电荷均匀分布在半径为 a 的圆环上，圆心为 O，试求圆环轴线上距圆心为 x 处的 P 点的场强。

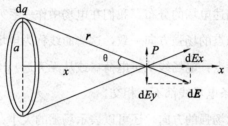

图 4.2 "例题 4.1"图

解： 因场源电荷为连续带电体，在圆环上取一线元 $\mathrm{d}l$，则线元 $\mathrm{d}l$ 所带电量 $\mathrm{d}q$ 为

$$\mathrm{d}q = \frac{Q}{2\pi a}\mathrm{d}l$$

则 $\mathrm{d}q$ 在 P 点处产生的场强为

$$\mathrm{d}\boldsymbol{E} = \frac{1}{4\pi\varepsilon_0} \cdot \frac{\mathrm{d}q}{r^2}\boldsymbol{r}_0$$

根据对称性，圆环上所有电荷元形成的矢量 $\mathrm{d}\boldsymbol{E}$ 构成以 P 点为顶点的圆锥，故把 $\mathrm{d}\boldsymbol{E}$ 分解为垂于轴线的分量 $\mathrm{d}E_y$ 和沿轴方向的分量 $\mathrm{d}E_x$，显然分量 $\mathrm{d}E_y$ 相互抵消，而分量 $\mathrm{d}E_x$ 叠加就是 P 点的场强 E。这样，求 P 点的场强归结为求圆环上所有电荷元沿轴向分量的标量积分，积分的范围是整个圆环。由于 P 点在轴线上，对于不同位置的电荷元 $\mathrm{d}q$，积分式中的 r 为常数，即

$$E_x = \int \mathrm{d}E\cos\theta = \int \frac{1}{4\pi\varepsilon_0}\frac{\mathrm{d}q}{r^2}\cos\theta = \frac{1}{4\pi\varepsilon_0}\frac{\cos\theta}{r^2}\int_0^Q \mathrm{d}q = \frac{1}{4\pi\varepsilon_0}\frac{Q}{r^3}x$$

式中，$\cos\theta = \dfrac{x}{r}$。

由于 $r^2 = a^2 + x^2$，上式又可表示为

$$E_x = \frac{1}{4\pi\varepsilon_0}\frac{Qx}{(a^2 + x^2)^{3/2}}$$

讨论：

(1) 当 P 点远离圆环，即 $x \gg a$ 时，有

$$E_x = \frac{1}{4\pi\varepsilon_0}\frac{Q}{x^2}$$

这说明在远离圆环的地方带电圆环的大小和形状可以被忽略而被视为点电荷。

(2) 在圆环中心 O 点处，即 $x=0$ 时，$E_x=0$。

四、电场线和电通量

1. 电场线

为了形象、直观地描述电场的分布，我们在电场中作一系列曲线，要求这些曲线上每一点的切线方向都与该点的场强方向一致，这些曲线称为**电场线**（electric field line）。静电场的电场线有以下特点：电场线从正电荷（或从无穷远）出发、终止于负电荷（或延伸到无穷远）；任何两条电场线都不会相交。

电场线不仅可以表示场强的方向，还可以表示场强的大小。可以对电场线的密度做如下规定：在电场中任意一点处，通过垂直于场强 E 的单位面积的电场线的数目等于该点场强 E 的大小。按照这一规定，在电场中任意一点取一面积元 dS 与该点场强 E 垂直，如果通过 dS 的电场线条数为 dN，则比值 dN/dS 叫作该点的电场线密度，也就是该点场强的大小，即

$$E = \frac{dN}{dS} \tag{4.8}$$

显然，在匀强电场中，电场线是一些均匀分布的平行直线。

2. 电通量

为了进一步研究电场，引入电通量的概念。

定义：通过电场中任一给定面积 S 的电场线的总数叫作通过该面的**电通量**（electric flux），用 Φ 表示。

下面我们求几种情况下的电通量（图 4.3）：

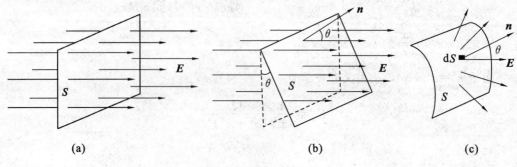

图 4.3 电通量的计算

（1）匀强电场 E 中，通过任一面积为 S 的平面的电通量。

若平面与电场方向垂直，如图 4.3（a）所示，则通过该平面的电通量为

$$\Phi = ES \tag{4.9}$$

若平面法线方向 $\boldsymbol{n}$ 与场强 E 成一夹角 θ，如图 4.3（b）所示，则通过该平面的电通量为

$$\Phi = ES\cos\theta = \boldsymbol{E} \cdot \boldsymbol{S} \tag{4.10}$$

（2）非匀强电场中，通过任意曲面 S 的电通量。

如图 4.3（c）所示，将曲面 S 分成许多面元 dS，则每个面积元可以视为平面，面元 dS 处的电场可视为匀强电场，则通过 dS 的电通量为

$$d\Phi = \boldsymbol{E} \cdot d\boldsymbol{S} = E\cos\theta\, dS$$

式中 θ 为面元 dS 法线方向 $\boldsymbol{n}$ 与该处场强 $\boldsymbol{E}$ 的夹角。

通过整个曲面的电通量为通过每个面积元电通量之和，即

$$\Phi = \int_S \boldsymbol{E} \cdot d\boldsymbol{S} = \int_S E\cos\theta\, dS \tag{4.11}$$

当 S 为闭合曲面时，通常用闭合积分表示，即

$$\Phi = \oint_S \boldsymbol{E} \cdot d\boldsymbol{S} = \oint_S E\cos\theta\, dS \tag{4.12}$$

规定：闭合曲面上任一面积元 dS 的法线 N 由内向外为正方向。当电场线在闭合曲面上某一 dS 处由内向外穿出时，该处 $\theta < 90°$，通过该面积元的电通量为正；反之，当电场线由外向内穿入时，电通量为负。通过闭合曲面的总电通量为各面元电通量的代数和。

五、高斯定理及其应用

1. 高斯定理

1839 年，德国数学家高斯（Gauss，1777～1855）提出了电通量的高斯定理（Gauss theorem）。该定理表述如下：在真空中，通过任意闭合曲面 S 的电通量 Φ 等于该曲面所包围的所有电荷电量的代数和除以 ε_0，与闭合面外的电荷无关。下面我们利用电通量的概念，根据场强叠加原理，通过研究闭合面的电通量与场源电荷的关系来证明高斯定理。

（1）点电荷的电场

如图 4.4（a）所示，在点电荷 q（以正电荷为例）形成的电场中，S_2 是以 q 为球心，半径为 r 的球面，因为球面上各点的场强大小均为

$$E = \frac{q}{4\pi\varepsilon_0 r^2}$$

方向沿半径向外，球面的法线方向与场强方向一致，即 $\cos\theta = 1$。利用式（4.12），可求得通过球面的电通量，为

$$\Phi = \oint_S \boldsymbol{E} \cdot \mathrm{d}\boldsymbol{S} = \oint_{S_1} \frac{q}{4\pi\varepsilon_0 r^2} \mathrm{d}S = \frac{q}{4\pi\varepsilon_0 r^2} \oint_{S_1} \mathrm{d}S = \frac{q}{4\pi\varepsilon_0 r^2} \cdot 4\pi r^2 = \frac{q}{\varepsilon_0} \quad (4.13)$$

q/ε_0 是一个与球面大小无关的量，这是因为面积与 r^2 成正比，而场强与 r^2 成反比，二者的乘积与 r 无关。

另一方面，根据电场线的定义，因为球面包围了场源电荷，所以场源电荷发出的所有电场线一定全部穿过该面，显然只要是闭合面，并且包围了电荷 q，则不论闭合面大小、形状如何（如 S_1、S_3），其电通量与通过规则球面 S_2 的一样，为定值 q/ε_0。若 q 为负电荷，电场线是由外向内穿入，则电通量为负值。所以，在点电荷形成的电场中，电通量与包围点电荷 q 的闭合曲面的大小、形状都无关。

如果闭合面 S 未包围 q，如图 4.4（b）所示，则由电场线的连续性可得出，由某一侧进入 S 的电场线条数一定等于从另一侧穿出 S 的电场线条数，即净穿出闭合面 S 的电场线的条数为零，亦即通过 S 的电通量的代数和为零。

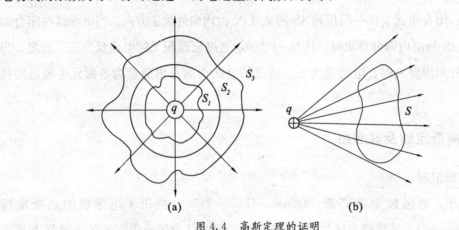

(a)　　　　　　　　　(b)

图 4.4　高斯定理的证明

（2）点电荷系和任意带电体的电场

在点电荷系形成的电场中，若任意闭合面 S 包围 q_1，q_2，…，q_n 等场源电荷，以相应的 Φ_i 表示各场源电荷 q_i 单独存在时通过 S 面的电通量，则利用式（4.12）和式（4.13），可得

$$\Phi = \oint_S \boldsymbol{E} \cdot \mathrm{d}\boldsymbol{S} = \oint_S (\boldsymbol{E}_1 + \boldsymbol{E}_2 + \cdots + \boldsymbol{E}_n) \cdot \mathrm{d}\boldsymbol{S}$$

$$= \oint_{S_1} \boldsymbol{E}_1 \cdot \mathrm{d}\boldsymbol{S} + \oint_{S_2} \boldsymbol{E}_2 \cdot \mathrm{d}\boldsymbol{S} + \cdots + \oint_{S_n} \boldsymbol{E}_n \cdot \mathrm{d}\boldsymbol{S}$$

$$= \frac{q_1}{\varepsilon_0} + \frac{q_2}{\varepsilon_0} + \cdots + \frac{q_n}{\varepsilon_0} = \frac{1}{\varepsilon_0} \sum_{i=1}^{n} q_i \tag{4.14}$$

同样，对于任意带电体形成的电场，式（4.13）也成立，即

$$\Phi = \oint_{S_1} \boldsymbol{E} \cdot \mathrm{d}\boldsymbol{S} = \frac{1}{\varepsilon_0} \sum_{i=1}^{n} q_i \tag{4.15}$$

它表明：真空中的静电场，通过任一闭合曲面的电通量等于该闭合曲面内所包围的所有电荷的代数和除以 ε_0。这就是**高斯定理**，其中闭合面称为高斯面。

对高斯定理的理解应注意以下几点：（1）高斯定理表达式左方的场强 $\boldsymbol{E}$ 是曲面上各点的场强，它是由全部电荷（既包括闭合曲面内又包括闭合曲面外的电荷）共同产生的荷场强，并非只由闭合曲面内的电荷产生；（2）通过闭合曲面的总电通量只取决于它所包围的电荷，即只有闭合曲面内部的电荷才对这一总电通量有贡献，闭合曲面外部电荷对这个总通量无贡献。

从式（4.15）可见，求通过闭合面的电通量非常简单，等于高斯面内所有电荷的代数和除以 ε_0。电通量又与场强 $\boldsymbol{E}$ 相关，因此可以利用高斯定理方便地求解电荷分布具有对称性的带电体产生的场强（即具有对称性的场强）。

2. 高斯定理的应用

高斯定理是静电场的两个基本定理之一。它反映了静电场性质的一个方面，表明了静电场中场强分布与电荷的关系。高斯定理的应用是多方面的，例如可以用来求场强，分析导体上的电荷分布及电场线的某些性质等。下面将讨论利用高斯定理求静电场的分布。

当电荷分布具有某种对称性时，可以应用高斯定理求场强分布。首先，根据电荷分布的对称性分析电场分布的对称性；然后，应用高斯定理计算场强。这一方法的决定性技巧是场强 $\boldsymbol{E}$ 能以标量形式从积分号内提出来。下面举例说明。

[**例题 4.2**] 设真空中有一半径为 R、带电量为 $+Q$ 的均匀带电球壳，求该球壳内、外的场强分布。

解：由于场源电荷均匀分布于球面上，具有球对称性，可以证明电场的分布也具有球对称性。这就是说，在任何与带电球壳同心的球面上各点场强的大小相同，方向沿半径方向。

若求某点处（离球心 O 为 r）的场强，则以 r 为半径、O 为球心作球形高斯面（如图 4.5 所示）。这样，高斯面上各点场强大小相等，方向均沿半径向外，与面的法线方

向一致，即 $\theta=0$。

设球形高斯面上场强的大小为 E，则通过 S 面的电通量为

$$\varPhi=\oint_S \boldsymbol{E} \cdot \mathrm{d}\boldsymbol{S} = \oint_S E\cos\theta\,\mathrm{d}S = E\oint_S \mathrm{d}S = E \cdot 4\pi r^2$$

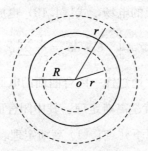

图 4.5 "例题 4.2" 图

（1）球壳外任意点（$r>R$），高斯面包围了所有电荷 Q，根据高斯定理，有

$$\varPhi=\oint_S \boldsymbol{E} \cdot \mathrm{d}\boldsymbol{S} = \oint_S E\cos\theta\,\mathrm{d}S = E\oint_S \mathrm{d}S = E \cdot 4\pi r^2 = \frac{Q}{\varepsilon_0}$$

$$E \cdot 4\pi r^2 = \frac{Q}{\varepsilon_0}$$

$$E = \frac{Q}{4\pi\varepsilon_0 r^2}$$

这表明：均匀带电球面在外部空间某点产生的电场，与其电荷全部集中在球心时在该点产生的电场一样。

（2）球壳内任意点（$r<R$），高斯面内包围的电荷 $Q=0$，根据高斯定理得

$$\varPhi=\oint_S \boldsymbol{E} \cdot \mathrm{d}\boldsymbol{S} = \oint_S E\cos\theta\,\mathrm{d}S = E\oint_S \mathrm{d}S = E \cdot 4\pi r^2 = \frac{Q}{\varepsilon_0}$$

$$E \cdot 4\pi r^2 = 0$$

$$E = 0$$

这表明：均匀带电球面内部空间的场强处处为零。

[例题 4.3] 设真空中有一无限大均匀带电平面，其电荷面密度为 σ（$\sigma>0$），求该平面周围的电场分布。

解：由于电荷均匀分布在无限大的平面上，电场的分布具有平面对称性，即与平面距离相等的各点处场强大小相等，方向垂直于平面。作底面为 S 的圆柱形闭合曲面，如图 4.6 所示，其中两底面 S_1、S_2 与带电平面等距平行，面上各点场强大小相等，方向与面的外法线一致（$\theta=0$）；侧面 S_3 与带电平面垂直，面上的各点处 $\boldsymbol{E}$ 的方向与外法线垂直（$\theta=\pi/2$）。

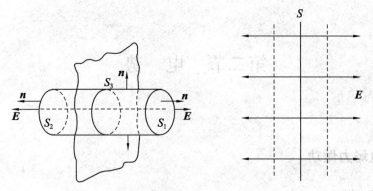

图 4.6 "例题 4.3"图

$$\Phi = \oint_S \boldsymbol{E} \cdot \mathrm{d}\boldsymbol{S} = \int_{S_1} \boldsymbol{E} \cdot \mathrm{d}\boldsymbol{S} + \int_{S_2} \boldsymbol{E} \cdot \mathrm{d}\boldsymbol{S} + \int_{S_3} \boldsymbol{E} \cdot \mathrm{d}\boldsymbol{S}$$

$$= \int_{S_1} E\,\mathrm{d}S + \int_{S_2} E\,\mathrm{d}S + \int_{S_3} E\cos\frac{\pi}{2}\mathrm{d}S$$

$$= ES + ES + 0 = 2ES$$

$$\Phi = \frac{1}{\varepsilon_0}\sum q = \frac{\sigma S}{\varepsilon_0}$$

$$\Phi = 2ES = \frac{\sigma S}{\varepsilon_0}$$

$$E = \frac{\sigma}{2\varepsilon_0} \tag{4.16}$$

这一结果表明，无限大均匀带电平面周围是匀强电场，场强的方向垂直于带电平面，$\sigma > 0$ 时，场强指向平面两侧；$\sigma < 0$ 时，场强由两侧指向平面。

利用式（4.16）并根据场强叠加原理，可以进一步得到真空中两块分别带等量异号电荷的无限大平行板之间的场强为 $E = \sigma/\varepsilon_0$，而平行板之外的场强为 0。

由以上两例可见，应用高斯定理计算场强的一般步骤是：（1）先由电荷分布的对称性分析电场分布的对称性，只有当带电体系产生的电场具有一定的对称性时，我们才有可能利用高斯定理求场强；（2）在对称性分析的基础上要选择合适的高斯面，使电场强度垂直于这个闭合面（或闭合面的某一部分），而且大小处处相等，或者使场强与该闭合面的某些部分平行（E 与 n 的方向垂直），从而没有电场线通过；（3）用式（4.12）写出用 E 表示的 Φ 的表达式（$\Phi = \oint_S \boldsymbol{E} \cdot \mathrm{d}\boldsymbol{S} = \oint_S E\cos\theta\,\mathrm{d}S = ?$），再应用高斯定理计算 Φ（$\Phi = \dfrac{1}{\varepsilon_0}\sum\limits_{i=1}^{n} q_i = ?$），然后由前述两式相等，就能很方便地求出场强 E 的大小。

第二节　电　势

一、静电场力做功

1. 静电场力做功

在电场中电荷必然会受到电场力的作用，在电场力的作用下发生电荷移动，电场力做功。为了研究电场力做功的特点，将一试探电荷 q_0 引入点电荷 q 的电场中，如图 4.7 所示，设 q_0 在电场力的作用下由 a 点沿任意路径 l 运动到 b 点，现求在此过程中电场力对 q_0 所做的功。由于在整个路径上各点场强 E 的大小和方向不同，q_0 受到的电场力 $\boldsymbol{F} = q_0 \boldsymbol{E}$ 为变力。故把整个路径分成许多个位移元 $\mathrm{d}\boldsymbol{l}$，同一位移元 $\mathrm{d}\boldsymbol{l}$ 上的场强 $\boldsymbol{E}$、电场力 $\boldsymbol{F}$ 可以认为不变，则在位移元 $\mathrm{d}\boldsymbol{l}$ 上电场力 $\boldsymbol{F}$ 做的功 $\mathrm{d}A$ 为

$$\mathrm{d}A = \boldsymbol{F} \cdot \mathrm{d}\boldsymbol{l} = q_0 \boldsymbol{E} \cdot \mathrm{d}\boldsymbol{l} = q_0 E \cos\theta \, \mathrm{d}l \tag{4.17}$$

式中，θ 为 $\mathrm{d}\boldsymbol{l}$ 处场强 $\boldsymbol{E}$ 与位移元 $\mathrm{d}\boldsymbol{l}$ 方向的夹角。

那么，由 a 到 b 的过程中电场力对 q_0 所做的功为

$$A_{ab} = \int_a^b \mathrm{d}A = \int_a^b q_0 \boldsymbol{E} \cdot \mathrm{d}\boldsymbol{l} = \int_a^b q_0 E \cos\theta \, \mathrm{d}l \tag{4.18}$$

由图 4.7 可知，$\cos\theta \mathrm{d}l = \mathrm{d}r$，而 $E = q/4\pi\varepsilon_0 r^2$，代入式（4.18）得

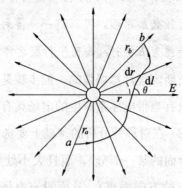

图 4.7　电场力做功

$$A_{ab} = \int_a^b q_0 \frac{q}{4\pi\varepsilon_0 r^2} \mathrm{d}r = \frac{q_0 q}{4\pi\varepsilon_0} \int_{r_a}^{r_b} \frac{1}{r^2} \mathrm{d}r = \frac{q_0 q}{4\pi\varepsilon_0} \left(\frac{1}{r_a} - \frac{1}{r_b} \right) \tag{4.19}$$

式中 r_a、r_b 分别表示起点 a 和终点 b 到场源电荷 q 的距离。

式（4.19）说明在点电荷的电场中，电场力移动试探电荷所做的功与试探电荷经过的路径无关，只与试探电荷起点与终点的位置及其电量有关。

对于任意带电体系的静电场，场源电荷不一定是点电荷，但可以将带电体看成是由无数个点电荷 q_1，q_2，$\cdots$，q_n 组成的带电系统。根据场强叠加原理，电荷系中某点的场强 $\boldsymbol{E}$ 为

$$\boldsymbol{E} = \boldsymbol{E}_1 + \boldsymbol{E}_2 + \cdots + \boldsymbol{E}_n$$

当 q_0 自 a 到 b 经过路径 l 移动时，电场力 $\boldsymbol{F} = q_0 \boldsymbol{E}$ 做的功为（沿路径 l 积分）

$$A_{ab} = \int_a^b \mathrm{d}A = \int_a^b q_0 \boldsymbol{E} \cdot \mathrm{d}\boldsymbol{l} = q_0 \int_a^b E_1 \cos\theta_1 \mathrm{d}l + q_0 \int_a^b E_2 \cos\theta_2 \mathrm{d}l + \cdots + q_0 \int_a^b E_n \cos\theta_n \mathrm{d}l$$

据（4.19）式可知，上式各积分项均与路径无关，所以电场力所做总功 A_{ab} 为

$$A_{ab} = \sum_{i=1}^n \frac{q_i q_0}{4\pi\varepsilon_0} \left(\frac{1}{r_{ai}} - \frac{1}{r_{bi}} \right)$$

上式说明：带电体系的电场移动试探电荷 q_0 所做的功等于各点电荷单独存在时电场力对 q_0 做功的代数和，由于每个场源点电荷单独存在时的静电场力所做的功与路径无关，所以它们的代数和也必然与路径无关。

结论：在任何静电场中移动试探电荷，电场力对试探电荷做的功均与路径无关，只与试探电荷的始、末位置及电量有关。

2. 静电场的环路定理

如图 4.8 所示，若试探电荷的移动路径为闭合路径，即起、止位置在同一点，则电场力做的功为

$$A = \oint_L q_0 \boldsymbol{E} \cdot \mathrm{d}\boldsymbol{l} = \oint_L q_0 E \cos\theta \mathrm{d}l = \int_a^b q_0 E \cos\theta \mathrm{d}l + \int_b^a q_0 E \cos\theta \mathrm{d}l = 0$$

因为 $q_0 \neq 0$，所以

$$\oint_L \boldsymbol{E} \cdot \mathrm{d}\boldsymbol{l} = 0 \tag{4.20}$$

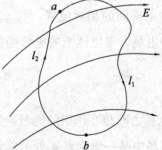

图 4.8　静电场的环路定理

上式说明，在静电场中，场强沿任一闭合路径的线积分等于零。这一结论称为静电场的**安培环路定理**（circuital theorem of electrostatic field）。这是静电场的一个重要特性，正是保守力场的特点，所以电场力是保守力，静电场是保守力场，可以引入势与势能的概念。

二、电势能、电势

1. 电势能

静电场与重力场同是保守力场。与物体在重力场中具有重力势能一样，电荷在静电场中具有**电势能**（electric potential energy），以 W 表示。电势能可用电场力做功来描述，设试探电荷 q_0 在静电场中由 a 点移动至 b 点，用 W_a、W_b 分别表示试探电荷 q_0 在起点 a、终点 b 的电势能，在此过程中静电力对 q_0 所做的功 A_{ab} 等于电势能的减少，因此有

$$W_a - W_b = A_{ab} = \int_a^b q_0 \boldsymbol{E} \cdot \mathrm{d}\boldsymbol{l} \tag{4.21}$$

与重力势能相似，电势能也是一个相对量。为了确定电荷 q_0 在电场中某点电势能的大小，必须选定一个电势能为零的参考位置。对于分布在有限区域的场源电荷，通常规定 q_0 在无限远处的电势能为零，即 $W_\infty = 0$，于是试探电荷 q_0 在电场中 a 点所具有的电势能就等于 q_0 从 a 点移至无穷远处时电场力所做的功，即

$$W_a = \int_a^\infty q_0 \boldsymbol{E} \cdot \mathrm{d}\boldsymbol{l} \tag{4.22}$$

W_a 为正，表明在此过程中电场力做正功；反之，表明电场力做负功。

任何带电体系的建立都是由做功来完成的，例如由两个点电荷构成的带电体系，如果改变两电荷间的距离，或将其中一个电荷移出这一系统，这一过程必然涉及做功，系统的能量也随之改变。电场力做正功，系统的电势能减少；电场力做负功，系统的电势能增加。因此，电势能是由试探电荷 q_0 与场源电荷构成的带电体系所共同具有的，且取决于这一系统的电荷间的相对位置，与 q_0 是否移动无关。只是我们研究的是场源电荷静止不动的静电场，带电体系的电势能发生变化，只能是试探电荷位置移动引起的。

2. 电势

电势能是试探电荷 q_0 与电场之间相互作用的能量，其值与该点的场强和 q_0 有关，因此它并不能直接用来描述电场中某一给定点 a 处的能量特性；而比值 W/q_0 则与 q_0 无关，反映了电场在该点的性质，为此我们引进**电势**（electric potential）这一物理量，

电场中 a 点的电势用 U_a 表示，则

$$U_a = \frac{W_a}{q_0} = \int_a^\infty \boldsymbol{E} \cdot \mathrm{d}\boldsymbol{l} = \int_a^\infty E \cos\theta \mathrm{d}l \tag{4.23}$$

即静电场中某点的电势，在量值上等于单位正电荷在该点的电势能。对于分布在有限区域的场源电荷，无限远处电势能为零，因此还可表述为：静电场中某一点的电势在量值上等于把单位正电荷从该点沿任意路径移到无限远处时，电场力所做的功。

电势是表征电场性质的物理量，是场源电荷决定的，与试探电荷的存在与否无关。与电势能一样，电势的量值与电势零点的选择有关，电势的零点即是电势能的零点。电势零点选定后，电场中各点的电势唯一地确定了，因此，电势是空间位置的标量函数，即 $U=U(x,y,z)$。电势的单位是 V（伏特）。

说明：

（1）U_a 为标量，可正、负或为 0。

（2）电势的零点（电势能零点）任选。在理论上对有限带电体通常取无穷远处电势为零，在实用上通常取地球为电势零点。一方面，因为地球是一个很大的导体，它本身的电势比较稳定，适宜作为电势零点；另一方面，任何其他地方都可以方便地将带电体与地球比较，以确定电势。

（3）电势与电势能是两个不同概念，电势是电场具有的性质，而电势能是电场中电荷与电场组成的系统所共有的。若电场中不引进电荷，也就无电势能，但是各点电势还是存在的。

（4）场强的方向即为电势降落的方向。

3. 电势差

电场中两点间电势之差称为**电势差**（electric potential difference）或两点间的**电压**（voltage）。

$$U_{ab} = U_a - U_b = \int_a^\infty \boldsymbol{E} \cdot \mathrm{d}\boldsymbol{l} - \int_b^\infty \boldsymbol{E} \cdot \mathrm{d}\boldsymbol{l} = \int_a^b \boldsymbol{E} \cdot \mathrm{d}\boldsymbol{l} \tag{4.24}$$

上式表明：a、b 两点间的电势差就是场强由 a 点到 b 点的线积分，在量值上等于将单位正电荷由 a 移到 b 时，电场力所做的功。电势差与电势不同，它是与参考点位置无关的绝对量。

式（4.21）与式（4.24）比较，则有

$$A_{ab} = q_0 (U_a - U_b) = q_0 U_{ab} \tag{4.25}$$

上式给出了静电场力做功与电势差之间的关系。

4. 电势的计算

(1) 点电荷电场的电势

在真空中静止点电荷 q 产生的电场中，在距其 r 处一点 a 的场强大小为 $E = q/4\pi\varepsilon_0 r^2$，由于积分结果与路径无关，我们可选择最简单的路径：从 a 点沿矢径 r 方向到无穷远，则在此路径上任意一点处的场强方向都与积分路径的方向相同，即 $\theta = 0$，$\mathrm{d}l = \mathrm{d}r$。所以有

$$U_a = \int_a^\infty \boldsymbol{E} \cdot \mathrm{d}l = \int_r^\infty E \mathrm{d}r = \int_r^\infty \frac{q}{4\pi\varepsilon_0 r} \mathrm{d}r = \frac{q}{4\pi\varepsilon_0 r}$$

即

$$U = \frac{q}{4\pi\varepsilon_0 r} \tag{4.26}$$

式 (4.26) 为真空中静止点电荷产生的电场中各点电势的表达式。当场源电荷为正时，其周围电场的电势为正，且离电荷越远，电势越低；当场源电荷为负时，其周围电场的电势为负，离电荷越远，电势越高。

(2) 电荷系电场的电势

如果电场是由点电荷 q_1，q_2，$\cdots$，q_n 所组成的点电荷系产生的，则由场强叠加原理可知总场强 $\boldsymbol{E} = \boldsymbol{E}_1 + \boldsymbol{E}_2 + \cdots + \boldsymbol{E}_n$，那么电场中某一点的电势为

$$U_a = \int_a^\infty \boldsymbol{E} \cdot \mathrm{d}l = \int_r^\infty (\boldsymbol{E}_1 + \boldsymbol{E}_2 + \cdots + \boldsymbol{E}_n) \cdot \mathrm{d}r$$

$$= \int_{r_1}^\infty \boldsymbol{E}_1 \cdot \mathrm{d}r + \int_{r_2}^\infty \boldsymbol{E}_2 \cdot \mathrm{d}r + \cdots + \int_{r_n}^\infty \boldsymbol{E}_n \cdot \mathrm{d}r$$

$$= \sum_{i=1}^n U_i = \sum_{i=1}^n \frac{q_i}{4\pi\varepsilon_0 r_i} \tag{4.27}$$

即点电荷系的电场中某一点的电势是各点电荷单独存在时的电场在该点电势的代数和。

同理，如果电场由多个带电体组成，则由场强叠加原理可知总场强 $\boldsymbol{E} = \boldsymbol{E}_1 + \boldsymbol{E}_2 + \cdots + \boldsymbol{E}_n$，电场中某一点的电势为

$$U_a = \int_a^\infty \boldsymbol{E} \cdot \mathrm{d}l = \int_r^\infty (\boldsymbol{E}_1 + \boldsymbol{E}_2 + \cdots + \boldsymbol{E}_n) \cdot \mathrm{d}r$$

$$= \int_{r1}^\infty \boldsymbol{E}_1 \cdot \mathrm{d}r + \int_{r2}^\infty \boldsymbol{E}_2 \cdot \mathrm{d}r + \cdots + \int_{r_n}^\infty \boldsymbol{E}_n \cdot \mathrm{d}r$$

$$= \sum_{i=1}^n U_i$$

式中，U_i 表示第 i 个带电体单独存在时在该点的电势。因此，由多个带电体组成的

场强中某一点的电势为

$$U_a = \sum_{i=1}^{n} U_i \tag{4.28}$$

即电场中某一点的电势等于各带电体单独存在时的电场在该点电势的代数和，这就是**电势叠加原理**（superposition principle of electric potential）。

（3）连续分布电荷电场的电势

对一个电荷连续分布的带电体，可将其视为由许多电荷元 dq 构成，把每个电荷元 dq 当成点电荷，利用电势叠加原理来计算电势的分布，由（4.26）式得

$$dU = \frac{dq}{4\pi\varepsilon_0 r}$$

式中，r 表示该点到电荷元 dq 的距离。对 dU 积分，即可得出电荷连续分布的带电体产生的电场中某点 P 的电势为

$$U = \int dU = \int \frac{dq}{4\pi\varepsilon_0 r} \tag{4.29}$$

当带电体系的电荷分布已知且具有对称性时，可通过高斯定理先计算场强分布，再根据电势定义式（4.23）求电势的分布。

[**例题 4.4**]　真空中有一均匀带电球面，半径为 R，电荷为 q，求球面内外任一点的电势。

解：均匀带电球面场强分布为

$$\boldsymbol{E} = 0 \quad (r < R)$$

$$\boldsymbol{E} = \frac{q}{4\pi\varepsilon_0 r^2}\boldsymbol{r}_0 \quad (r > R)$$

（1）球面外任一点 P_1 处电势为

$$U_{P_1} = \int_{r_1}^{\infty} \boldsymbol{E} \cdot d\boldsymbol{r} = \int_{r_1}^{\infty} E dr（这是因为积分与路径无关，故可沿 r_1 方向 \to \infty）$$

$$= \int_{r_1}^{\infty} \frac{q}{4\pi\varepsilon_0 r^2} dr = \frac{q}{4\pi\varepsilon_0 r}$$

结论：均匀带电球面外任一点电势，如同全部电荷都集中在球心的点电荷一样。

（2）球面内任一点 P_2 电势为

$$U_{P_2} = \int_{r_2}^{\infty} \boldsymbol{E} \cdot d\boldsymbol{r} = \int_{r_2}^{R} \boldsymbol{E} \cdot d\boldsymbol{r} + \int_{R}^{\infty} \boldsymbol{E} \cdot d\boldsymbol{r}$$

$$= \int_{R}^{\infty} \boldsymbol{E} \cdot d\boldsymbol{r} = \int_{R}^{\infty} \frac{q}{4\pi\varepsilon_0 r^2} dr$$

$$= \frac{q}{4\pi\varepsilon_0 R}$$

可见，球面内任一点的电势与球面上的电势相等。（因为球面内任一点 $E=0$，所以在球面内移动试验电荷时，无电场力做功，即电势差等于 0，故有上面结论。）

三、场强与电势的关系

1. 等势面

为形象地描绘电场中电势的分布和变化规律，引入等势面的概念。在静电场中，由电势相等的点所构成的曲面称为**等势面**（equipotential surface）。在画等势面时，规定任意两个相邻等势面间的电势差都相等，这样等势面的疏密程度就表示了电场的强弱。例如点电荷电场的等势面，是以点电荷为球心的一系列同心球面，且球面间的距离随半径的增加而增大，表明场强是逐渐减弱的。

图 4.9 画出了两种典型静电场的等势面，其中实线表示等势面，虚线是电场线。从中可以看到静电场的等势面有两个特点：第一，在静电场中沿等势面移动电荷，电场力不做功。因为在等势面上任意两点间的电势差为零，故移动电荷 q 时静电场力所做的功为零。第二，等势面与电场线互相垂直。因在等势面上任意相距 dl 的两点间有 $dU = E\cos\theta dl = 0$，但 $E \neq 0$，$dl \neq 0$，则必有 $\cos\theta = 0$，$\theta = \pi/2$，即等势面必与电场线垂直。

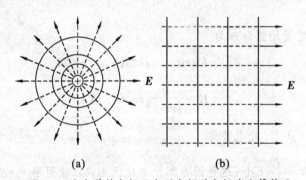

(a)   (b)

图 4.9　点电荷静电场及匀强电场的电场线和等势面

2. 电势梯度

电场强度和电势是从不同角度描述静电场性质的两个物理量，电势的定义式给出了电场强度与电势之间的积分关系，现在我们来研究两者之间的微分关系。

如图 4.10 所示，在电场中取两个靠得很近的等势面 S_1 和 S_2，它们的电势分别为 U 和 $(U+dU)$，$dU>0$。A 为等势面 S_1 上的一点，过 A 点作等势面的法线 n，规定法线正

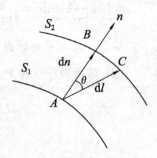

图 4.10　场强和电势的关系

方向指向电势升高的方向，以 dn 表示沿 A 点法线方向两等势面间的距离。在等势面 S_2 上任取一点 C，A 点至 C 点的路径为 dl，则电势沿 n 方向的变化率为 dU/dn，电势沿 dl 方向的变化率为 dU/dl。由图可得

$$dn = dl \cos \theta \leqslant dl$$

$$\frac{dU}{dn} \geqslant \frac{dU}{dl} \quad \frac{dU}{dl} = \frac{dU}{dn} \cos \theta \tag{4.30}$$

式中，θ 为 n 与 dl 之间的夹角。由式（4.30）可知 A 点处电势随距离的增加率最大的方向是 n 方向，我们把 dU/dn 定义为 A 点的电势梯度，即静电场中沿某一方向电势随距离的增加率最大，则此最大值称为该点的**电势梯度**（electric potential gradient），这一方向就是电势梯度矢量的方向，电势梯度的单位为 $V \cdot m^{-1}$。

3. 场强与电势的关系

将点电荷 q_0 由等势面 S_1 移动到等势面 S_2，则电场力做功为

$$dA = q_0 [U - (U + dU)] = -q_0 dU \tag{4.31}$$

由式（4.17），dA 也可表示为

$$dA = q_0 E \cos \theta dl \tag{4.32}$$

由式（4.31）和式（4.32）得

$$E \cos \theta = -\frac{dU}{dl} \tag{4.33}$$

即场强 E 沿任意方向 dl 的分量 $E \cos \theta$ 等于电势在该方向上的变化率的负值。由式（4.33）可得

$$E = -\frac{dU}{\cos \theta dl} = -\frac{dU}{dn} \tag{4.34}$$

上式表明，电场中某一点的电场强度在数值上等于该点电势梯度的负值，且场强的方向始终与电势梯度的方向相反，即指向电势降落的方向。显然，在场强数值较大的区域电势变化得快，同时也证明了等势面密集的地方电场较强，反之电场较弱。

场强与电势是从不同角度描述电场性质的两个重要物理量，场强 E 描述了电场力的特性，而电势 U 则描述了电场能的特性，它们之间必然有内在联系，式（4.23）表达了它们的积分关系，式（4.34）表达了它们的微分关系。

第三节 电偶极子和电偶层

下面讨论对人体生物电有着重要基础意义的一种特殊电场——电偶极子的电场，研究其电势的分布特点。

一、电偶极子的电场

两个相距很近的等量异号点电荷组成的带电系统叫作**电偶极子**（electric dipole），所谓"相距很近"，是指这两个点电荷之间的距离 l 比要研究的场点到它们的距离 r 小很多（$l \ll r$）。从电偶极子的负电荷到正电荷作一矢量 l，称为电偶极子的电轴，矢量 l 与电荷 q 的乘积称为**电偶极矩**（electric dipole moment），简称为电矩，以 p 表示。电矩是一个矢量，方向由负电荷指向正电荷。

$$p = ql \tag{4.35}$$

现根据图 4.11 讨论电偶极子电场中任意一点 P 的电势。设 $+q$ 和 $-q$ 到 P 点的距离分别为 r_+ 和 r_-，电偶极子中心到 P 点的距离为 r，r 与 p 之间的夹角为 θ，则两个点电荷在 P 点产生的电势为

$$U_P = U_+ + U_- = \frac{q}{4\pi\varepsilon_0}\left(\frac{1}{r_+} - \frac{1}{r_-}\right) = \frac{q}{4\pi\varepsilon_0}\frac{r_- - r_+}{r_+ r_-}$$

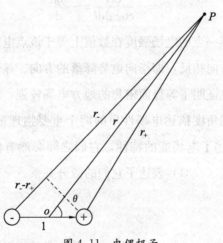

图 4.11 电偶极子

因为 r_+、r_- 和 r 都远大于两个点电荷之间的距离 l，可近似得到 $r_+ r_- \approx r^2$，

$r_- - r_+ = l\cos\theta$。代入上式得

$$U_P = \frac{1}{4\pi\varepsilon_0}\frac{ql\cos\theta}{r^2} = \frac{1}{4\pi\varepsilon_0}\frac{p\cos\theta}{r^2} \tag{4.36}$$

式（4.36）说明：电偶极子电场中任意一点的电势与电矩 p 成正比，与 r^2 的平方成反比，且与方位有关。根据余弦函数的性质可知，电偶极子形成的电场被两电荷之间的中垂面分为两个对称的区域，中垂面上各点的电势为零，在中垂面靠正电荷一侧的电势为正，另一侧为负，如图 4.12 所示。

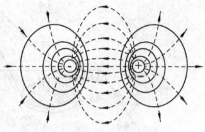

图 4.12　电偶极子的电势分布

二、电偶层电场的电势

在生物体中，一种特别重要的电荷分布是**电偶层**（electric double layer），它是由两个相距很近且互相平行的带等量异号电荷的面组成，两面一般是弯曲面。在讨论电偶层电场中各点的电势时，可以把它看成由许多平行排列的电偶极子（即电偶层元）组成，其电势是所有电偶极子电势的叠加。

设两带电面间的距离为 δ，面电荷密度分别为 $+\sigma$ 和 $-\sigma$，在电偶层上取面元（电偶层元）dS，该面元上的电量为 σdS，由于 dS 很小，该电偶层元可视为电偶极子，其电矩大小为 $\sigma dS \cdot \delta$，电矩方向与面元 dS 的法线方向 $\boldsymbol{n}$ 一致。（图 4.13）该电偶极子产生的电场中 P 点的电势为

$$du = \frac{1}{4\pi\varepsilon_0}\frac{\sigma dS \cdot \delta\cos\theta}{r^2} \tag{4.37}$$

式中，r 为面元 dS 到 P 点的距离，θ 为面元法线方向 n 与 r 的夹角。定义 $p_s = \sigma\delta$，表示单位面积电偶层的电偶极矩，称为电偶层的层矩，它表征电偶层的特性。$dS\cos\theta/r^2$ 就是面元 dS 对 P 点所张的立体角 $d\Omega$，故上式又可简写成

$$du = \frac{1}{4\pi\varepsilon_0}p_s d\Omega \tag{4.38}$$

如果从 P 点看到电偶层元带正电荷，则 $d\Omega$ 取正值；相反情况则 $d\Omega$ 取负值。整个电偶层在 P 点的电势为

$$U_P = \int_S du = \frac{1}{4\pi\varepsilon_0}\int p_s d\Omega \tag{4.39}$$

若电偶层各处的层矩 p_s 都相等，则整个电偶层在 P 点的电势为

$$U_P = \frac{1}{4\pi\varepsilon_0}p_s\int d\Omega = \frac{1}{4\pi\varepsilon_0}p_s\Omega \tag{4.40}$$

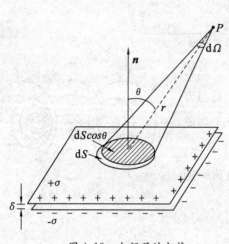

图 4.13 电偶层的电势

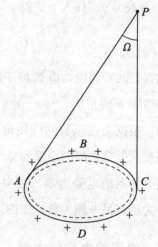

图 4.14 闭合曲面电偶层

式中，Ω 为整个电偶层对 P 点所张的立体角。这表明，当电偶层各处的层矩 p_s 相同时，其周围任一点的电势只取决于电偶层对该点所张立体角的大小，而与电偶层的形状无关。若电偶层为闭合曲面且各处的层矩 p_s 大小相同，则对于曲面外远处的任意一点 P，整个电偶层闭合曲面可以分为 ABC 和 ADC 两部分，这两部分对 P 点所张的立体角相等，均为 Ω，但它们的层矩 p_s 大小相等，符号相反，所以 ABC 和 ADC 两部分电偶层在 P 点处产生的电势大小相等，符号相反，叠加结果为零，即闭合曲面外远处任意点的电势为零。（图 4.14）若闭合电偶层上的电荷分布不均匀，或其同一面的不同部分带有异号电荷，则该闭合电偶层外部空间各点的电势一般不为零。

第四节 静电场中的电介质

一、电介质的极化

1. 电介质及其结构

电介质（dielectric）在通常情况下是绝缘物质，例如玻璃、橡胶、塑料、石蜡以及绝大部分矿物质晶体都是电介质。这类物质在原子结构上的特点是：原子核与电子结合得很紧，电子处于束缚状态，因而在电介质中几乎没有可自由移动的电荷，一般不能导电。

电介质的分子是中性的，其电荷代数和为零。就整个分子对外的电效应而言，分子中全部正电荷可以等效为一个正的点电荷，全部负电荷等效为一个负的点电荷。这一对等效点电荷的位置分别叫作分子的正电荷"重心"和负电荷"重心"。若分子的正、负电荷"重心"不重合，则分子相当于一个电偶极子，具有一定的固有电矩，称分子固有电矩，这类分子叫作**有极分子**（polar molecule），如 HCl、H_2O、SO_2、NH_3 等。有极分子的固有电矩虽然不为零，但由于所有分子都处在无规则的热运动中，各分子电矩的方向是杂乱无章、排列无序的，整个电介质的电矩矢量和为零，对外不显电性。若分子的正、负电荷"重心"重合，则分子固有电矩为零，这类分子叫作**无极分子**（nonpolar molecule），如 He、H_2、N_2、CO_2、CH_4 等。

2. 电介质的极化

当电介质处在外电场 E_0 中时，它的分子将受到电场的作用而发生变化，最后达到一个平衡状态，同时在电介质的表面上会出现不能自由移动的束缚电荷，这种现象叫作**电介质的极化**（polarization）。

如果电介质是由无极分子组成，则由于外电场的作用，无极分子正、负电荷的重心会分开一段微小距离，电荷"重心"不再重合，分子电矩也不再为零，其电矩方向与外电场方向一致，结果在垂直于外电场方向的介质端面上出现束缚电荷，如图 4.15 所示，这种极化称为**位移极化**（displacement polarization）。外电场越强，电矩越大。

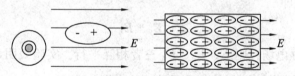

图 4.15 无极分子电介质的极化

如果电介质由有极分子组成，在外电场的作用下，有极分子每个分子的固有电矩将在一定程度上转向外电场的方向，即趋向于外电场的方向，结果在电介质端面上出现束缚电荷，即产生了极化现象，如图 4.16 所示，这种极化称为**取向极化**（orientation polarization）。由于分子无规则热运动的存在，这种趋向不可能完全整齐，即分子的热运动阻碍有极分子的有序排列，因此温度对取向极化的强弱有影响。

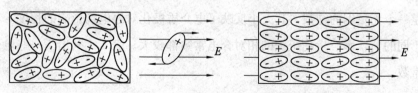

图 4.16 有极分子电介质的极化

虽然两种电介质受外电场影响所发生极化的微观机制不同，但其宏观效果是相同的。因此，对电介质极化做宏观描述时，无须区别两类极化。在电介质内部宏观的微小区域内，正负电荷的电荷量仍相等，因而仍表现为中性。但是，在电介质的表面上却出现了只有正电荷或只有负电的电荷层，因为这些电荷不能离开电介质，也不能在电介质内部自由移动，所以这种出现在电介质表面的电荷被称为面束缚电荷。

显然，电介质的极化程度与外电场的强弱有关。在一定范围内，它只是引起电介质的极化，不会破坏电介质的绝缘性能（实际的各种电介质中总有数目不等的少量自由电荷，所以总有微弱的导电能力），且外电场越强，极化程度越高，电介质表面出现的束缚电荷越多。当外电场撤销后，极化现象随之消失。如果外加电场很强，则电介质分子中的正负电荷有可能被拉开而变成可以自由移动的电荷，由于大量的这种自由电荷的产生，电介质的绝缘性能就会遭到明显的破坏从而使电介质变成导体，这种现象称为电介质的击穿。一种电介质材料所能承受的不被击穿的最大电场强度，叫作这种电介质的介电强度或击穿场强。

二、电介质中的静电场

电介质处于外电场 E_0 中时，受电场的作用而发生极化。电介质极化后两端面出现的束缚电荷将产生一个极化场强 E_p，因此电介质内部的总场强 E 应是外电场 E_0 与极化场强 E_p 的矢量和，即

$$E = E_0 + E_p \tag{4.41}$$

若外电场为匀强电场，则 E、E_0、E_p 三者相互平行。实验表明，在大多数各向同性的电介质中，极化场强 E_p 与总电场 E 成正比，即

$$E_p = -\chi_e E \tag{4.42}$$

其中 χ_e 为一个无量纲的比例常数，称为电极化率。将式（4.42）代入式（4.41）并整理得

$$E = \frac{1}{1 + \chi_e} E_0 = \frac{1}{\varepsilon_r} E_0 \tag{4.43}$$

式中 $\varepsilon_r = 1 + \chi_e$，称为电介质的相对介电常数，它是一个由电介质自身性质决定的物理量，是一个无量纲的纯数，其大小反映了电介质极化对原电场影响的程度。不同的电介质有不同的 ε_r，水、生物组织的相对介电常数都较大。表 4.1 列出了一些电介质的相对介电常数。

表 4.1　一些电介质的相对介电常数

电介质	ε_r	电介质	ε_r
真空	1	二氧化钛	100
空气（1.013×10^5 Pa，20℃）	1.00059	脂肪	5～6
纯水（25℃）	78	骨	6～10
乙醇	25	皮肤	40～50
玻璃	5～10	血液	50～60
塑料（20℃）	3～20	肌肉	80～85

ε_r 的值越大，表明电介质极化越强，对原电场削弱得越厉害。例如，点电荷 Q 在真空中形成的场强为 $E=Q/4\pi\varepsilon_0 r^2$，在电介质中形成的场强则为

$$E=\frac{1}{\varepsilon_r}E_0=\frac{Q}{4\pi\varepsilon_r\varepsilon_0 r^2}=\frac{Q}{4\pi\varepsilon r^2}$$

其中，$\varepsilon=\varepsilon_r\varepsilon_0$，为电介质的绝对介电常数。

电荷处于电介质中的最常见例子就是离子化合物溶解于溶剂中时的情形。最常见的溶剂是水，水的相对介电常数 $\varepsilon_r\approx78$，因而离子在水中形成的场强大约只是其在真空中形成的电场的 1/78，这说明各离子之间的库仑力仅是它们在真空中时的 1/78（在带电量、间距等条件相同的情况下），静电场力越小，正负离子就越容易解离，因此溶剂 ε_r 的大小对离子化合物的溶解度有重要的影响，如氯化钾在水中的溶解度远大于在乙醇（$\varepsilon_r\approx25$）中的溶解度。

外电场使电介质极化需要消耗能量，这些能量是以热能的形式出现的，最终会导致电介质的温度升高，这种现象称为**介质损耗**（dielectric loss）。电介质的介电常数越大，它被极化的程度也越高，介质损耗也越大。若外电场为交变电场，则介质分子电矩的方向会随之发生变化，外电场的频率越高，介质分子电矩随之发生的变化越频繁，所产生的热量也会越多，介质损耗就越大。人体组织主要是由蛋白质、脂肪和糖组成，它们都属电介质，因此其在高频电场作用下可使深部组织发热。这就是高频电疗的物理机理。

三、电容器、静电场的能量

电容器是储存电荷的器件，也是储存能量的器件。我们将通过对电容器储能过程的分析说明静电场能够储存能量，并由电容器的储能公式导出静电场的能量公式。

1. 电容器及其电容

通常将能够存储电荷，绝缘又相隔很近的两个导体系统，称为**电容器**（condenser），

其中两个导体叫作电容器的极板。电容器经过充电后，两极板分别带有等量异号的电荷 $+Q$ 与 $-Q$，电容器任一极板所带电量的绝对值 Q 叫作电容器的带电量。电容器所带电量 Q 与两极板间电势差 U 的比值，定义为**电容器的电容**（capacitance），用 C 表示，即

$$C = \frac{Q}{U} \tag{4.44}$$

电容 C 是表征电容器储存电荷量或电能本领的物理量，C 的国际单位是 F（法拉），但实际中法拉这个单位太大，而常用的单位是微法（μF）、皮法（pF）等单位，$1\ \text{F} = 10^6\ \mu\text{F} = 10^{12}\ \text{pF}$。

平行板电容器是最常见的。它的两板之间可以是空气，也可以是电介质。如图 4.17 所示，设平行板电容器每一板的面积为 S，所带电荷为 Q，板间距为 d，板间充满介电常数为 ε 的电介质，两板之间的场强可视为无限大两平行板间的场强，由式（4.16）得

$$E = \frac{\sigma}{\varepsilon} = \frac{Q}{\varepsilon S} \tag{4.45}$$

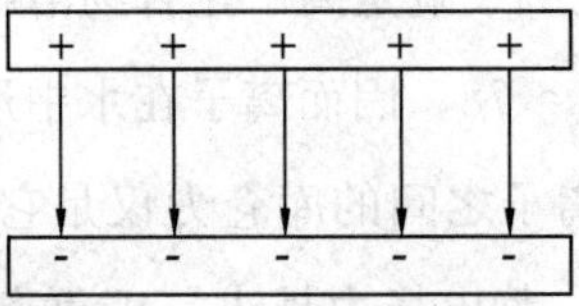

图 4.17　平行板电容器

这是匀强电场，故两板之间的电势差为

$$U = Ed = \frac{Qd}{\varepsilon S}$$

根据电容定义式（4.44）可得平行板电容器的电容为

$$C = \frac{Q}{U} = \frac{Q}{Qd/\varepsilon S} = \frac{\varepsilon S}{d} \tag{4.46}$$

上式表明：电容器的电容 C 与两极板的相对面积 S 成正比，而与两极板之间的距离 d 成反比。这正是设计可变电容器的原理。因此，电容器的电容值仅取决于电容器本身的结构（形状、大小）与两极板之间的电介质，而与电容器极板所带电荷量、两板间电压以及构成电容器极板的材料无关。当两极板均为单位面积且相距单位距离时，其电容为 ε，所以 ε 也称为电容率。

生物细胞的细胞膜上，脂类物质是绝缘的，膜两侧则是电解质溶液，因此细胞膜具有电容性质，可被视为一电容器，可以用式（4.46）做近似估算。大部分细胞的单位面积上的电容为 $0.5 \sim 1.3\ \mu\text{F}/\text{cm}^2$。

2. 电容器中的电能

一个电容器储存的能量可以用其在整个放电过程中电场力所做的功来度量。当电容器放电时，电场力将正电荷经外电路从高电势的正极板移到低电势的负极板，在此过程中两极板间的电势差逐渐降低，同时电容器储存的能量 W 将逐渐释放。

当两极板间电势差为 U、电场力将正电荷 dq 由正极板移至负极板时，电场力所做的功

$$dA = Udq = -dW$$

式中，$-dW$ 为电容器储存电能的减少量。

将 $U = q/C$ 代入上式，得电容器的能量改变量为

$$dW = -\frac{q}{C}dq$$

在整个放电过程中，电容器释放的总能量就是放电前所储存的能量，可用积分求得：

$$W = \int dW = \int_Q^0 -\frac{q}{C}dq = \frac{1}{2}\frac{Q^2}{C}$$

$$W = \frac{1}{2}CU^2 = \frac{1}{2}QU \tag{4.47}$$

式中，Q 与 U 分别为放电开始前电容器任一极板所带的总电荷量及两极板间的电势差。从式中还可看出，当两个电容器的极板间电势差相等时，电容器储存的能量与电容成正比。这说明电容 C 是表征电容器储能本领的物理量。

由于在上述推导中没有涉及电容器的形状，所以无论电容器的结构如何，(4.47)的结论都是正确的。

3. 静电场的能量与能量密度

电容器充电以后具有电能。那么，这些能量是带电体所具有的，还是带电体形成的电场所具有的呢？这些能量是储存在电荷所在的电容器极板上，还是储存在极板之间的电场中？为回答这些问题，我们以平行板电容器为例讨论电场的能量，将式（4.46）和 $U = Ed$ 代入式（4.47），得

$$W = \frac{1}{2}CU^2 = \frac{1}{2}\frac{\varepsilon S}{d}(Ed)^2 = \frac{1}{2}\varepsilon E^2 Sd$$

令 $V = Sd$，表示电容器两极板间的体积，亦即电容器电场所占有的体积，代入上式得

$$W = \frac{1}{2}\varepsilon E^2 V \tag{4.48}$$

式（4.48）表明电容器的能量与场强的平方以及电场的体积成正比。这说明电能 W 是电场所具有，并储存在电场中，而不是集中在极板上的电荷处。所谓带电体系的能量或电容器的能量，实质上是指这一带电体系所建立的电场的能量，该能量储存于该电场之中。虽然式（4.48）只适用于均匀电场，但以上结论，即电场具有能量对于任何电场都是普遍成立的。

由于平行板电容器中电场是均匀分布的，所储存的电场能量也应该是均匀分布的。由式（4.48）可得，单位体积中的能量 w 为

$$w = \frac{W}{V} = \frac{1}{2}\varepsilon E^2 \tag{4.49}$$

即单位体积的电场能量称为电场的**体能量密度**（energy density）。上式虽然是从平行板电容器推导出来的，但可以证明它是普遍适用的，它表明电场的能量密度仅与电场的场强及电介质有关，而且是点点对应的关系。这进一步说明电场是电能的携带者，哪里有电场，哪里就有电能。

在非均匀电场中，能量密度随空间各点而变化，若要计算某一区域中的电场能，则需要用积分的方法，即

$$W = \int_V w\,\mathrm{d}V = \int_V \frac{1}{2}\varepsilon E^2\,\mathrm{d}V \tag{4.50}$$

第五节　细胞膜电位

实验证明，细胞膜内与膜外存在一定的电势差，称为**细胞跨膜电位差**，简称**膜电位**，其大小与机体组织结构的不对称性、通透性、离子浓度及功能等因素相关。细胞的许多功能都与细胞膜电位有关，可以说细胞膜电位是解释各种生物电、生物磁现象的基础。

一、能斯特方程

为了说明膜电位的产生，先考虑一种简单情况：图 4.18 所示的容器内，有两种浓度不同的 KCl 溶液，左侧的浓度大于右侧的浓度，中间由一个半透膜隔开，假设半透膜只能通过 K^+，而不能通过 Cl^-。由于浓度不同，K^+ 将从浓度大的左侧向浓度小的右

侧扩散，使得右侧的正电荷逐渐增加，同时左侧出现过剩的负电荷。这些电荷在膜的两侧积聚起来，就形成了一个阻碍 K^+ 继续扩散的电场 E，场强随着 K^+ 在膜右侧积累的增多而增强，达到平衡时，膜的两侧具有一定的电势差，称为平衡电位。

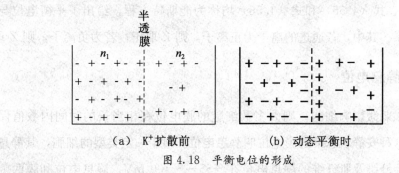

（a） K^+ 扩散前 （b） 动态平衡时

图 4.18 平衡电位的形成

对于稀溶液，平衡电位可由玻耳兹曼能量分布定律计算，即在温度相同的条件下，粒子的平均密度（单位体积的粒子数）n 与粒子的势能 E_p 有如下关系：

$$n = n_0 e^{-E_p/kT} \qquad (4.51)$$

式中，n_0 是势能为零处的单位体积的粒子数，k 为玻耳兹曼常数，T 是热力学温度。设在平衡状态下半透膜左、右两侧的离子密度分别为 n_1 和 n_2，电势分别为 U_1 和 U_2，离子的价数均为 Z，电子的电量为 e，则两侧离子的电势能分别为 ZeU_1 和 ZeU_2，将它们代入式（4.51），分别得

$$n_1 = n_0 e^{-ZeU_1/kT} \qquad (4.52)$$

$$n_2 = n_0 e^{-ZeU_2/kT} \qquad (4.53)$$

式（4.52）与式（4.53）两边分别相除，得

$$\frac{n_1}{n_2} = e^{Ze(U_2-U_1)/kT}$$

对上式两边取以 e 为底的自然对数，得

$$\ln \frac{n_1}{n_2} = \frac{Ze}{kT}(U_2 - U_1)$$

因为离子的密度与浓度成正比，即 $n_1/n_2 = c_1/c_2$，故上式可改写成

$$U_2 - U_1 = \frac{kT}{Ze} \ln \frac{c_1}{c_2} \qquad (4.54)$$

其中电子的电量 $e = F/N_A$，波尔兹曼常数 $k = R/N_A$（F 为法拉第常数，N_A 为阿伏伽德罗常数，R 为气体摩尔常数），将这些关系代入上式得

$$U_2 - U_1 = \frac{RT}{ZF} \ln \frac{c_1}{c_2} \qquad (4.55)$$

若改写为常用对数表示，则上式变为

$$U_2 - U_1 = 2.3 \frac{RT}{ZF} \lg \frac{c_1}{c_2} \tag{4.56}$$

式（4.54）、式（4.55）和式（4.56）均称为能斯特方程，给出了平衡电位与两侧离子浓度的关系。其中，若通透的离子为正离子，则 Z 取正；若为负离子，则 Z 取负。

二、细胞静息电位

若没有外来刺激影响细胞，则大多数细胞的膜电位在相当长的时间内数值保持不变，细胞处于这种安静状态下的膜电位叫**静息电位**。对于一定类型的细胞，其静息电位值一定，如神经纤维及肌纤维的静息电位在 $-55 \sim -100$ mV，静息电位和膜两侧的离子浓度以及膜对不同离子的通透性有关。各类细胞膜内外离子分布的共同特点是膜内 K^+ 浓度大于膜外 $20 \sim 40$ 倍，而膜外 Na^+ 浓度大于膜内 $7 \sim 12$ 倍。负离子方面，膜外以 Cl^- 为主，膜内以不能通透的蛋白质负离子为主。膜内的正负离子数相等，膜外也是如此。细胞在静息状态时，细胞膜对 K^+ 有很好的通透性，而对 Na^+ 的通透性很小，因此细胞静息电位近似等于 K^+ 的平衡电位。

在生理学上通常将细胞膜外的电位规定为零，即式（4.56）中的 $U_1 = 0$，这样由能斯特方程计算得到的 U_2 就是以 $U_1 = 0$ 为参考电位的膜内电位 U_i。若以 C_i、C_0 分别表示膜内、外的离子浓度，则能斯特方程可表示为

$$U_i = 2.3 \frac{RT}{ZF} \lg \frac{c_0}{c_i} \tag{4.57}$$

将人体体温 $T = (273 + 37)$ K $= 310$ K，气体摩尔常数 $R = 8.314$ J·mol^{-1}·K^{-1}，法拉第常数 $F = 9.65 \times 10^4$ C·mol^{-1}，以及 K^+ 的膜内、膜外浓度代入式（4.57），即可得到 K^+ 膜内相对于膜外的平衡电位。静息电位的实际测量值总是比计算值略低，这是因为静息时细胞膜对 Na^+ 有少许的通透性，且 Na^+ 的流向与 K^+ 相反。

习题四

1. 下列说法是否正确？请举一例加以论述。

(1) 场强相等的区域，电势也处处相等；

(2) 场强为零处，电势一定为零；

(3) 电势为零处，场强一定为零；

（4）场强大处，电势一定高。

2. 如果一空间区域中电势是常数，则对于这个区域内的电场可得出什么结论？

3. 试用环路定理证明静电场电场线永不闭合。

4. 有一均匀带电直线，长为 l，电量为 q，求距它为 r 处的 P 点场强。

5. 真空中有一均匀带电的球体，半径为 R，电量为 $+q$，求球内外的电场分布。

6. 真空中一无限长均匀带电直线，设电荷线密度为 $+\lambda$，求直线外任一点场强。

7. 无限长均匀带电圆柱面，半径为 R，电荷面密度为 $\sigma>0$，求柱面内外任一点的场强。

8. 有两平行无限大均匀带电平板 A、B，电荷面密度分别为：① $+\sigma$，$+\sigma$；② $+\sigma$，$-\sigma$。求板内、外的电场分布。

9. 半径为 R 的均匀带电圆环，电荷为 q，求其轴线上任一点的电势。

10. 在真空中有两个同心的均匀带电球面，半径分别为 R_1 和 R_2（$R_1<R_2$），带电量分别为 q_1、q_2，求空间各区域的电势分布。

11. 有两个同心球面，半径为 R_1、R_2，电荷为 $+q$、$-q$，求二面的电势差。

12. 有一个均匀带电荷为 Q 的球体，半径为 R，试求其电场的能量。

科学家介绍

19世纪电磁学最伟大的实验物理学家、电学之父——法拉第

法拉第（Michael Faraday，1791～1867），英国物理学家、化学家。在物理学方面，他对电磁学进行了比较系统的实验研究，发现了电磁感应现象，总结出电磁感应定律；发明了电磁学史上第一台电动机和发电机；发现了电解定律；提出电场、磁场等重要概念。他是19世纪电磁学领域中最伟大的实验家。他写成的巨著《电学的实验研究》，收集了3362个条目，详细记述了他做过的实验，总结出诸多带有规律性的成果，是一部珍贵的科学文献。

法拉第于1791年9月22日生于萨里郡纽因顿的一个铁匠家庭，13岁就在一家书店当送报和装订书籍的学徒。他有强烈的求知欲，挤出一切休息时间贪婪地力图把他装订的一切书籍内容都从头读一遍。读后还临摹插图，工工整整地做读书笔记；用一些简单器皿按照书上进行实验，仔细观察和分析实验结果，把自己的阁楼变成了小实验室。他在这家书店工作了8年，其间废寝忘食、如饥似渴地学习。

在哥哥赞助下，1810年2月至1811年9月，他听了著名科学家戴维十几次自然哲学的通俗讲演，每次听后都重新誊抄笔记，并画下仪器设备图。1812年1～4月，他又

连续听了戴维 4 次讲座，从此燃起了进行科学研究的愿望。1813 年 3 月，经过戴维的推荐，22 岁的法拉第担任了皇家学院助理实验员。

法拉第于 1813 年随同戴维赴欧洲大陆做科学考察旅行，1815 年回国后继续在皇家学院工作，长达 50 余年。1816 年，发表第一篇科学论文。他最初从事化学研究工作，也涉足合金钢、重玻璃的研制。在电磁学领域，他倾注了大量心血，取得了出色成绩。1824 年被选为皇家学会会员，1825 年接替戴维任皇家学院实验室主任，1833 年任皇家学院化学教授。

法拉第确信物理学所涉及的自然界的各种力是互相紧密地联系着的。他分析了电流的磁效应以后认为，既然电可以产生磁，反过来磁也应该能产生电。法拉第朝着这个目标坚定不移地坚持实验、研究近 10 年，经历 5 次重大失败，终于发现了电磁感应现象。

法拉第一生热爱真理，真诚质朴，作风严谨。他说："一件事实，除非亲眼看见，我决不能认为自己已经掌握。""我必须使我的研究具有真正的实验性。"在 1855 年给化学家申拜因的信中说："我总是首先对自己采取严厉的批判态度，然后才给别人以这样的机会。"在一次讲演中，他指出："自然哲学家应当是这样一些人——他愿意倾听每一种意见，却下定决心要自己判断；他应当不被表面现象迷惑，不对某一种假设有偏爱，不属于任何学派，在学术上不盲从大师；他应当重事不重人，追求真理应当是他的首要目标。如果有了这些品质，再加上勤勉，那么他确实可以有希望走进自然的圣殿。"

他在艰难困苦中选择科学为目标，就决心为追求真理而百折不回，义无反顾，不计名利。他热爱人民，把纷至沓来的各种荣誉、奖状、证书藏之高阁，却经常走访贫苦教友的家庭，为穷人只有纸写的墓碑而兴叹。他关心科学普及事业，愿更多的青少年奔向科学的殿堂。1826 年他提议开设周五科普讲座，直到 1862 年退休，他共主持过 100 多次讲座，并积极参与皇家学院每年一次的"圣诞节讲座"达 19 年。他的讲稿被汇编出版为《蜡烛的故事》一书，其被译为多种文字出版，是科普读物的典范。

他生活俭朴，不尚华贵，一直在皇家学院实验室工作，甘愿当个平民。后世的人们选择了法拉作为电容的国际单位，简称"法"，以纪念这位 19 世纪电磁学最伟大的实验物理学家。

现代物理知识

黑洞理论

如果一个天体质量足够大、体积足够小，那么它的引力就会大得连光都逃不出去。

这种天体就是黑洞。也就是说黑洞是指一类引力非常强的特殊天体，它能吸收所有靠近它的物质，甚至连光也无法逃脱。黑洞只吸收物质，不吐出物质。也就是说黑洞是"黑"的，人们无法直接"看"到它。所以科学家给它起了这个名字（black hole，意为黑洞）。尽管如此，大量的观测证据表明，宇宙中存在许多这样奇妙的天体。它的原身是超过大约 3 个太阳质量的普通天体，当它的核能量消耗完时，这一天体将变成一个黑洞。

一颗燃烧尽了的恒星由于自身的引力而不断坍缩，最后就会形成黑洞。尽管关于黑洞的理论是正确的，但是科学家一直在寻找黑洞存在的证据。

英国著名物理学家霍金在 1975 年发表了他最重要的宇宙学理论。1974 年，霍金研究黑洞外的量子力学后，发现黑洞不仅能够吸收黑洞外的物质，而且能以热辐射的形式向外"吐出"物质。这一辐射是一量子力学现象，被称为霍金蒸发。霍金的发现立即引起了整个物理学界的轰动。因为根据霍金的蒸发理论，黑洞在向外蒸发物质的同时，温度也随之升高。这样黑洞不断地向外蒸发物质，它的温度越来越高，蒸发越来越快，最后将以大爆炸的形式向外吐出所有的物质而结束它的生命。因为黑洞向外蒸发物质是热辐射过程，人们无法从被辐射出来的物质中提取形成黑洞物质的任何信息。这便是所谓的"黑洞悖论"。该理论与量子物理学的理论背道而驰。量子物理学认为，类似黑洞这样质量巨大物体的信息是不可能完全丧失的。对此，过去近 30 年来，霍金的解释是：黑洞中的量子运动是一种特殊情况。这种说法受到了许多科学家的质疑。

如今，霍金终于改变了观点，霍金说，根据他的最新研究发现，黑洞并非如他和大部分物理学家当初所料想的那样会完全吞噬物质，被吸入黑洞中心的物质随时间流逝仍可"逃脱"。也就是说除了会在星系形成的过程中扮演重要角色外，在经过一段相当漫长的时间后，黑洞也会把一些曾被它吸入的物质信息"撕碎"后向外界释放出来。该一理论的提出，说明霍金推翻了他自己提出的"黑洞悖论"。霍金是剑桥大学应用数学和理论物理系的终身教授，他曾提出一系列惊人的有关大爆炸和黑洞的理论，对量子物理作出了巨大贡献。

英国物理学家霍金展望科技未来

素有"爱因斯坦之后最杰出科学思想家"之称的英国理论物理学家斯蒂芬·霍金教授认为，新世纪中不会出现人类发展和知识创新的"极限"。

他还指出，虽然未来 100 年甚至 20 年中，人类有可能发现有关宇宙根本规律的完整理论，也就是说可能诞生将量子论与广义相对论统一的理论，但人类根据这些理论所能建造的生物系统或电子系统，其复杂性将"没有限度"。

霍金说，虽然他并不提倡人体基因工程，但未来1000年中有可能做到对人体DNA进行彻底的重新设计，面对这一可能出现的前景，人类必须及早考虑如何采取对策。

霍金还指出，目前电脑在运算速度上具有优势，但却没有多少智能，连并不聪明的蚯蚓的大脑都不如。但他认为，随着电脑的速度和复杂性每18个月翻一番，电脑最终有可能变得与人脑差不多复杂，未来电脑所具有的智能，甚至有可能帮助其设计出比自身更聪明、更复杂的新电脑。

•第五章•

稳恒磁场

学习要点

1. 掌握磁场中的高斯定理、毕奥—萨伐尔定律。

2. 理解并掌握安培环路定理、磁场对电流的作用。

3. 理解霍尔效应、介质中的磁场。

4. 了解生物的磁效应，生物医学传感器、质谱仪、超导体、电磁泵等。

思政要点

1. 电磁学中的辩证唯物主义思想。比如点电荷模型渗透着"抓住主要矛盾，解决关键问题"的自然辩证法思维。关于最小电荷单位的探究，揭示了真理的无限性和真理问题上的辩证法。人们关于电和磁关系的认识过程，则揭示了事物是普遍联系的，以及一个正确的理论都需要经过由实践到理论，再由理论到实践的多次反复验证。

2. 中国在电磁学领域的成就。中国是最早对电磁现象进行研究和应用的国家，指南针的发明促进了世界航海事业的发展和人类文明的交流。当代中国的电磁技术也走在了世界前列，由"中国天眼之父"南仁东院士倡导并于 2016 年建成的 FAST，是目前世界最大的射电望远镜，标志着我国的电磁探测技术已经处于世界领先水平。马伟明院士领衔研发的应用于航空母舰的电磁弹射技术也仅仅由世界少数几个国家掌握。

3. 百折不挠、勇于探索的科学精神。奥斯特不受传统观念和权威专家言论的束缚，历经多次失败仍不气馁，最终发现了电流磁效应，突破了电磁学发展的瓶颈。出身贫苦家庭的法拉第几乎全靠自学，掌握了当时最前沿的技术理论，发现了电磁感应规律，推动了人类历史上的第二次工业革命。

在静止的电荷周围存在着电场，电场的特征是对放入其中的电荷进行有力的作用。如果电荷在运动，那么在它的周围不仅有电场，而且还有磁场存在。磁场也是物质的一种形态，它只对运动电荷施加力的作用，对静止的电荷则毫无作用。与引用电场强度来描述电场的性质一样，本章引用磁场强度和磁感应强度来描述磁场的性质，特别是具有实际意义的恒定磁场的性质。本章在介绍磁感应强度之后，着重讨论磁场中的高斯定理、毕奥—萨伐尔定律、安培环路定理、磁场对电流的作用以及它们的应用。除此，还将讨论霍尔效应以及介质中的磁场等。最后简单介绍生物磁学在医学上的应用。

第一节　磁场及磁感应强度

一、磁感应强度

电流（运动电荷）的周围存在**磁场**（magnetic field），磁场对外的重要表现是：磁场对引入场中的运动试探电荷、载流导体或永久磁体有磁力作用，因此我们可用磁场对运动试探电荷的作用来描述磁场，并引进**磁感应强度**（magnetic induction）为定量描述磁场中各点性质的基本物理量，用符号 B 来表示，是一个矢量，其地位与电场中的电场强度 E 相当。

实验发现：当运动的试探电荷 q_0 以一定速度 v 通过磁场中某点 P 时，该电荷所受磁力的大小是不同的，磁力的方向却始终与电荷的速度 v 相垂直。在 P 点存在着一个特定方向，当运动试探电荷的速度方向与该方向一致或者相反时，受到的磁力为零，这一特定方向就是 P 点磁场的方向。当电荷的速度方向与该方向相互垂直时，受到的磁力最大，设 F_m，F_m 的大小正比于电荷电量 q_0 和速度 v 的大小，但 F_m 与乘积 $q_0 \cdot v$ 的比值却是确定的，与 $q_0 \cdot v$ 值的大小无关。由此可见，磁场中 P 点的比值 $F_m/q_0 \cdot v$ 反映了该点磁场的强弱，于是我们就用这一比值定义该点的磁感应强度的大小，即

$$B = \frac{F_m}{q_0 v} \tag{5.1}$$

在国际单位制中，磁感应强度 B 的单位是特斯拉，用符号 T 表示。所以有 1 T＝

$1\,N \cdot s \cdot C^{-1} \cdot m^{-1}$。T是一个比较大的单位，实际工作中常使用较小的单位高斯，换算关系为 $1\,T = 10^4\,Gs$。

实验同时还发现，磁力 $\boldsymbol{F}$ 总是垂直于 $\boldsymbol{B}$ 和 v 所组成的平面，如图5.1（a）所示，这样就可以根据最大磁力 $\boldsymbol{F}_m$ 和 v 的方向运用右手螺旋法则来确定 $\boldsymbol{B}$ 的方向：将右手拇指与其余四指垂直，先将四指的指向与 $\boldsymbol{F}_m$ 方向相同，再使其向 v 的方向

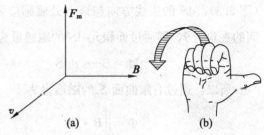

图5.1 磁感应强度方向的确定

弯曲，这时拇指的指向就是磁感应强度 $\boldsymbol{B}$ 的方向，由正电荷所受力 $\boldsymbol{F}_m$ 的方向，按右手螺旋法则，沿小于 π 的角度转向正电荷运动速度 v 的方向，如图5.1（b）所示。这就是说，对于正电荷而言，可由矢积 $\boldsymbol{F}_m \times v$ 的方向确定矢量 $\boldsymbol{B}$ 的方向。

二、磁通量、磁场中的高斯定理

我们曾用电场线来形象地描述静电场的分布，同样，我们也可以用**磁感应线**（magnetic induction line）来描绘磁场的空间分布，规定如下：**磁感应线上任一点的切线方向都与该点的磁感应强度 $\boldsymbol{B}$ 方向一致，而通过垂直于磁感应强度 $\boldsymbol{B}$ 的单位面积上的磁感应线的条数表示该处磁感应强度 $\boldsymbol{B}$ 的大小。**

由此可以看出，磁场较强的地方，磁感应线较密；反之，磁感应线较疏。磁感应线有一重要性质，即它是连续的，在磁场的任一点磁感应线既不能起始也不能终止。

磁感应线可以通过实验显示出来：将一块玻璃板放在有磁场的空间中，在玻璃板上撒上铁屑，铁屑在磁场作用下变成小磁针，轻轻地敲动玻璃板，铁屑就会沿磁场方向排列起来，显示出磁感应线的分布图像。图5.2给出一些常见电流的磁感应线。

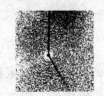
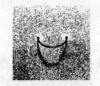
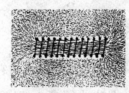
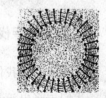

直线电流的磁感线　　圆形电流的磁感线　　直螺线管电流的磁感线　　环形螺线管电流的磁感
(a)　　　　　　(b)　　　　　　(c)　　　　　　(d)

图5.2 常见电流的磁感线分布

从磁感应线的图示中，可以得到一个重要结论：在任何磁场中，每一条磁感应线都是和闭合电流相互套链的无头无尾的闭合线，而且磁感应线的环绕方向和电流流向形成右手螺旋的关系。

在磁场中，通过给定曲面的磁感应线数，称为通过该曲面的磁通量，用 Φ 表示，在曲面上取面积元 dS（图 5.3），dS 的法线方向与该点处磁感应强度方向之间的夹角为 θ，则通过面积元 dS 的磁通量为

$$d\Phi = B\cos\theta dS \qquad (5.2)$$

所以，通过有限曲面 S 的磁通量为

$$\Phi = \iint_S \boldsymbol{B} \cdot d\boldsymbol{S} \qquad (5.3)$$

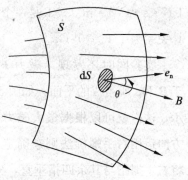

图 5.3　通过曲面 S 的磁通量

磁通量的单位为 $T \cdot m^2$，叫作韦伯，国际符号为 Wb。

对于闭合曲面来讲，一般取向外的指向为正法线的指向，这样磁感线从闭合曲面穿出处的磁通量为正，穿入处的磁通量为负，由于磁感应线是闭合线，穿入闭合曲面的磁感应线条数必然等于穿出闭合曲面的磁感应线条数。所以，通过任一闭合曲面的总磁通量必然是零。

也就是说，有

$$\oint_S \boldsymbol{B} \cdot d\boldsymbol{S} = 0 \qquad (5.4)$$

式（5.4）称为磁场的高斯定理，是电磁场理论的基本方程之一，反映了磁场是涡旋式的场，其磁感线是闭合的，无头无尾。

第二节　电流的磁场

一、毕奥—萨伐尔定律

在这一节中，我们将研究真空中电流与它在空间任一点所激发的磁场之间的定量关系。我们先将电流视为是由无穷多小的电流元（current element）组成的，用矢量 Idl 来表示，dl 表示在载流导线上所取的线元，I 为导线中的电流。只要我们找出电流元的磁感应强度表达式，就可以利用磁场的叠加原理计算任意电流产生的磁感应强度。

电流元 Idl 在空间任意一点 P 产生的磁感应强度 dB 遵从毕奥—萨伐尔定律。这个定律可表述为：**电流元 Idl 在空间某点 P 产生的磁感应强度 dB 的大小与电流元 Idl 的**

大小成正比，与电流元 $I\mathrm{d}l$ 到点 P 的矢量 r 之间的夹角 θ 的正弦成正比，与电流元到点 P 的距离 r 的平方成反比；$\mathrm{d}B$ 的方向垂直于 $I\mathrm{d}l$ 和 r 所组成的平面，其指向满足右手定则。数学上可表示为

$$\mathrm{d}B = k\frac{I\mathrm{d}l\sin\theta}{r^2} \tag{5.5}$$

式中，k 是比例系数，在国际单位制中可表示为 $k - \dfrac{\mu_0}{4\pi} - 1 \times 10^{-7}\ \mathrm{T \cdot m/A}$。其中 $\mu_0 = 4\pi \times 10^{-7}\ \mathrm{T \cdot m/A}$，称为**真空磁导率**（permeability of vacuum）。

于是，毕奥—萨伐尔定律可以表示为

$$\mathrm{d}B = \frac{\mu_0}{4\pi}\frac{I\mathrm{d}l\sin\theta}{r^2} \tag{5.6}$$

图 5.4 表示了任意形状的载流导线 L 上的某电流元 $I\mathrm{d}l$、由 $I\mathrm{d}l$ 到点 P 的矢量 r 和磁感应强度 $\mathrm{d}B$ 三者的方向关系。

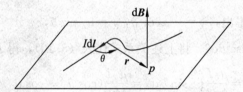

图 5.4　电流元 $I\mathrm{d}l$、矢量 r 和磁感应强度 $\mathrm{d}B$ 三者的方向关系

$\mathrm{d}B$ 垂直于过 $I\mathrm{d}l$ 和 r 所构成的平面，并沿 $I\mathrm{d}l \times r$ 的方向。这样我们就可把表达式（5.6）写成如下矢量形式：

$$\mathrm{d}B = \frac{\mu_0}{4\pi}\frac{I\mathrm{d}l \times r}{r^3} \tag{5.7}$$

根据场的叠加原理，整个载流导线 L 在点 P 产生的磁感应强度等于各电流元在点 P 产生的磁感应强度的矢量和，即

$$B = \int_L \mathrm{d}B = \frac{\mu_0}{4\pi}\int_L \frac{I\mathrm{d}l \times r}{r^3} \tag{5.8}$$

毕奥—萨伐尔定律是在大量实验基础上总结出来的，虽然它不能直接用实验方法加以证明，但是它的正确性可以从由它所得出的结果与实验相符合而得到确认。

二、毕奥—萨伐尔定律的应用

下面我们应用毕奥—萨伐尔定律来计算几种常见电流的磁场分布。

1. 载流直导线的磁场

设真空中有一长为 l 的载流直导线，电流为 I，场点 P 至导线的垂直距离为 a，如图 5.5 所示。

先将直导线分割成无数个电流元，在直导线上任取电流元 $I\mathrm{d}y$。由毕奥—萨伐尔定律，所有电流元 $I\mathrm{d}y$ 在 P 点的磁感应强度度 $\mathrm{d}\boldsymbol{B}$ 的方向都相同，垂直于纸面向内，其大小为：

$$\mathrm{d}B = \frac{\mu_0}{4\pi} \frac{I\mathrm{d}y \sin\theta}{r^2} \qquad (5.9)$$

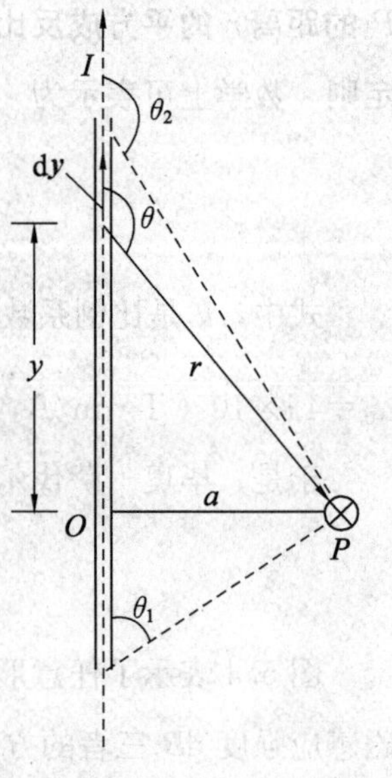

式中，θ 为电流元 $I\mathrm{d}y$ 方向与位矢 r 之间的夹角。将各电流元在 P 点的磁感应强度度求和，数学上可表示为

$$\boldsymbol{B} = \int_L \mathrm{d}\boldsymbol{B} = \frac{\mu_0}{4\pi} \int \frac{I\mathrm{d}y \sin\theta}{r^2} \qquad (5.10)$$

图 5.5 长载流直导线的磁场

从图中我们还可以得出：$y = -a\cot\theta$，$r = a/\sin\theta$，对 y 取微分，有 $\mathrm{d}y = a\csc^2\theta\mathrm{d}\theta$。将上述关系式代入（5.10），得 P 点的磁感应强度度为

$$B = \frac{\mu_0 I}{4\pi a} \int_{\theta_1}^{\theta_2} \sin\theta\mathrm{d}\theta = \frac{\mu_0 I}{4\pi a}(\cos\theta_1 - \cos\theta_2) \qquad (5.11)$$

式中，θ_1 和 θ_2 分别为载流直导线起点处和终点处电流元的方向与位矢 r 之间的夹角。

讨论：

（1）对于无限长的直电流，$\theta_1 = 0$，$\theta_2 = \pi$，那么 P 点的磁感应强度度大小为

$$B = \frac{\mu_0 I}{2\pi a} \qquad (5.12)$$

（2）如果是半无限长的直电流，此时 $\theta_1 = 0$（或 $90°$），$\theta_2 = 90°$（或 $180°$），那么 P 点的磁感应强度度大小为

$$B = \frac{\mu_0 I}{4\pi a} \qquad (5.13)$$

2. 载流圆线圈轴线上的磁场

设有圆形线圈 L，半径为 R，通以电流 I，如图 5.6 所示，圆上任一电流元 $I\mathrm{d}l$ 与电流元到轴线上 P 点的位矢 r 之间的夹角为 $90°$，由毕奥—萨伐尔定律可知，电流元在 P 点的磁感应强度度为

$$\mathrm{d}\boldsymbol{B} = \frac{\mu_0}{4\pi} \frac{I\mathrm{d}l \times r}{r^3} \qquad (5.14)$$

各电流元在 P 点的磁感应强度大小相等，方向各不相同，但各 d$\boldsymbol{B}$ 与轴线成一相等的夹角。我们把 d$\boldsymbol{B}$ 分解为平行于轴线的分矢量 d$\boldsymbol{B}_\parallel$ 与垂直于轴线的分矢量 d$\boldsymbol{B}_\perp$。由于对称关系，任一直径两端的电流元在 P 点的磁感应强度的垂直轴线的分量 d$\boldsymbol{B}_\perp$ 大小相等，方向相反。所以，垂直于轴线方向的垂直分量 d$\boldsymbol{B}_\perp$ 被抵消掉了，所以 P 点磁感应强度为圆形线圈上所有电流元的 d$\boldsymbol{B}_\parallel$ 的代数和，即

$$\boldsymbol{B} - \int_L \mathrm{d}\boldsymbol{B}_\parallel - \int_L \mathrm{d}\boldsymbol{B}\sin\theta$$

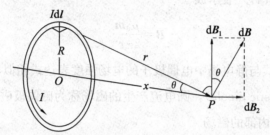

图 5.6　圆电流轴线上磁场的计算

式中，θ 为 $\boldsymbol{r}$ 与轴线的夹角。

将 $\mathrm{d}B = \dfrac{\mu_0}{4\pi}\dfrac{I\mathrm{d}l}{r^2}$ 代入得

$$B = \frac{\mu_0}{4\pi}\int_L \frac{I\mathrm{d}l}{r^2}\sin\theta = \frac{\mu_0 I\sin\theta}{4\pi r^2}\int_0^{2\pi R}\mathrm{d}l$$

$$= \frac{\mu_0 I\sin\theta}{4\pi r^2}2\pi R$$

因为　　　　　　　$r^2 = R^2 + x^2$,　$\sin\theta = \dfrac{R}{r} = \dfrac{R}{(R^2+x^2)^{1/2}}$

所以　　　　　$B = \dfrac{\mu_0 IR^2}{2\ (R^2+x^2)^{3/2}} = \dfrac{\mu_0 IS}{2\pi\ (R^2+x^2)^{3/2}}$　　　　　(5.15)

式中，$S = \pi R^2$，为圆线圈的面积。

讨论：

(1) 在圆心 O 点处，$x = 0$，由式 (5.15) 可得

$$B = \frac{\mu_0 I}{2R} \qquad\qquad (5.16)$$

(2) 在远离线圈处，即 $x \gg R$，$x \approx r$，则轴线上各点的 B 值近似为

$$B = \frac{\mu_0 IS}{2\pi x^3} = \frac{\mu_0 IS}{2\pi r^3} \qquad\qquad (5.17)$$

根据安培的假设，分子圆电流相当于基元磁体。为描述圆电流的磁性质，我们引入

磁矩（magnetic moment）。

设有一平面圆电流，其电流为 I，面积为 S。我们规定，面积 S 的正法线方向与圆电流的流向成右手螺旋关系，其单位矢量用 e_n 表示。由此，我们定义圆电流的磁矩为

$$m = ISe_n$$

如果圆电流由 N 匝导线构成，则其磁矩为

$$m = NISe_n$$

所以，可将式（5.17）表示成

$$B = \frac{\mu_0 m}{2\pi x^3}$$

从形式上看，上式与静电场中电偶极子的电场强度表达式相似，因此我们把圆电流看成**磁偶极子**（magnetic dipole），圆电流产生的磁场称为磁偶极磁场。

3. 载流直螺线管内部的磁场

设真空中有一均匀密绕制螺线管，其半径为 R，电流为 I，单位长度上绕有 n 匝线圈，求其管内轴线上任一点的磁感应强度 B。

如图 5.7 所示，建立坐标轴 x，坐标原点 O 选在场点 P 处，在螺线管上距场点 P 为 x 处取一小段 dx，该小段上线圈的匝数为 ndx，由于螺线管上的线圈绕得很密，可以将它视为电流为 $dl = Indx$ 的圆电流。由式（5.15）得该圆电流在轴线上 P 点处所激发的磁感应强度 dB 的大小为

$$dB = \frac{\mu_0 R^2 nI dx}{2 \cdot (R^2 + x^2)^{3/2}}$$

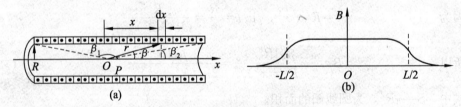

图 5.7 长直螺线管内的磁场

dB 的方向沿 x 轴正向。因为螺线管上所有圆环在 P 点产生的磁感应强度的方向都相同，所以整个螺线管在 P 点处所激发的磁感应强度的大小为

$$B = \int dB \int \frac{\mu_0 R^2 nI dx}{2(R^2 + x^2)^{3/2}} \tag{5.18}$$

根据图 5.7 中的几何关系，可得

$$x = R\cot\beta$$

微分后得

$$\mathrm{d}x = -R \ (\csc \beta^2) \ \mathrm{d}\beta$$

将上述两式代入（5.18），整理得

$$B = -\int_{\beta_1}^{\beta_2} \frac{\mu_0 nI}{2} \sin \beta \mathrm{d}\beta = \frac{1}{2}\mu_0 nI \ (\cos \beta_2 - \cos \beta_1) \tag{5.19}$$

讨论：

（1）螺线管可认为是"无限长"时，有 $L > 2R$，$\beta_1 = \pi$，$\beta_2 = 0°$，得

$$B = \mu_0 nI \tag{5.20}$$

从中我们可以看出，无限长均匀密绕的长直螺线管内部轴线上各点磁感应强度为常量。

（2）对于长直螺线管两个端面轴线上的 P 点，则有 $\beta_1 = \pi$，$\beta_2 = 90°$ 或 $\beta_1 = 90°$，$\beta_2 = 0°$。那么，这两处的磁感应强度的大小为

$$B = \frac{\mu_0 nI}{2} \tag{5.21}$$

所以，半"无限长"螺线管两端中心轴线上磁感应强度的大小只有管内的一半。

[**例题 5.1**]　一半径为 R 的塑料圆盘，其电荷面密度为 σ，圆盘绕通过圆心垂直盘面的轴转动，角速度为 ω，求圆盘中心处的磁感应强度。

分析：旋转的带电圆盘可视为一系列半径不同的同心载流圆环的组合。圆盘中心处的磁感应强度为这些载流圆环在环心处的磁感应强度的矢量和。求解的关键在于求出各载流圆环的电流 $\mathrm{d}I$。

解： 如图 5.8 所示，在圆盘上取半径为 r，宽为 $\mathrm{d}r$ 的细圆环，环上所带电荷量为

$$\mathrm{d}q = \sigma 2\pi r \mathrm{d}r$$

电流为 $\mathrm{d}I = n\mathrm{d}q = n\sigma 2\pi r \mathrm{d}r$（其中 $n = \frac{\omega}{2\pi}$）

在盘心所产生的磁感应强度的大小为

$$\mathrm{d}B = \frac{\mu_0 \mathrm{d}I}{2r} = \mu_0 n\sigma \pi \mathrm{d}r$$

每一载流圆环在盘心处的 $\mathrm{d}B$ 方向相同，故盘心处的合磁感应强度的大小为

$$B = \int \mathrm{d}B = \int_0^R \mu_0 n\sigma \pi \mathrm{d}r = \frac{\mu_0 \omega q}{2\pi R}$$

方向沿轴线与电流成右手螺旋关系。

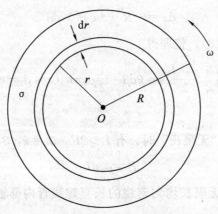

图 5.8　圆盘结构示意图

第三节　安培环路定理

一、真空中的安培环路定理

在静电场中，电场强度 E 沿任意闭合路径的环路积分为零，说明静电场是保守场。对由恒定电流所激发的磁场，也可用磁感应强度沿任一闭合曲线的线积分 $\oint \boldsymbol{B} \cdot \mathrm{d}\boldsymbol{l}$ 来反映它的某些性质。为简便起见，我们先来分析由无限长直电流产生的磁场的情形。

已知长直导线周围的磁感应线是一组以导线为中心的同心圆，如图 5.9（a）所示。

显然，在这种情况下，在所有与电流垂直的平面内磁场的性质都是相同的，我们可以讨论其中任意一个这样的平面内磁场的性质。在此平面内任取一闭合环路 L，沿 L 计算磁感应强度 $\boldsymbol{B}$ 的环路积分。

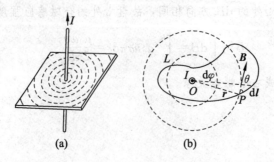

（a）　　　　　（b）

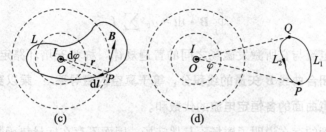

图 5.9　安培环路定理

首先讨论闭合环路 L 包围电流的情形，如图 5.9（b）所示的情形。在环路的任意一点 P 处的磁感应强度为

$$B = \frac{\mu_0}{2\pi} \cdot \frac{I}{r}$$

式中，r 是点 P 到直电流的距离，由图中的几何关系可得，$\mathrm{d}l\cos\theta = r\mathrm{d}\varphi$，按图中所示的绕行方向沿这条闭合曲线 $\boldsymbol{B}$ 矢量的线积分为

$$\oint_L \boldsymbol{B} \cdot \mathrm{d}\boldsymbol{l} = \oint_L B\cos\theta\,\mathrm{d}l = \oint_L Br\,\mathrm{d}\varphi = \int_0^{2\pi} \frac{\mu_0}{2\pi} \frac{I}{r} r\,\mathrm{d}\varphi$$

$$= \frac{\mu_0 I}{2\pi} \int_0^{2\pi} \mathrm{d}\varphi = \mu_0 I$$

如果沿同一曲线路径但改变绕行方向积分，如图 5.9（c）所示，则得

$$\oint_L \boldsymbol{B} \cdot \mathrm{d}\boldsymbol{l} = \oint_L B\cos(\pi-\theta)\,\mathrm{d}l = \oint_L -B\cos\theta\,\mathrm{d}l$$

$$= -\int_0^{2\pi} \frac{\mu_0 I}{2\pi}\,\mathrm{d}\varphi = -\mu_0 I$$

由计算结果可以看出，$\boldsymbol{B}$ 矢量的环流与闭合曲线的形状无关，它只和闭合曲线内所包围的电流有关。

如果所选闭合曲线中没有包围电流，如图 5.9（d）所示，此时我们从 O 点作闭合曲线的两条切线 OP 与 OQ，切点 P 和 Q 把闭合曲线分割成 L_1 和 L_2 两部分。按上面同样的分析，可以得出

$$\oint \boldsymbol{B} \cdot \mathrm{d}\boldsymbol{l} = \int_{L_1} \boldsymbol{B} \cdot \mathrm{d}\boldsymbol{l} + \int_{L_2} \boldsymbol{B} \cdot \mathrm{d}\boldsymbol{l} = \frac{\mu_0 I}{2\pi}\left(\int_{L_1} \mathrm{d}\varphi - \int_{L_2} \mathrm{d}\varphi\right) = 0 \tag{5.22}$$

即闭合曲线不包围电流时，$\boldsymbol{B}$ 矢量的环流为零。

虽然上述结果是从长直载流导线的磁场的特例推得的，但其结果有普适性，对于任意形状的通电导线的磁场都适用，并且当闭合曲线包围多根载流导线时也是适用的。所以，一般可写成

$$\oint_L \boldsymbol{B} \cdot d\boldsymbol{l} = \mu_0 \sum I \tag{5.23}$$

上式表达了电流与它所激发磁场之间的普遍规律，称为安培环路定理，可表述为：**在磁场中，任一闭合曲线 $\boldsymbol{B}$ 矢量的线积分，等于真空的磁导率 μ_0 乘以穿过以这闭合曲线为边界所张任意曲面的各恒定电流的代数和。**

安培环路定理的存在说明了磁场不是保守场，因而不存在标量势函数。这是恒磁场不同于静电场的一个十分重要的性质。

二、安培环路定理的应用

安培环路定理以积分的形式表达了恒定电流和它所激发磁场间的普遍关系，安培环路定理可以用来处理电流分布具有一定对称性的恒磁场问题，就像用高斯定理来处理电荷分布具有一定对称性的静电场问题一样。下面举几个例子来说明。

1. 长直载流导线的磁场

设长直导线上通有电流 I，方向如图 5.10 所示，求距此导线为 a 的 P 点的磁感应强度。

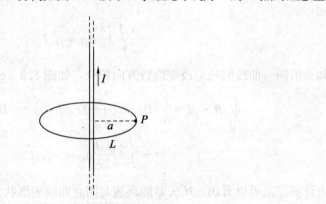

图 5.10 长直载流导线的磁场

过 P 点作一圆形曲线 L 为安培环路，环路的形状与绕行方向都与已知的磁感线相同，利用长直导线在同一磁感应线上各点 $\boldsymbol{B}$ 的大小相同和 $\theta_0 = 0$ 的条件，应用安培环路定理得

$$\oint_L B\cos\theta \, d\boldsymbol{l} = B\oint d\boldsymbol{l} = B 2\pi a = \mu_0 I$$

所以有

$$B = \frac{\mu_0 I}{2\pi a} \tag{5.24}$$

在这里，用安培环路定理只能求解 $\boldsymbol{B}$ 的大小，$\boldsymbol{B}$ 的方向为已知的。

2. 无限长载流圆柱体的磁场

设在半径为 R 的圆柱体导体中通有沿着轴向的电流 I，且电流在截面积上的分布是均匀的。如果圆柱形导体很长，那么磁场的分布是对称的，如图 5.11 所示。若 P 点离圆柱体轴线的垂直距离为 r，且 $r>R$，过 P 点作圆形的安培环路 L_1，由安培环路定理得

$$\oint_{L_1} B\cos\theta\, \mathrm{d}l = B2\pi r = \mu_0 I$$

所以有
$$B=\frac{\mu_0 I}{2\pi r} \qquad (r>R)$$

如果 P 点在圆柱体内，$0<r<R$，我们仍过 P 点作圆形的安培环路 L_2，应用安培环路定理得

$$\oint_{L_2} B\cos\theta\, \mathrm{d}l = B2\pi r = \mu_0\, \frac{I}{\pi R^2}\pi r^2$$

所以有
$$B=\frac{\mu_0 Ir}{2\pi R^2} \qquad (r<R) \tag{5.25}$$

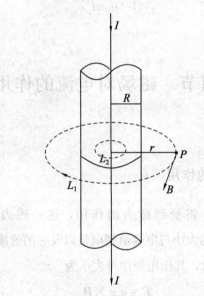

图 5.11　无限长载流圆柱体的磁场

3. 长直载流直螺线管内的磁场

如图 5.12 所示，一紧密缠绕的长直螺线管通以电流 I，由于它很长，管内中间部分的磁场是均匀的，方向和管轴线平行。

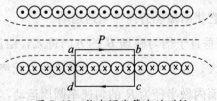

图 5.12　长直螺线管内的磁场

管外的磁场很弱，可以忽略不计，在螺线管内任选一点 P，过 P 点作一矩形封闭

曲线 $abcd$，对其应用安培定理得

$$\oint_L B\cos\theta\mathrm{d}l = \int_a^b B\cos\theta\mathrm{d}l + \int_b^c B\cos\theta\mathrm{d}l + \int_c^d B\cos\theta\mathrm{d}l + \int_d^a B\cos\theta\mathrm{d}l$$

$$= \mu_0 \sum_{i=1}^n I_i$$

因为 cd 在螺线管外，$B=0$，所以 $\int_c^d B\cos\theta\mathrm{d}l = 0$；$bc$ 和 da 两条线上各对应点上的

B 相同而积分路径相反，所以 $\int_b^c B\cos\theta\mathrm{d}l + \int_d^a B\cos\theta\mathrm{d}l = 0$。$ab$ 在螺线管内，管内为均

匀磁场，而 B 的方向由 a 到 b，故

$$\oint_L B\cos\theta\mathrm{d}l = \int_a^b B\mathrm{d}l = Bl_{ab} = \mu_0 \sum_{i=1}^n I_i = \mu_0 l_{ab} nI$$

所以有
$$B = \mu_0 nI \tag{5.26}$$

第四节　磁场对电流的作用

一、磁场对运动电荷的作用

电荷在磁场中运动时，将受到磁力的作用，这一磁力我们也称为**洛伦兹力**
(Lorentz Force)。洛伦兹力的大小与电荷所带电量以及它的速度有关。当电量为 q 的电
荷以速度 v 在磁场 $\boldsymbol{B}$ 中运动时，其作用规律可表示为

$$\boldsymbol{F} = q\,v \times \boldsymbol{B} \tag{5.27}$$

该式称为**洛伦兹力公式**。它的方向取决于 v 和 $\boldsymbol{B}$ 的矢积，大小可表示为

$$F = qvB\sin\theta \tag{5.28}$$

下面分 3 种情况来讨论电荷在均匀磁场中的受力情况：

(1) 电荷 q 以速率 v_0 沿着均匀磁场 $\boldsymbol{B}$ 的方向进入，由洛伦兹力公式（5.27）可知，
电荷将不受磁力的作用，它将沿磁场方向做匀速运动。

(2) 电荷 q 以速率 v_0 垂直于均匀磁场 $\boldsymbol{B}$ 的方向进入，由洛伦兹力公式（5.27）可
知，它受到的洛伦兹力最大，为 $F = qv_0B$。由于洛伦兹力始终与电荷的运动方向垂直，
电荷将在垂直于磁场的平面内做半径为 R 的匀速率圆周运动，如图 5.13 所示。

则有
$$qv_0B = m\frac{v_0}{R} \tag{5.29}$$

整理可得，电荷的轨道半径为

$$R = \frac{mv_0}{qB} \tag{5.30}$$

电荷沿圆形轨道绕行一周所需时间即周期 T，为

$$T = \frac{2\pi R}{v_0} = \frac{2\pi m}{qB} \tag{5.31}$$

单位时间内电荷绕行的圈数称为回旋频率，用 υ 表示，它是周期的倒数，即

$$\upsilon = \frac{qB}{2\pi m} \tag{5.32}$$

由上面（5.31）和（5.32）两式可以看出，电荷的周期 T 和回旋频率 υ 与电荷的速率 v_0 无关，这一点被用来在回旋加速器中来加速带电粒子。

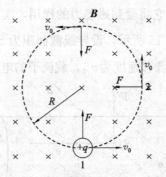

图 5.13　带电粒子垂直于磁场方向运动的轨迹

（3）电荷进入磁场时的速度 υ_0 与均匀磁场 $\boldsymbol{B}$ 的方向成一夹角 θ。这是可将速度 υ_0 分解为平行于 $\boldsymbol{B}$ 的分量 $\upsilon_{/\!/}$ 和垂直于 $\boldsymbol{B}$ 的分量 $\upsilon_\perp$，也就是说，电荷同时参与两个方向的运动，因为平行于 $\boldsymbol{B}$ 的分量 $\upsilon_{/\!/}$ 不受磁力的作用，所以电荷在该方向上一直做匀速直线运动；同时垂直于 $\boldsymbol{B}$ 的分量 $\upsilon_\perp$ 在磁力的作用下，将做匀速圆周运动。因此，电荷的合运动是以磁场方向为轴的等螺距螺旋运动，如图 5.14 所示。

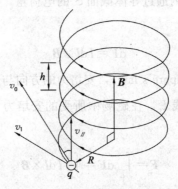

图 5.14　带电粒子在磁场中的螺旋运动

螺旋半径为

$$R = \frac{mv_\perp}{qB} = \frac{mv_0 \sin\theta}{qB} \tag{5.33}$$

螺旋周期为

$$T = \frac{2\pi R}{v_\perp} = \frac{2\pi m}{qB} \tag{5.34}$$

一个周期内粒子沿磁场方向前进的距离称为螺距，为

$$h = Tv_{/\!/} = \frac{2\pi mv_0 \cos\theta}{qB} \tag{5.35}$$

二、磁场对载流导线的作用

把载流导线置于磁场中，它将受到磁场力的作用，实质上是由磁场对载流导线中的运动电荷作用引起的。如图 5.15 所示，设导线截面积为 S，通过的电流为 I，导线单位体积的载流子个数为 n，平均漂移速度为 v_d，载流子的电量为 q。

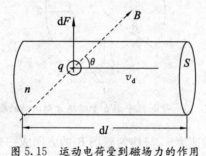

图 5.15　运动电荷受到磁场力的作用

在磁场 B 的作用下，每个载流子受到的洛伦兹力为 $\boldsymbol{F} = qv_d \times \boldsymbol{B}$。在导线上截取一电流元 $I\mathrm{d}\boldsymbol{l}$，该电流元中的载流子数为 $\mathrm{d}N = nS\mathrm{d}l$，因此整个电流元受到的磁力为

$$\mathrm{d}\boldsymbol{F} = nS\mathrm{d}l\ (qv_d \times \boldsymbol{B}) \tag{5.36}$$

式中 $nSqv_d$ 是单位时间内通过导体截面 S 的电荷量，也即电流 I，所以式（5.36）可写成

$$\mathrm{d}\boldsymbol{F} = I\mathrm{d}\boldsymbol{l} \times \boldsymbol{B} \tag{5.37}$$

上式称为**安培定律**（Ampere's law），安培力的方向与矢积 $\mathrm{d}\boldsymbol{l} \times \boldsymbol{B}$ 的方向相同。

对于任意形状的载流导线 L，在磁场中所受的安培力 $\boldsymbol{F}$ 等于各电流元所受安培力 $\mathrm{d}\boldsymbol{F}$ 的矢量和，即

$$\boldsymbol{F} = \int_L \mathrm{d}\boldsymbol{F} = \int_L I\mathrm{d}\boldsymbol{l} \times \boldsymbol{B} \tag{5.38}$$

式（5.38）就是我们计算安培力的公式。

下面我们就用安培定律来计算两根平行的长直载流导线之间的相互作用力。如图 5.16 所示，设真空中有两根平行的长直载流导线 a 和 b，相距为 d，它们分别通有同方向的电流 I_1 和 I_2，在导线 b 上任取一电流元 $I_2 \mathrm{d} l_2$，根据安培定律可知该电流元所受的磁场力 $\mathrm{d} \boldsymbol{F}_{21}$ 的大小为

$$\mathrm{d} F_{21} = B_1 I_2 \mathrm{d} l_2 \tag{5.39}$$

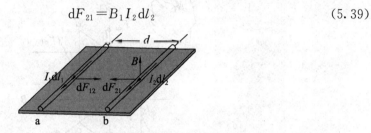

图 5.16　两根平行的长载流直导线的相互作用

式中，B_1 是导线 a 在电流元 $I_2 \mathrm{d} l_2$ 处的磁感应强度的大小，其值为

$$B_1 = \frac{\mu_0 I_1}{2\pi d} \tag{5.40}$$

因此，有

$$\mathrm{d} F_{21} = B_1 I_2 \mathrm{d} l_2 = \frac{\mu_0 I_1 I_2}{2\pi d} \mathrm{d} l_2 \tag{5.41}$$

$\mathrm{d} \boldsymbol{F}_{21}$ 的方向在两平行长直载流导线所决定的平面内，且指向导线 a。单位长度导线所受磁力的大小为

$$\frac{\mathrm{d} F_{21}}{\mathrm{d} l_2} = \frac{\mu_0 I_1 I_2}{2\pi d} \tag{5.42}$$

同理，载流导线 a 在单位长度上所受的磁力大小也是

$$\frac{\mathrm{d} F_{12}}{\mathrm{d} l_1} = \frac{\mu_0 I_1 I_2}{2\pi d} \tag{5.43}$$

方向在两平行长直载流导线所决定的平面内，且指向导线 b。

由此可见，两个同向电流的长直导线，通过磁场的作用，相互吸引；同理，两个反向电流的长直导线，通过磁场的作用，相互排斥。

三、载流线圈所受磁力矩

下面我们探讨一下载流线圈在磁场中的受力规律：如图 5.17 所示，在均匀磁场 $\boldsymbol{B}$ 中，一刚性平面矩形载流线圈 $abcd$，电流为 I，其边长分别为 l_1 和 l_2，ab 边、cd 边以及线圈的中心轴 OO' 均与 B 垂直。当线圈法线方向 e_n 与 $\boldsymbol{B}$ 之间的夹角为 θ 时，根据安培定律，导线 bc 和 da 所受的安培力大小分别为

$$F_{cb} = BIl_1 \sin (90° - \theta)$$

$$F_{da} = BIl_1 \sin (90° - \theta)$$

可见两者大小相等，方向相反，并在同一直线上，所以两力相互平衡。

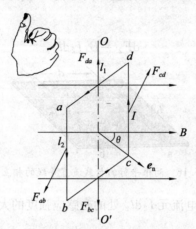

图 5.17 载流线圈在磁场中的受力规律

导线 ab 和 cd 所受的安培力大小为

$$F_{ab} = F_{cd} = BIl_2$$

可见两者大小相等，方向相反，但不在同一直线上，所以将有力偶产生，力偶臂为 $l_1 \sin \theta$，所以磁场对线圈作用的磁力偶矩大小为

$$M = F_{ab} l_1 \sin \theta = BIl_2 l_1 \sin \theta = BIS \sin \theta \tag{5.44}$$

式中，$S = l_2 l_1$，为线圈面积。

如果线圈有 N 匝，那么线圈所受磁力矩的大小为

$$M = NBIS \sin \theta = mB \sin \theta \tag{5.45}$$

式中，$m = NIS$，为线圈磁矩，它的方向就是载流线圈平面法线的正方向。

讨论：

(1) 当 $\theta = 0°$ 时，如图 5.18 所示，线圈法线 e_n 方向与 $\boldsymbol{B}$ 方向同向平行，$M = 0$，线圈不受磁力偶矩作用，此时线圈处于稳定平衡状态。

(2) 当 $\theta = 180°$ 时，如图 5.18 所示，线圈法线 e_n 方向与 $\boldsymbol{B}$ 方向反向平行，$M = 0$，线圈同样不受磁力偶矩作用。但如有外力干扰，线圈就会向 $\theta = 0°$ 处转动。因此，$\theta = 180°$ 时的状态为不稳定平衡状态。

(3) 当 $\theta = 90°$ 时，如图 5.18 所示，线圈法线 e_n 方向与 $\boldsymbol{B}$ 方向垂直，$M = M_{max} = mB$，此时线圈所受的磁力矩最大。

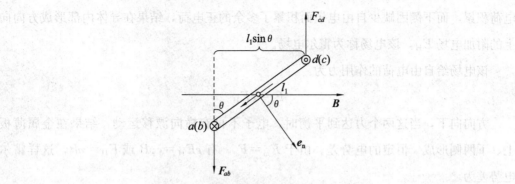

图 5.18　载流线圈在磁场中的受力规律

综上所述，平面载流线圈在均匀磁场中所受的安培力的合力为零，仅受到磁力偶矩的作用，只会发生转动，而不会发生平动。当载流线圈处于非均匀磁场中时，它不但受到磁力矩的作用，还将受到不为零的合力的作用。

利用磁场对载流线圈的作用，可以制造电动机、磁电式电流计等。

四、霍尔效应

1879 年，霍尔发现，把一载流导体薄板放在磁场中时，如果磁场方向垂直于薄板平面，则在薄板的上、下两侧面之间会出现微弱的电势差。这一现象为霍尔效应。该电势差为霍尔电势差。

霍尔效应的出现是导体中的运动电荷在磁场中受洛伦兹力的作用而发生横向漂移的结果。以金属导体为例，导体中的自由电子的运动方向和电流方向正好相反，如果在垂直于电流方向上有一均匀磁场 B，这些自由电子受洛伦兹力作用，其大小为

$$F_m = e\bar{v}B \tag{5.46}$$

式中，$\bar{v}$ 是电子定向运动的平均速度，e 是电子电量的绝对值，洛伦兹力方向向上，如图 5.19 所示。

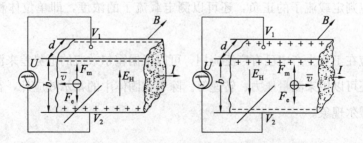

图 5.19　霍尔效应

这时自由电子除做宏观运动外，还将向上漂移，这使得金属薄板的上侧有多余的负

电荷积累，而下侧因缺少自由电子而积累了多余的正电荷，结果在导体内部形成方向向上的附加电场 E_H，该电场称为霍尔电场。

该电场给自由电荷的作用力为

$$F_e = eE_H$$

方向向下，当这两个力达到平衡时，电子不再有横向漂移运动，结果在金属薄板上、下两侧形成一恒定的电势差。由于 $F_m = F_e$，有 $eE_H = e\bar{v}B$ 或 $E_H = \bar{v}B$，这样霍尔电势差为

$$V_1 - V_2 = -E_H b = -\bar{v}Bb$$

设单位体积内的自由电子数为 n，则电流 $I = ne\bar{v}db$，代入得

$$U = V_1 - V_2 = -\frac{IB}{ned} \tag{5.47}$$

如果载流子是正电荷，电量为 q，则洛伦兹力向上，载流子向上漂移，如图 5.19 所示。这时霍尔电势差为

$$U = V_1 - V_2 = -\frac{IB}{nqd} \tag{5.48}$$

实验还测定，霍尔电势差的大小与电流 I 及磁感应强度 B 成正比，而与薄片沿 B 方向的厚度 d 成反比，即

$$U = V_1 - V_2 = R_H \frac{IB}{d} \tag{5.49}$$

式中，R_H 是一常量，称为霍尔系数，它仅与导体的材料有关。

比较式（5.47）、（5.48）和（5.49），可得霍尔系数，为

$$R_H = -\frac{1}{ne} \text{ 或 } R_H = \frac{1}{nq} \tag{5.50}$$

霍尔电势的正负取决于载流子的正负性质。因此，实验测定霍尔电势差或者霍尔系数，不仅可以判定载流子的正负，还可以测定载流子的浓度，即单位体积中的载流子数 n。

霍尔效应在工业生产中已有广泛应用，可以根据霍尔效应的电势差来测量磁感应强度、电流，还可以用来测量压力、转速等。除了在固体中的霍尔效应外，在导电流体中同样会产生霍尔现象。

五、质谱仪和回旋加速器

质谱仪（mass spectrometer）是用磁场和电场的各种组合来达到把电荷量相等但质

量不同的粒子分离出来的一种仪器。它是研究同位素的重要工具，也是测定粒子比荷的仪器。带电粒子的电荷和质量是粒子的最基本的属性，对带电粒子的电荷量、质量和两者比值的测定，以及在近代物理学中具有重大的意义，是研究物质结构的基础。

质谱仪的结构如图 5.20 所示，从离子源所产生的离子（$q>0$）先经过狭缝 S_1 和 S_2 之间的加速电场，再进入 P_1 与 P_2 之间的匀强电场 E 和同时存在的垂直纸面向外的均匀磁场 B'，离子在其中将受到电场力 $F_e = qE$ 和磁场力 $F_m = qv \times B'$ 的作用，两力的方向正好相反。

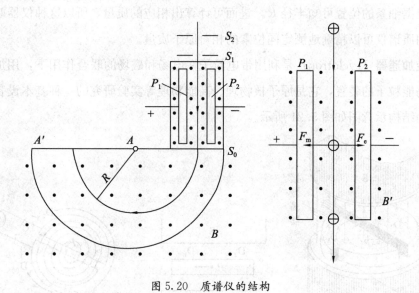

图 5.20　质谱仪的结构

显然，只有速度为 $v = \dfrac{E}{B'}$ 的离子满足 $qvB' = qE$，才能无偏转地通过两板间的狭缝沿直线运动，而那些速度大于或小于 v 的离子都将发生偏转落在 P_1 板或 P_2 板上。因此，我们可以利用这一装置挑选出具有一定速度的离子来，所以我们称该装置为速度选择器。经过速度选择器，离子以速度 $v = \dfrac{E}{B'}$ 从 S_0 处射出来，进入只有均匀磁场而没有电场的空间，均匀磁场的方向垂直纸面向外，磁感应强度为 B。离子进入这磁场后，只受到磁场力的作用而做匀速圆周运动，设半径为 R，则有

$$qvB = \frac{mv^2}{R}$$

整理得

$$\frac{q}{m} = \frac{v}{RB}$$

代入 $v = \dfrac{E}{B'}$ 得

$$R = \frac{mE}{qB'B} \qquad (5.51)$$

式中，m 是离子的质量，如果离子是一价的，$q = e$；如果是二价的，$q = 2e$；以此类推。所以，式中 q、E、B 和 B' 均为定值。只有 R 和离子质量 m 成正比，即从狭缝 S_0 处射出来的不同质量的同位素离子，在磁场 B 中做半径不同的圆周运动。所以，这些离子就按照质量的不同而分别射到照相底片 $A'A$ 上的不同位置，形成若干线谱状的细条，根据细条的位置可知半径 R，进而可计算出相应的质量，所以这种仪器叫做质谱仪。利用质谱仪可以精确地测定同位素的相对原子质量。

回旋加速器（cyclotron）是利用带电粒子在电场和磁场的联合作用下，用加速的方法得到高能粒子的装置，它是原子核物理、高能物理等实验研究的一种基本设备。回旋加速器的结构示意图如图 5.21 所示。

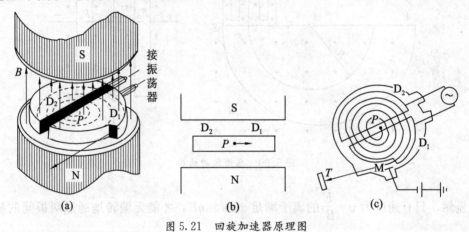

图 5.21　回旋加速器原理图

D_1 和 D_2 是高度密封在真空室里的两个电极，两个 D 形电极与高频振荡器连接，于是在电极之间的缝隙处就产生按一定频率变化着的交变电场。把两个 D 形电极放在电磁铁的两个磁极之间，便有一恒定的均匀磁场垂直于电极板平面。如果在两盒间缝隙中央的 P 处由离子源发射出带电粒子，这些带电粒子先在电场作用下被加速而进入盒 D_1，当粒子在盒内运动时，因为盒内空间没有电场，粒子的速率将保持不变，但由于受到垂直方向恒定磁场的作用而做圆形轨道运动，其轨道半径 R 为

$$R = \frac{v}{\left(\dfrac{q}{m}\right)B} \qquad (5.52)$$

式中，v 是粒子进入盒内的速率，$\dfrac{q}{m}$ 是粒子的比荷，粒子在这一半盒内运动所需时

间 t 是

$$t = \frac{\pi R}{v} = \frac{\pi}{\left(\frac{q}{m}\right)B} \tag{5.53}$$

由式（5.53）可见：t 的大小仅与粒子的比荷和磁感应强度有关，而与粒子的速度和回旋半径无关。如果振荡器的频率 $\upsilon = \frac{1}{2t}$，那么粒子从盒 D_1 出来到达缝隙时，缝隙中的电场方向恰好变成反向，粒子被再次加速，以较大速度进入 D_2 盒，并在 D_2 盒内以相应的较大速度做圆弧运动，再经过相同的时间 t 后，又回到缝隙而再次将被加速进入 D_1 盒。所以，只要加在 D 形电极上的高频振荡器的频率和粒子在 D 形盒中的旋转频率保持相等，以便保证带电粒子经过缝隙时受到电场力的加速。随着加速次数的增加，轨道半径也将逐渐增大，形成图中所示螺旋形状的运动轨道；最后用致偏电极 M 引出，从而获得高能离子束。如果在粒子被引出前最后一圈的半径为 R，按式（5.52）可知，引出粒子的速度为

$$v = \frac{q}{m}BR$$

所以，其动能为

$$E_k = \frac{1}{2}mv^2 = \frac{q^2}{2m}B^2R^2 \tag{5.54}$$

六、电磁泵和电磁船

电磁泵（electromagnetic pump）是处在磁场中的通电流体在电流力作用下向一定方向流动的一种泵。在医学上，常用于泵运血液或其他电解液。比如人工心肺机、人工肾装置等。

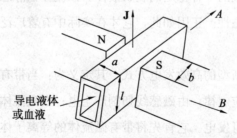

图 5.22　电磁泵原理结构示意图

电磁泵的特点主要有：（1）它是全部密封的，减少了液体受污染的机会；（2）没有任何运动的部件，使得血细胞免受损害。在生活中的应用也很广泛，比如用于饮料冲饮

机、蒸气清洗机、冲牙器、喷雾加湿器、过滤器增压、地毯清吸机等，其原理结构如图 5.22 所示，在液体中通过电流，使电流的方向垂直于磁感应强度 B，则液体受到一个沿管子方向的推力 F（$F = jBabl$），使它向前流动。

电磁船（electromagnetic pump）是一种既没有螺旋桨又没有舵的现代船只。船体外形和普通船只没有什么不同，只是在内部构造上有其独到的特点。行驶时，往超导材料做成的线圈上通以强电流，使船只周围的海水产生强大磁场。同时，在海水中设置的电极，利用海水的导电特性形成通电回路而使海水带电。这样，带电的海水在强大磁场的作用下，就会产生一种使海水发生运动的电磁力。于是，船体就在这种电磁力的反作用推动下向前驶动。与此同时，超导电磁船所获得的推力，与通过海水的电流大小和超导线圈产生的磁场强度成正比关系。因此，只要控制进入超导线圈和电极的电流大小及方向，就可以控制船只航行的速度和方向，并且能够做到瞬时启动、瞬时停止、瞬时改变方向，具有其他各种类型船只不可比拟的优越性。美国和日本都进行过电磁船的试验。1976 年，日本神户商船大学的科学家先后制成了两艘电磁船模型。根据对这两艘船试验结果的分析，他们设计出第一艘代号为 ST-4000B 的载重量为 4000 t 的超导电磁破冰船。不过，由于目前超导技术在实际应用中还有很大困难，这一设计要变成现实还需一段时间。可以相信，随着科技的不断发展，具有实用价值的各种电磁船将问世下水，驶向五湖四海。

七、磁流体发电

磁流体又称磁性液体、铁磁流体或磁液，是一种新型的功能材料，它既具有液体的流动性，又具有固体磁性材料的磁性。

磁流体是由直径为纳米量级（10 nm 以下）的磁性固体颗粒、基载液（也叫媒体）以及界面活性剂混合而成的一种稳定的胶状液体。该流体在静态时无磁性吸引力，当外加磁场作用时才表现出磁性。正因如此，它才在实际中有着广泛的应用，在理论上具有很高的学术价值。

磁流体发电是一种新型的高效发电方式，其定义为：当带有磁流体的等离子体横切穿过磁场时，按电磁感应定律，由磁感线切割产生电；在磁流体流经的通道上安装电极和外部负荷连接时，则可发电。它首先将带有磁流体的等离子体在高温下以极高的速度横切喷射到具有强磁场的管道中去，等离子体中高速运动的正、负电荷在磁场中受到洛伦兹力的作用而分别向两极偏移，于是将会在两极间产生电压。

磁流体发电是一种新型的发电方法。它把燃料的热能直接转化为电能，省略了由热

能转化为机械能的过程，因此效率较高，可超过 60%。同样烧 1 t 煤，它能发电
4500 kW·h，而汽轮发电机只能发电 3000 kW·h。这种发电方法对环境的污染也小。

八、生物医学电磁传感器

电磁血液流量计　如图 5.23 所示，若血液的平均速度为 v，血液流动方向与外磁场 **B**
的方向相互垂直。血液中申量为 q 的正、负离子在外磁场中分别受到一个大小相等、方向
相反的洛伦兹力的作用，于是正、负离子将分别聚集于血管壁的两侧，在其间形成霍尔电
势差 U 和电场 E_H。假设正、负电荷均匀分布在直径为 D 的血管相对应的两侧，所形成的
电场为匀强电场，当达到平衡时，带电粒子所受的洛伦兹力和所受的电场力大小相等。

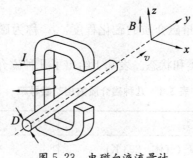

图 5.23　电磁血液流量计

于是有

$$qvB = qE_H \tag{5.55}$$

由

$$E_H = \frac{U}{D}$$

得

$$qvB = q\frac{U}{D}$$

所以，有

$$v = \frac{U}{BD} \tag{5.56}$$

因此，通过对霍尔电势差的测定，就可以确定血液流速的大小。

第五节　磁介质

由于磁场和实物之间的相互作用，使实物物质处于一种特殊状态，从而改变原来磁
场的分布。这种在磁场作用下其内部状态发生变化，并反过来影响磁场存在或分布的物

质，称为**磁介质**（magnetic medium）。

磁介质在磁场作用下内部状态的变化叫作**磁化**。真空也是一种磁介质。磁场强度与磁通密度间的关系取决于所在之处磁介质的性质。这种性质来源于物质内分子、原子和电子的性状及其相互作用。

一、介质中的磁场

磁场强度为 B_0 的磁场中放入某种磁介质后，磁介质磁化后将激发附加磁感应强度 B'，这时磁场中任一点的磁感应强度 B 等于 B_0 和 B' 的矢量和，即

$$B = B_0 + B' \tag{5.57}$$

我们用比值 $\mu_r = \dfrac{B}{B_0}$ 来衡量磁介质的磁化程度，μ_r 称为磁介质的相对磁导率，无量纲，其值取决于磁介质的种类和状态。表 5.1 给出了几种磁介质的相对磁导率。

表 5.1 几种磁介质的相对磁导率

磁介质种类		相对磁导率
顺磁质 $\mu_r > 1$	氧（气体，293 K）	$1 + 344.9 \times 10^{-5}$
	铝（293 K）	$1 + 1.65 \times 10^{-5}$
	铂（293 K）	$1 + 26 \times 10^{-5}$
抗磁质 $\mu_r < 1$	氢（气体）	$1 - 3.98 \times 10^{-5}$
	铜（293 K）	$1 - 1.0 \times 10^{-5}$
	汞（293 K）	$1 - 2.9 \times 10^{-5}$
铁磁质 $\mu_r \gg 1$	纯铁	5×10^3（最大值）
	硅钢	7×10^2（最大值）
	坡莫合金	1×10^5（最大值）

对于线性各向同性的磁介质，实验发现

$$\frac{B_0}{\mu_0} = \frac{B}{\mu_0 \mu_r} \tag{5.58}$$

令 $\mu = \mu_0 \mu_r$，称其为磁介质磁导率，其单位与 μ_0 相同。

定义辅助量——**磁场强度** H（magnetic field strength）

$$H = \frac{B}{\mu} \tag{5.59}$$

磁场强度 H 的单位是 $A \cdot m^{-1}$。

可以证明

$$\oint_L \boldsymbol{H} \cdot \mathrm{d}\boldsymbol{l} = \sum_{L内} I_0 \tag{5.60}$$

也就是说磁场强度 H 沿任一闭合路径的环路积分等于穿过以该闭合路径为周界的任意曲面的传导电流的代数和，故这一关系也称为 $\boldsymbol{H}$ 的安培环路定理。

当磁场中充满均匀的线性各向同性的磁介质时，磁场中各点的磁感应强度 $\boldsymbol{B}$ 与磁介质有关，而磁场强度 $\boldsymbol{H}$ 则与磁介质无关。所以，在处理有磁介质存在的磁场问题时，应先由已知的传导电流 I_0 的分布通过 $\boldsymbol{H}$ 的安培环路定理求出 H，再由已知的 μ_r 通过式（5.59），求出磁感应强度 $\boldsymbol{B}$。

二、顺磁质、抗磁质、铁磁质

在磁场作用下其内部状态发生变化，并反过来影响磁场分布的物质，我们称其为**磁介质**，磁介质在磁场的作用下内部状态的变化叫作**磁化**。根据磁介质的磁化特性，可以把磁介质分为两大类：第一类叫作顺磁质和抗磁质，它们磁化后产生的磁性都非常弱，属于弱磁材料；第二类叫作铁磁质，它磁化后能产生极强的磁性，是强磁材料。下面分别介绍三者的区别与联系。

磁场强度为 $\boldsymbol{B}_0$ 的磁场中放入某种磁介质后，磁介质磁化后将激发附加磁感应强度 $\boldsymbol{B}'$，这时磁场中任一点的磁感应强度 $\boldsymbol{B}$ 等于 $\boldsymbol{B}_0$ 和 $\boldsymbol{B}'$ 的矢量和，即

$$\boldsymbol{B} = \boldsymbol{B}_0 + \boldsymbol{B}'$$

由于磁介质有不同的磁化特性，它们磁化后所激发的附加磁场会有所不同。有一些磁介质磁化后使得磁介质中的磁感应强度 B 稍大于 B_0，即 $B > B_0$，这类磁介质称为顺磁质，例如锰、铬、铂、氮等都属于顺磁质。另一些磁化介质磁化后使磁介质中的磁感应强度 B 稍小于 B_0，即 $B < B_0$，这类磁介质称为抗磁质，例如水银、铜、硫、氯、金、锌、铅等都属于抗磁性物质。一切抗磁质和大多数顺磁质有一个共同点，那就是它们所激发的附加磁场极其微弱，也就是说 B 和 B_0 相差很小。此外，还有另一类磁介质，它们磁化后所激发的附加磁感应强度 B' 远大于 B_0，使得 $B \gg B_0$，这类能显著地增强磁场的物质，称为铁磁质，例如铁、钴、镍以及这些金属的合金。

三、超导体及其磁学特性

通常物质的电阻与温度有关，随着温度的降低，金属的导电率就会变大。1911 年，荷兰物理学家卡曼林—昂尼斯（H. K. Onnes）在检测水银的低温电阻时，发现 4.2 K 时电阻突然消失。实验展示了如图 5.24 所示的结果。

图中纵坐标是在该温度下的水银电阻与 0℃时水银电阻之比。由此可以看出，物质在低温下电阻突然消失，就意味着具有超乎寻常的导电能力，因而人们把物质的温度下降到某一定值时，该物质的电阻完全消失的这一现象称为**超导现象**。物质失去电阻的性质叫**超导电性**。凡是具有超导电性的物质称为**超导体**。当超导体显示出超导电性时，我们就说它处于超导态。超导体开始失去电阻的温度称为超导转变温度或者临界温度，用符号 T_c 表示。由正常态向超导态的过渡是在一个温度间隔内完成的，我们把这个温度间隔称为转变宽度，用符号 ΔT_c 表示。不同性质的材料，它们的转变宽度是不一样的。由于转变宽度的存在，通常我们把样品电阻下降到正常态电阻值一半时所处的温度定义为 T_c。

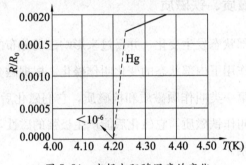

图 5.24　水银电阻随温度的变化

根据已经发现的超导体，可以概括出能够成为超导体的物质：（1）超导金属元素位于门捷列夫周期表的中部，而一价金属、铁磁质和抗磁质都不是超导体；（2）许多化合物或合金也具有超导性，并且它们的转变温度较高。

由于超导金属电阻为零，当恒定直流电流通过超导金属时，金属两端不产生电势差，导体内电场为零，因而也不产生功耗。把超导金属制成圆环，用电磁感应在圆环中激起电流，这种电流持续时间可达数年之久。但是，在常温下超导体的导电性比普通金属差。

第六节　磁场的生物效应

一、生物磁现象

人体的许多功能和活动都是电荷运动后通过神经系统的活动来传导的，所以伴随着生物电现象的同时必然有生物磁现象的产生。生物磁信号非常微弱，心磁场约为 10^{-11}

T，脑磁场只有约 10^{-12} T 等。产生生物磁场的另一个原因是，某些铁磁性物质被吸入肺脏或食物进入胃肠器官并沉积在里面，当这些磁性物质被地磁场或外界磁场磁化后，就成为小磁石残留在体内，从而也在体外产生一定的生物磁场。这种铁磁性物质将会对生物机体造成污染，其磁信号可高达 10^{-8} T。还有，在外界因素的刺激下，生物机体的某些部位可产生一定的诱发电位，同时也产生一定的诱发磁场。

　　1963 年，鲍莱（Baule）等人首先记录了人体心脏所产生的磁场，称其为心磁图（MCG）。随着对心磁图的不断深入研究，并对照研究大量心脏病患者心电图和心磁图的资料后如图 5.25 所示，发现对某些疾病的正确诊断率，心磁图可有 40％～55％，而心电图只有 14％～20％。

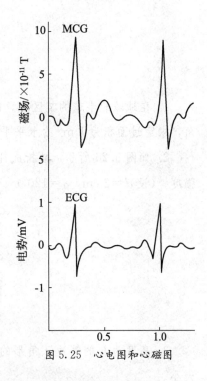

图 5.25　心电图和心磁图

　　某些心脏疾病，如心肌缺血、心房过负荷及心脏病理性肥大等症状，在心电图还未出现异常时，心磁图已有表现。

　　1968 年，科恩（Cohen）首次在头颅的枕部测到与脑电图相对应的自发脑磁图，目前用脑磁图来确定癫痫病人的病灶部位明显优于脑电图。

　　另外，我们还用肺磁场随时间变化的曲线也即肺磁图（MPG）来检测肺部受到磁污染的职业病人。目前，对生物磁信号的测量除上述几方面外，对眼磁场、神经磁场和肌磁场等的研究也十分活跃。

二、磁场的生物效应

　　大量的实验和临床实践表明：磁场对生命体的活动及其生理、生化过程有一定影响。这些影响与磁场强度、磁场类型、磁场方向以及作用时间有关。小鼠处在被屏蔽的磁场中，体内酶的活性将发生较大的变化，寿命明显缩短；而 0.5 T 的磁场对小鼠有致死作用。恒定磁场抑制组织再生和愈合，而脉冲磁场可促进骨的愈合。交变磁场的频率也影响其对生物机体的作用。磁场的生物效应还与磁场作用时间的长短有关。

　　目前，磁场疗法已广泛地应用于临床，对某些疾病如活血化瘀、消炎镇疼、安神降压、肌肉劳损、关节炎及气管炎等，均有较好的疗效。

习题五

1. 在地球北半球的某区域，磁感应强度的大小为 4×10^{-5} T，方向与竖直线成 $60°$ 角，求穿过面积为 1 m² 的水平平面的磁通量。

2. 如图 5.26 所示，被折成钝角的长直导线中通有 20 A 的电流，求 A 点的磁感应强度。（设 $d=2$ cm，$\alpha=120°$）

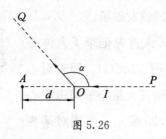

图 5.26

3. 高度为 h 的等边三角形的回路通有电流 I，试求该三角形中心处的磁感应强度大小。

4. 一密绕的圆形线圈，直径是 0.4 m，线圈中通有电流 2.5 A 时，在线圈中心的 $B=1.26\times10^{-4}$ T，则线圈有多少匝？

5. 在一个电视显像管的电子束中，电子能量为 12000 eV，这个显像管的取向使电子水平地由南向北运动，该处地球磁场的垂直分量向下，大小为 $B=5.5\times10^{-5}$ T，则电子的加速度是多少？

6. 一回旋加速器 D 形电极圆壳的最大半径为 $R=60$ cm，用它来加速质量为 1.67×10^{-27} kg、电荷量为 1.6×10^{-19} C 的质子，要把它从静止加速到 40 MeV 的能量，求所需的磁感应强度。

7. 霍尔效应实验中，宽 10 cm、长 4.0 cm、厚 1.0×10^{-3} cm 的导体沿长度方向载有 3.0 A 的电流，当磁感应强度 $B=1.5$ T 的磁场垂直地通过该薄导体时，产生 1.0×10^{-5} V 的霍尔电压（在宽度两端）。试求：

(1) 载流子的漂移速度；

(2) 每立方厘米的载流子数。

8. 有一根长为 50 cm、质量为 10 g 的直导线，用细线平挂在磁感应强度为 1 T 的匀强磁场中，如图 5.27 所示，则导线中通以多大的电流、流向如何时才能使线的张力为零？

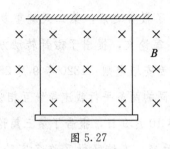

图 5.27

9. 一均匀磁化棒的体积为 1000 cm³，其磁矩为 800 A·m²。若棒内的磁感应强度为 0.1 Wb/m²，求棒内磁场强度的值。

10. 铁环的平均直径为 15 cm，截面积为 7 cm²，在环上均匀地密绕线圈 500 匝。

(1) 线圈中电流为 0.6 A，铁的相对磁导率 $\mu_r = 800$ 时，铁芯中的磁通量是多少？

(2) 当铁芯中的磁通量等于 4.8×10^{-4} Wb，$\mu_r = 1200$ 时，线圈中通有多大的电流？

科学家介绍

安　培

安德烈·玛丽·安培，法国物理学家，在电磁作用方面的研究成就卓著，对数学和化学也有贡献。电流的国际单位安培即以其姓氏命名。

安培生于里昂一个富商家庭。他小时候记忆力极强，数学才能出众。他父亲受卢梭的教育思想影响很深，决定让安培自学，经常带他到图书馆看书。安培自学了《科学史》《百科全书》等著作。他对数学最着迷，13 岁就发表第一篇数学论文，论述了螺旋线。1799 年，安培在里昂的一所中学教数学。1802 年 2 月，安培离开里昂到布尔格学院讲授物理学和化学，4 月他发表一篇论述赌博的数学理论，显露出极好的数学根底，引起了社会上的注意。后来应聘在拿破仑创建的法国公学任职。1808 年，安培任法国帝国大学总学监。1809 年，任巴黎工业大学数学教授。1814 年，当选法国科学院院士。1824 年，任法兰西学院实验物理学教授。1827 年，当选英国伦敦皇家学会会员。他还是柏林、斯德哥尔摩等科学院的院士。

安培在物理学方面的主要贡献是对电磁学中的基本原理有重要发现，如安培定律、安培定则和分子屯流等。1820 年 7 月 21 日，丹麦物理学家奥斯特发现了电流的磁效应。法国物理学界长期信奉库仑关于电、磁没有关系的信条，这个重大发现使他们受到极大的震动，以阿拉果、安培等为代表的法国物理学家迅速作出反应。1820 年 8 月末，阿拉果在瑞士听到奥斯特成功的消息，立即赶回法国，9 月 11 日就向法国科学院报告了奥斯特的实验细节。安培听了报告之后，第二天就重复了奥斯特的实验，并于 9 月 18 日向法国科学院报告了第一篇论文，提出了磁针转动方向和电流方向的关系服从右手定则，以后这个定则被命名为安培定则。1820 年 9 月 25 日，安培向科学院报告了第二篇论文，提出了电流方向相同的两条平行载流导线互相吸引，电流方向相反的两条平行载流导线互相排斥。1820 年 10 月 9 日，报告了第三篇论文，阐述了各种形状的曲线载流导线之间的相互作用。后来，安培又做了许多实验，并运用高度的数学技巧于 1826 年总结出电流元之间作用力的定律，描述两电流元之间的相互作用与两电流元的大小、间距以及相对取向之间的关系。后来人们把这个定律称为安培定律。1820 年 12 月 4 日，安培向科学院报告了这个成果。安培并不满足于这些实验研究的成果。1821 年 1 月，他提出了著名的分子电流的假设，认为每个分子的圆电流形成 10 个小磁体，这是形成物体宏观磁性的原因。安培还对比了静力学和动力学的名称，第一个把研究动电的理论称为"电动力学"，并于 1822 年出版了《电动力学的观察汇编》，1827 年出版了《电动力学现象的数学理论》。此外，安培还发现，电流在线圈中流动的时候表现出来的磁性和磁铁相似，创制出第一个螺线管，在这个基础上发明了探测和量度电流的电流计。

他曾研究过概率论和积分偏微分方程，这显示出他在数学方面奇特的才能。他还做过化学研究，几乎与 H. 戴维同时认识到元素氯和碘，比 A. 阿伏伽德罗晚 3 年导出阿伏伽德罗定律。安培的研究还涉及哲学、化学等领域，他甚至还研究过植物分类学上的复杂问题。

1836 年，安培以大学学监的身份外出巡视工作，途中不幸染上急性肺炎，医治无效，于 6 月 10 日在马赛去世，终年 61 岁。后人为了纪念安培，用他的名字来命名电流强度的单位，简称"安"。

安培最主要的成就是 1820～1827 年对电磁作用的研究，其间，他：

(1) 发现了安培定则；

(2) 发现电流的相互作用规律；

(3) 发明了电流计；

(4) 提出分子电流假说；

(5) 总结了电流元之间的作用规律——安培定律。

现代物理知识

高温超导

从超导现象发现后，科学家一直寻求在较高温度下具有超导电性的材料。然而，到

1985 年所能达到的最高超导临界温度只有 23 K，所用材料是 Nb_3Ge。1986 年 4 月，美国 IBM 公司的 K. A. Muller 和 J. G. Bednorz 宣布钡镧铜氧化物在 35 K 时出现超导现象。1987 年超导材料的研究出现了划时代的进展。先是年初华裔美籍科学家朱经武、吴茂昆宣布制成了转变温度为 98 K 的钇钡铜氧超导材料，其后在 2 月 24 日中国科学院物理所的赵忠贤、陈立泉等 13 位科技人员制成了主要成分为钡、钇、铜、氧四种元素的钡基氧化物超导材料，其零申阻的温度为 78.5 K。几乎同一时期，日、苏等科学家也获得了类似的成功。这样科学家们就获得了液态氮温区（91 K）的超导体，这一突破性的成果可能带来许多科学领域的革命，它将对电子工业和仪器设备发生重大影响，并为实现电能超导输送、数字电子学革命、大功率电磁铁和新一代粒子加速器的制造等提供实际可能。目前，中、日、美、俄等国家都在大力开发高温超导体的研究工作。

第六章

光的波动性

1. 掌握杨氏双缝干涉、薄膜干涉、弗朗和费单缝衍射、光栅衍射的基本原理和公式。

2. 理解光程、光程差、半波损失等概念。

3. 掌握偏振的有关概念及马吕斯定律。

4. 理解物质的旋光性。

5. 了解光的吸收的相关知识。

1. 失败孕育着成功的萌芽：迈克尔逊—莫雷干涉仪是依据分振幅产生双光束实现干涉。为了寻找绝对参考系（以太），迈克尔逊、莫雷利用这种干涉仪完成了"以太"漂移实验，最终以不存在"以太"的结果告终，但是这看似失败的结果却预示着人们即将迈进相对论时空观的大门。

2. 否定之否定规律是唯物辩证法的基本规律，它揭示了事物发展的前进性与曲折性的统一，表明了事物的发展不是直线式前进而是螺旋式上升的。对光的本性的认识中，牛顿倡导的微粒说和惠更斯主张的波动说进行了上百年的争论，最后由杨氏双缝干涉实验和光电效应实验证实了光的波粒二象性。

3. 光的干涉是一种光的共振现象。共振就像纽带将万物相连，人类的思想也可以产生共振，如新民主主义革命初期"五四运动"就是一种思想的共振。

人们生存在光的世界里，从生活到工作，从国防到产业，从教育到科研，从文化到艺术，各行各业都离不了光，可以讲没有光就没有人类世界。光究竟是什么？自古以来人们对此曾有过种种猜测。关于光的本性问题，早在 17 世纪便形成了两种对立的学说，以牛顿为代表的光微粒说和以牛顿同时期的荷兰物理学家惠更斯为代表的光波动说。科学发展到 19 世纪，对一些光的干涉和衍射实验的成功解释使人们逐渐认识到光是一种波动。英国物理学家麦克斯韦建立了电磁波理论，指出光波本质上是一种电磁波。

通常意义上的光是指可见光，即能引起人们视觉的电磁波，可见光只占整个电磁波中一个非常小的波段（400～760 nm），而红外线和紫外线所占的区域则大得多，红外线的波长为 760～5×10^5 nm，紫外线的波长为 5～400 nm。

研究光现象、光的本质、光与物质的相互作用等规律的学科称为光学。光学可分为几何光学（直线传播理论）与波动光学（电磁波传播理论），波动光学又分为线性波动光学（遵守波动叠加原理）与非线性波动光学（不遵守波动叠加原理）。本章主要是对线性波动理论进行阐述，涉及光的发光机制、光的干涉和光的衍射、光的偏振以及光的吸收等内容及所遵循的基本规律。

第一节 光的干涉

一、相干光源

光是电磁波，但在一般情况下看不到光的干涉现象。波动理论指出，只有相干波即频率相同、振动方向相同、初相位相同或相位差恒定的波源所发射的波，才能发生干涉。对于机械波来说，相干波容易获得，例如击打两个完全相同的音叉，就可产生声的干涉。

但对于光波来说，即使是两个完全相同的普通光源（例如两个同样的钠光灯），相干条件仍然不能满足，这是由光源发光本质决定的。普通光源物质是由大量的分子或原子构成的，发光是其分子或原子进行的一种微观过程。按照现代物理学理论，一个孤立的原子，其能量只能取一系列分立值 E_1，E_2，…，E_n。这些分立的能量值称为**能级**（energy level）。原子处于最低能级的状态称为**基态**（ground state），其他较高能级的状态称为**激发态**（excited states）。通常，原子大多处于基态，因为这一能态最稳定。但由于外界的作用，处于低能态的原子获得能量后会跃迁到较高的能级而处于激发态。处于激发态的原子很不稳定，很快会自发地跃迁回基态或较低能态，并以发光的形式释放出能量。原子的跃迁过程约为 10^{-8} s，这也是原子一次发出光波的持续时间。因此，一个原子每次发光只能是发出一段长度有限、频率一定和振动方向一定的光波，这样一段光波称为一个**波列**。普通光源发出的光波是由其中大量彼此独立、互不相关的原子发出的一系列有限长的波列组成，一个原子经一次跃迁发光后可以再次被激发到较高能级，进行再次发光，因此原子发光具有间歇性。因此，即使同一个原子先后发出两个波列之间的相位差也是不固定的，而且随时间迅速地做无规则的变化。在观察和测量的时段内，普通光源物质中存在大量的分子或原子，几乎每一瞬间都有相当数量的原子在发光，虽说每个原子一次发光的频率、初相位和振动方向都是确定的，但是各原子的发光相互独立，频率、振动方向等可以互不相同。因此，从整体上说，两个普通光源或者同一个光源的不同部分发出的光并不满足干涉条件。

要研究光的干涉现象，首先要解决如何获得相干光的问题。利用某些方法将从同一光源同一点发出的光分成两束，在空间经过两个不同的路径传播后再重叠起来，就可实现**光的干涉**（interference of light）。这是因为，光源中任一原子或分子发出的任一光波所分成的两束光（相当于两个次级光源），来自同一个发光点，发光点可能发生的任何变化都在这两个次级光源中同时出现，由同一发光点派生出来的两个次级光源可认为是**相干光源**（coherent light source）。相干光源发出的两束光必然满足相干条件而成为**相干光**（coherent light）。利用同一光源获得相干光一般有两种方法：分割波阵面法，如杨氏双缝、菲涅耳双镜和劳埃镜等；分割振幅法，如薄膜的干涉等。下面介绍几种实现光波干涉的实验。

二、杨氏双缝实验

1801 年，英国医生托马斯·杨（T. Young）在不可能具备现代发光机理知识，但只是紧紧扣住了干涉条件的情况下，创造性地在历史上首先设计出来双缝干涉实验装置，最早利用单一光源形成了两束相干光，从而观察到了光的干涉现象，并用光的波动性解释了这一现象。杨氏双缝实验具有重要的历史意义，对于 19 世纪初光的波动说得以复兴起到了关键性的作用。

杨氏双缝干涉实验装置如图 6.1 所示，用强烈的单色平行光照射不透明遮光板上单狭缝 S，由它发出的光波到达另外两个与其平行的狭缝 S_1 和 S_2，根据惠更斯原理，S 作为新波源向各个方向发射子波。子波分别通过两个与其平行的狭缝 S_1 和 S_2 射向前方，由于 S_1 和 S_2 相距很近，且 S 到 S_1 与 S_2 距离相等，这两个光源是同相的相干光源。当光从 S_1 和 S_2 射出并在空间相遇，可在屏上形成稳定的明暗相间的**干涉条纹**

（interference fringe）。

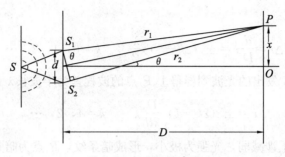

图 6.1　杨氏双缝实验

下面，我们根据波的干涉条件对这一实验进行定量分析：讨论相干光源 S_1 和 S_2 在屏上产生干涉条纹的分布情况。在图 6.1 中，设 S_1 与 S_2 的距离为 d，S_1 和 S_2 到屏的距离为 D。实验装置中，从两缝到屏的距离 D 远大于两缝间的距离 d。令 P 为屏上的任一点，$\overline{OP}=x$，r_1 和 r_2 分别是从 S_1 和 S_2 到 P 点的距离，则由 S_1 和 S_2 发出的光到 P 点的波程差为

$$\Delta r = r_2 - r_1 \approx d \sin \theta$$

根据图 6.1 中各个物理量之间的几何关系，则有

$$r_2^2 = D^2 + \left(x + \frac{d}{2}\right)^2$$

$$r_1^2 = D^2 + \left(x - \frac{d}{2}\right)^2$$

两式相减，得

$$r_2^2 - r_1^2 = (r_2 - r_1)(r_2 + r_1) = \Delta r (r_2 + r_1) = 2dx$$

考虑到 $D \gg d$，$D \gg x$，$r_2 + r_1 \approx 2D$，由 S_1 和 S_2 发出的光到 P 点的波程差为

$$\Delta r = \frac{d}{D} x$$

两列波的干涉条件取决于波程差与入射光波波长之间的关系，当

$$\Delta r = \frac{d}{D} x = \pm k\lambda \qquad k = 0,\ 1,\ 2,\ \cdots \tag{6.1}$$

即当从 S_1 和 S_2 发出的光波到屏幕上 P 点的波程差为入射光波波长 λ 的整数倍（或半波长的偶数倍）时，或当

$$x = \pm k \frac{D}{d} \lambda \qquad k = 0,\ 1,\ 2,\ \cdots \tag{6.2}$$

时，两列波在 P 点干涉加强，光强为极大，形成明条纹，P 点为明条纹中心。当 $k=0$ 时，$x=0$，即在 O 点出现明条纹，称为中央明条纹。其他与 $k=1$，2，$\cdots$ 相对应的明

条纹分别称为第一级、第二级……明条纹。式中的正负号表示条纹在 O 点两侧对称分布。当

$$\Delta r = \frac{d}{D} x = \pm (2k-1) \frac{\lambda}{2} \qquad k=0, 1, 2, \cdots \qquad (6.3)$$

即当从 S_1 和 S_2 发出的光波到屏幕上 P 点的波程差为半波长 λ 奇数倍时，或当

$$x = \pm (2k-1) \frac{D}{2d} \lambda \qquad k=1, 2, \cdots \qquad (6.4)$$

时，两列波在 P 点干涉减弱，光强为极小，形成暗条纹，P 点为暗条纹中心。与 $k=1$，2，…相对应的暗条纹分别称为第一级、第二级…暗条纹。

相邻两明条纹间或相邻两暗条纹间的距离称为条纹间距，从式（6.2）和（6.4）可以求得条纹间距为

$$\Delta x = \frac{D\lambda}{d} \qquad (6.5)$$

从上面的分析中可知：双缝干涉条纹是在中央明纹两侧对称分布、明暗相间、等间距排列的平行直条纹。由式（6.2）可知，对入射的单色光，若已知 d 和 D 的值，并且测出第 k 级明条纹到 O 点的距离 x，可计算出单色光的波长。由式（6.5）可知，若 d 和 D 的值不变，则 Δx 与 λ 成正比。波长较短的光（如紫光），干涉条纹间距小；波长较长的光（如红光），干涉条纹间距大。如果用白光入射，则只有 $k=0$ 的中央明纹因各单色光重合而显示为白色，其他各级明纹因入射光波长不同，它们的极大所出现的位置相互错开而变成从紫色到红色，以 O 点对称的彩色条纹。

继杨氏实验后，一些科学家用各种获得相干光的方法进行了干涉实验。劳埃（H. Lloyd）设计了另一种观察干涉现象的实验装置，如图 6.2 所示。在这个装置中，单色缝光源 S_1 与平面反光镜 KL 平行放置。由 S_1 发出的光，一部分直接射到光屏上，另一部分经平面镜 KL 反射后再照射到光屏上。这两部分光也是相干光，在屏上的重叠区域也能产生干涉图样。设 S_2 是 S_1 在平面镜中的虚像，则反射光到达屏上任一点所经过的几何路程，与假定这光是直接从 S_2 发出的一样，因而可以将 S_2 看作是反射光的光源，而且与 S_1 构成相干光源。图中阴影部分表示相干光重叠的区域。当把光屏放在这个区域内时，屏上即可出现明暗相间的干涉条纹。

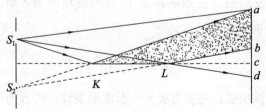

图 6.2 劳埃镜实验

在劳埃镜实验中，如果将光屏平移镜端 L 处，在接触处未经反射的光和刚刚反射的光相叠加。根据前面波程差的计算，$\Delta r = S_2 L - S_1 L = 0$，即从 S_1、S_2 发出的光到达接触点 L 的路程相等，在 L 处应为明条纹，实验显示在波程差为零的 L 不是明纹而是暗条纹。这说明两相干光在 L 点光振动的相位差为 π。由于直接射到光屏上的光波不可能产生这个变化，所以只能是平面镜反射光的相位变化了 π。

进一步的实验表明，光波从光疏介质射向光密介质时，反射光的相位有 π 的变化，这相当于反射光与直射光之间附加了半个波长的波程差，即相当于反射光多走了半个波长，习惯上称这种现象为**半波损失**（half-wave loss）。劳埃镜实验的重要意义之一就是在实验中观察到了半波损失现象。

三、光程

在对杨氏双缝实验的讨论中我们发现，光干涉的结果取决于两束光在空气（$n \approx 1$）中所经过的几何路程之差即波程差。但是，许多实际的光干涉问题并不那么简单，会涉及两束相干光通过不同介质传播产生干涉现象。我们如何来解决这些问题呢？为此，需要引入光程和光程差的概念。

设单色光在真空和介质中的传播速度分别为 c 和 u，则介质的折射率 n 为

$$n = \frac{c}{u} \tag{6.6}$$

由波长、频率和波速之间的关系我们知道，光在不同介质中传播时，光波的频率不变，但传播的速度发生变化，因此光在不同介质中的波长不同。该单色光在此介质中的波长为

$$\lambda' = \frac{u}{v} = \frac{c}{nv} = \frac{\lambda}{n} \tag{6.7}$$

式中，λ' 为该单色光的频率，λ 为光在真空中的波长。

光在介质的传播过程中，沿传播方向光振动的相位逐点落后。当光在介质中传播距离 r 时，光振动相位落后的数值为

$$\Delta \varphi = \frac{2\pi}{\lambda'} r = \frac{2\pi}{\lambda} nr$$

这一公式表明：同一频率的光，在折射率为 n 的介质中通过 r 距离所发生的相位变化，与其在真空中通过 nr 的距离时所发生的相位变化相同。依据这一点，我们定义乘积 nr 为与几何路程 r 相当的**光程**（optical path），写为

$$\delta = nr$$

光程就是光与介质中几何路程相当的真空路程。

在讨论相干光通过不同介质的干涉条件时，必须先将它们各自经过的几何路程换算成光程，即把不同介质的复杂情况都变换为真空中的情形。因此，干涉条件就可以用光程差和光在真空中的波长来表示：

$$\delta = \pm k\lambda \qquad (k=0,1,2,\cdots) \qquad 干涉加强 \qquad (6.8)$$

$$\delta = \pm (2k-1)\frac{\lambda}{2} \qquad (k=1,2,\cdots) \qquad 干涉减弱 \qquad (6.9)$$

即两束相干光相遇，光程差为半波长的偶数倍时，干涉加强；光程差为半波长的奇数倍时，干涉减弱。至此可以明确，处理光干涉问题的关键就是确定光程差。

还应提及，在光学实验装置中，经常要用到透镜。透镜的插入，对光路中的光程会产生什么影响呢？从图 6.3（a）中可以看出，从物点 S 发出的光经透镜 L 后会聚成一个明亮的像点 S'，而平行光通过透镜后也能会聚于焦平面上形成一亮点，如图 6.3（b）所示。这一事实说明同相位的光经过透镜到达会聚点时仍是同相位的。由此即可推断，薄透镜只改变光的传播方向，但不引起附加的光程差。通过薄透镜的近轴光线具有等光程性。

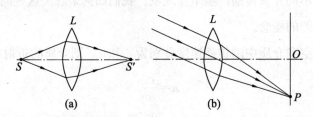

图 6.3　薄透镜的等光程性

四、薄膜干涉

雨天，当我们走在马路上，偶尔会发现马路积水的表面出现彩色的花纹，仔细一看，原来是在水的表面上有一层薄薄的油污。为什么在油层表面会出现彩色条纹呢？这也是一种干涉现象，称为**薄膜干涉**（thin film interference）。其实，只要稍加留意，类似的现象在生活中随处可见：肥皂泡在阳光下五光十色、昆虫（蝴蝶、蜻蜓等）的翅膀在阳光下形成绚丽的色彩等。杨氏双缝实验和劳埃镜实验是利用分割波阵面的方法获得相干光的，而薄膜的干涉则是通过分割振幅法来观察光的干涉现象。

如图 6.4 所示，在折射率为 n_1 的均匀介质中有一折射率为 n_2、厚度为 e 的均匀薄膜，并设 $n_2 > n_1$。M 和 N 为介质的上、下两界面。单色面光源 S 发出的光以入射角 i 斜入射在薄膜上表面，在入射点 A 点被分成反射光线 2 和折射光线，折射光线在薄膜下表面 B 处反射至上表面的 C 点，再折射为光线 3 从上表面射出。根据反射和折射定律可知，光线 2 和光线 3 是两条平行光并且是从同一条入射光线的两部分，因经历了不同路径而有恒定的相位差，故它们是利用分割振幅的方法得到的相干光。所以，将光线 2 和光线 3 经透镜 L 会聚到焦平面上的 P 点时，会产生干涉现象。

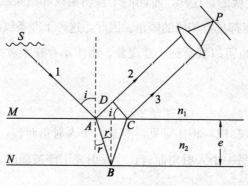

图 6.4　薄膜的干涉

设 $CD \perp AD$，则 CP 和 DP 的光程相等。所以，光线 2 和光线 3 的光程差为

$$\delta = n_2 \ (\overline{AB} + \overline{BC}) - n_1 \overline{AD} + \frac{\lambda}{2}$$

式中，$\frac{\lambda}{2}$ 这一项是因为光线 1 在 A 点是从光密介质上反射，有半波损失；而光线 1 在 B 点是从光疏介质上反射，没有半波损失。考虑到

$$\overline{AB} = \overline{BC} = \frac{e}{\cos r} \qquad \overline{AD} = \overline{AC} \sin i = 2e \tan r \sin i$$

$$\delta = 2n_2 \overline{AB} - n_1 \overline{AD} + \frac{\lambda}{2}$$

$$= 2n_2 \frac{e}{\cos r} - 2n_2 \tan r \sin i + \frac{\lambda}{2}$$

$$= \frac{2n_2 e}{\cos r} \ (1 - \sin^2 r) + \frac{\lambda}{2}$$

$$= 2n_2 e \cos r + \frac{\lambda}{2}$$

式中，e 为薄膜厚度，r 为折射角。根据折射定律有 $n_1 \sin i = n_2 \sin r$，光程差可化为

$$\delta = 2e \sqrt{n_2^2 - n_1^2 \sin^2 i} + \frac{\lambda}{2} \tag{6.10}$$

于是，薄膜干涉的明、暗条纹产生的条件为

$$\delta = 2e \sqrt{n_2^2 - n_1^2 \sin^2 i} + \frac{\lambda}{2} = k\lambda \qquad k = 1,\ 2,\ \cdots \ 明条纹 \tag{6.11}$$

$$\delta = 2e\sqrt{n_2^2 - n_1^2\sin^2 i} + \frac{\lambda}{2} = (2k-1)\frac{\lambda}{2} \qquad k=1,2,\cdots \quad \text{暗条纹} \qquad (6.12)$$

由式（6.10）可见，对于厚度均匀的平面薄膜（e 为常量）来说，光程差是随光线的倾角（即入射角 i）而变换的。这样，不同的干涉明条纹和暗条纹相当于不同的入射角，而同一干涉条纹上的各点都具有相同的倾角。因此，这种干涉条纹称为**等倾干涉条纹**。

对于透射光来说，也可以观察到干涉现象。由于不存在半波损失，这两条透射的相干光的光程差为

$$\delta' = 2e\sqrt{n_2^2 - n_1^2\sin^2 i} \qquad (6.13)$$

与式（6.11）、式（6.12）相比可见，对某一个入射角而言，当反射光干涉加强时，透射光干涉减弱；而对另一个入射角而言，当反射光干涉减弱时，透射光干涉加强。这正是能量守恒定律所要求的。

利用薄膜干涉，不仅可以测定光的波长或薄膜的厚度，还可以提高或降低光学器件的透射率。

根据能量守恒定律，反射光减少，所以透射光加强了。这种能减少反射光强度而增加透射光强度的薄膜，称为**增透膜**。显微镜、摄像机镜头和高级照相机的镜头都镀有增透膜。

与增透膜的作用相反，有些光学器件需要减少其透射率，以增加反射光的强度，可以在玻璃表面镀一层适当厚度的透明介质薄膜，这种膜称为**增反膜**，如宇航员头盔镀有对红外线具有高反射率的多层膜，以屏蔽宇宙空间中极强的红外线照射。

[**例题 6.1**]　光学仪器的镜头上常镀有一层氟化镁增透膜，使白光中人眼最敏感的黄绿光尽可能通过，也就是使黄绿光在薄膜表面反射最少。已知氟化镁的折射率 $n=1.38$，玻璃的折射率为 1.50，黄绿光的波长为 $\lambda=500$ nm，则薄膜的厚度至少是多少时，黄绿光反射最少？

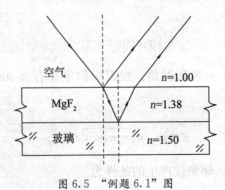

图 6.5　"例题 6.1"图

解：因为氟化镁的折射率大于空气的折射率，而小于玻璃的折射率，当光线垂直入射时，在氟化镁薄膜上、下表面的反射都有半波损失，故上、下表面的两条反射线的光程差 $\delta = 2ne$。这两条反射线相消干涉的条件为

$$2ne = (2k-1)\frac{\lambda}{2} \qquad k = 1, 2, \cdots$$

取 $k = 1$，可得氟化镁薄膜的最小厚度为

$$e = \frac{\lambda}{4n} = \frac{550}{4 \times 1.38} \text{ nm} = 99.6 \text{ nm}$$

第二节　光的衍射

通常光在均匀介质中都是沿直线传播的。但是，光在传播过程中遇到尺寸与光的波长差不多的障碍物时，光就不再遵循直线传播的规律，而会绕过障碍物的边缘传播，并在阴影区内形成明暗相间的条纹，我们称这种现象为**光的衍射**（diffraction of light）。

生活中我们可以看到水波的衍射，也可以感觉到声波的衍射，但是却很难看到光的衍射现象。这是因为，只有当障碍物的大小和波动的波长可以相比拟的时候才会产生较明显的衍射现象。然而，可见光的波长数量级仅为 10^{-7} m，远比一般障碍物小得多。当然，在实验室中我们还是能够看到光的衍射现象的。

根据光源、障碍物和屏幕相对位置的距离，光的衍射现通常可以分为两类。一类为菲涅耳衍射：所用狭缝（或圆孔等）与光源和屏幕的距离为有限远（或有一个为有限远）时的衍射。另一类为弗朗和费衍射：所用狭缝（或圆孔等）与光源和屏幕的距离均为无限远时的衍射。

一、单缝衍射

弗朗和费单缝衍射的装置如图 6.6 所示，凸透镜 L_1 的焦点上放置一个单色点光源 S，遮光板沿垂直于纸面的方向上有一**单缝**（single slit）AB，凸透镜 L_2 的焦平面上放置屏幕 E。由 S 经过 L_1 得到的平行光垂直投射到单缝上，在屏幕上将看到明暗相间的衍射图样。

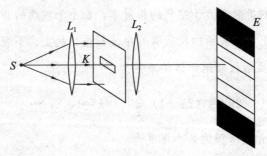

图 6.6　弗朗和费单缝衍射

如图 6.6 所示，波长为 λ 的单色平行光垂直入射到遮光屏上，缝宽为 a 的单缝 AB 处波阵面上各点都有相同的相位。根据惠更斯原理，它们作为子波波源而发射球面波，并向各个方向传播。

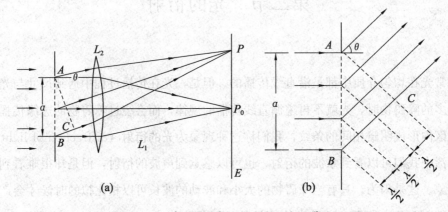

图 6.7　单缝衍射条纹的形成和半波带法

θ 是子波射线与单缝平面法线的夹角，称为**衍射角**（diffraction angle）。我们分两块来分析形成条纹的规律。

首先，考虑沿单缝平面法线方向传播的射线叠加的情况。很明显，它们的衍射角 $\theta = 0°$，在单缝 AB 出发处的相位相同，由于平行光经透镜并不产生附加的光程差，这些射线会聚到屏幕上 P_0 点时，其相位仍然相同，所以正对狭缝中心处的 P_0 点是一个完全亮带。

再考虑与单缝平面法线成任意角 θ 方向的情况，此时 $\theta \neq 0°$ 传播的子波射线，经过透镜后会聚于 P 点，在 P 点呈现明纹还是暗纹由它们到达 P 点的光程差决定。若过 A 点作平面 AC 垂直于子波射线，根据透镜会聚光波的性质，这些射线从 AC 面上各点到会聚点的光程都相等，到达 P 点的光程差只出现在波面 AB 和 AC 面之间。由图 6.7（a）可以看出，衍射角为 θ 的这些子波射线间的最大光程差 $\overline{BC} = a\sin\theta$。

如果在某个衍射角 θ 方向上，如图 6.7（a）所示，当 $\overline{BC} = \lambda$ 时，则从 A 点和狭

缝中心点发出的光,光程差就是半个波长,它们在 P 点有 π 的相位差,产生相消干涉。我们是将波面 AB 看成由两个半波带组成。如图 6.7 (b) 所示,波前 AB 可分割成 4 个半波带。同理,如果两个相邻的半波带对应点所发出的光波到达 P 点时具有 $\frac{\lambda}{2}$ 的光程差,这些光波汇聚到 P 点时也将产生相消干涉。总之,对应于衍射角 θ,如果单缝可以分成偶数个半波带时,则在屏上 P 处得到暗纹;如果单缝可以分成奇数个半波带时,虽其中偶数个半波带相互抵消,但仍有一个半波带的光波到达 P 处,在 P 处得到明纹,只是条纹的光强度很小。显然,衍射角 θ 越大,半波带的数目越多,明纹的强度越小,如果对应于某些衍射角单缝处波前不能分成整数个半波带,屏上的光强度则介于明纹和暗纹之间。利用这样的半波带来分析衍射图样的方法,称为**半波带法。**

根据上述讨论,弗朗和费单缝衍射的明暗条纹条件为

$$a\sin\theta=\pm2k\frac{\lambda}{2}=\pm k\lambda \qquad k=1,\ 2,\ \cdots \qquad \text{暗纹中心} \qquad (6.14)$$

$$a\sin\theta=\pm(2k+1)\frac{\lambda}{2} \qquad k=1,\ 2,\ \cdots \qquad \text{明纹中心} \qquad (6.15)$$

式中,k 为衍射级,分别对应一级暗纹(明纹)、二级暗纹(明纹)……

在式 (6.14) 中,$k=1$ 的暗纹是在中央最亮条纹两旁首先出现的暗纹,它们之间就是中央亮区。

单缝衍射的光强分布曲线如图 6.8 所示。曲线上的极大值对应式 (6.15) 的明纹位置,而光强的极小值则对应式 (6.14) 的暗纹位置。

分析式 (6.14) 和式 (6.15),还可以得出以下结论:

(1) 对一定波长的光,如果已知单缝的宽度,并能测定第 k 级暗纹或明纹相对应的角度 θ,就可以计算出入射光的波长。

(2) 对一定波长的光,单缝的宽度越小,产生各级明暗纹所对应的 θ 角越大。因此在距离一定的光屏上,中央亮带的宽度和各明纹或暗纹间的距离也将增大,光的衍射现象越显著。反之,单缝如果很宽,则衍射现象很难观察出来,这时即可将光看作沿直线进行。

(3) 如果单缝的宽度一定,则入射光的波长越短,各级明纹所对应的衍射角也越小,入射光的波长越长,各级明纹所对应的衍射角也越大。因此,当白光入射时,由于各种波长的光在 $\theta=0°$ 的 P_0 点都产生亮线,所以 P_0 点仍是白色最亮线。但是,在 P_0 点两侧将对称地排列着各单色光的明纹。这些条纹将形成彩色带,同一彩色带中,靠近

P_0 点的是紫色，外边的是红色。

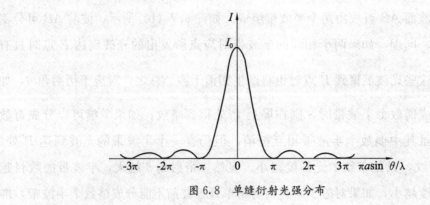

图 6.8　单缝衍射光强分布

二、圆孔衍射

1. 弗朗和费圆孔衍射

在图 6.6 所示的弗朗和费单缝衍射实验装置中，若将狭缝换成圆孔，则在屏幕 P 上显现的衍射图样是中间为一圆形亮斑，如图 6.9 所示，称为**艾里斑**（Airy disk），其上集中了约 84% 的衍射光能量，周围是明暗相间的同心圆环，光强较弱。这种衍射叫做弗朗和费圆孔衍射。

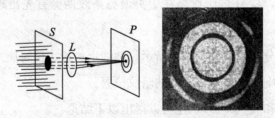

图 6.9　弗朗和费圆孔衍射和艾里斑

理论计算表明，艾里斑的半角宽度（衍射第一极小对透镜 L 光心的张角）为

$$\theta = 1.22 \frac{\lambda}{D}$$

其中，λ 是入射单色光的波长，D 为圆孔的直径。该式表明，圆孔直径 D 越小，艾里斑越大，衍射效果越明显。

2. 光学仪器的分辨率

光学仪器中的透镜和光阑都相当于一个透光的圆孔，其衍射效应对仪器的成像质量有直接的影响。由于光的衍射作用，一个物点在屏上所成的不是一个点像，而是一个艾里斑。如果两个物点非常接近，以致相应的两个艾里斑重叠，这时就可能无法分辨是两个物点所成的像，还是一个物点的像。两个物点衍射像的强度分布曲线如图 6.10 所示。

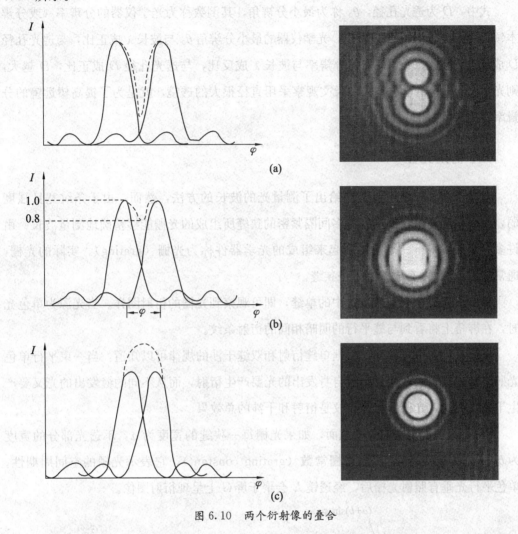

图 6.10　两个衍射像的叠合

如果两个像分得较开，强度的总和曲线（图中虚线）表明，两个最大强度之间存在着最小强度，无疑将能分辨这两个衍射像，如图 6.10（a）所示。随着两个物点逐渐靠近，其衍射像也逐渐靠近，强度总和曲线上最小值与最大值的差别会越来越小，直至消失，如图 6.10（c）所示，此时两个衍射像合二为一，将无法分辨。根据英国物理学家瑞利的研究，两个衍射像恰能分辨的条件，是它们强度总和曲线之间的最小强度是其最大强度的 80%，此时恰能感觉到两个亮点有间隔存在，如图 6.10（b）所示。这被称为**瑞利判据**。从图 6.10（b）还可以看出，两个衍射像被分辨的位置，是一个衍射像的艾里斑中心恰好落在另一个像的第一级暗环上。此时，两物点对透镜中心的张角（等于艾里斑半径对透镜中心的张角）为

$$\theta_0 = 1.22 \frac{\lambda}{D} \qquad (6.16)$$

式中，D 为透光孔径，θ_0 称为最小分辨角，其倒数称为光学仪器的分辨率（或分辨本领）。由式（6.16）可以看出，光学仪器的最小分辨角 θ_0 与波长 λ 成正比，与透光孔径 D 成反比。因此，光学仪器的分辨率与波长 λ 成反比，与透光孔径 D 成正比，D 越大，则光学仪器的分辨率也越大。天文观察采用直径很大的透镜，就是为了提高望远镜的分辨率。

三、衍射光栅

双缝干涉和单缝衍射实验给出了测量光的波长的方法，然而，由于条纹宽且强度弱，难以精确测量，使用有许多间隔紧密的狭缝所组成的光栅能够精确地测量波长。由许多等宽狭缝平行、等距排列起来组成的光学器件称为**光栅**（grating）。实际的光栅，通常在 1 cm 以内有成千上万条狭缝。

将衍射光栅替换前述装置中的单缝，即可观察到光栅的衍射图样。当光源为单色光时，在屏幕上将看到与缝平行的明暗相间的衍射条纹。

光栅有许多透光狭缝，根据单缝衍射和双缝干涉的规律可以知道，当一束平行单色光照射到光栅上时，同一个缝自身发出的光要产生衍射，而从不同的缝发出的光又要产生干涉。因此，光栅的衍射条纹是衍射和干涉的总效果。

图 6.11 表示光栅的一个截面，如果光栅每一狭缝的宽度为 a，不透光部分的宽度为 b，则 $(a+b) = d$ 称为**光栅常数**（grating constant），它表示光栅的空间周期性。单色平行光垂直照射光栅后，经透镜 L 会聚于屏 G 上呈现衍射图像。

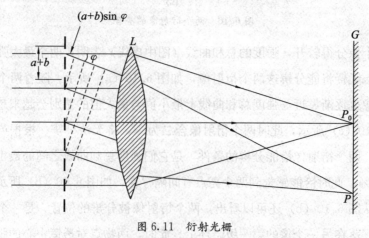

图 6.11　衍射光栅

如图 6.11 所示，当一束单色平行光垂直照射到光栅上，在相邻的两狭缝上有许多

相距为 d 的对应点。从这些对应点发出衍射角为 φ 的光，聚焦于屏幕上某点 P 处。其中任意两对应点发出光线的光程差都是 $(a+b)\sin\varphi$。若这一光程差为波长的整数倍，即当角 φ 满足条件

$$(a+b)\sin\varphi=k\lambda \qquad k=0,\ \pm1,\ \pm2,\ \cdots \tag{6.17}$$

时，这些到达 P 点的光线干涉加强，得到明纹。由于明纹是由所有狭缝上的对应点射出光线叠加而成，所以光栅的狭缝数目越多，明纹越亮。

式（6.17）称为**光栅方程**，式中 k 表示条纹级数，$k=0$ 对应着中央明纹。与 $k=\pm1,\ \pm2\cdots$ 对应的条纹分别叫作第一级明纹、第二级明纹……正、负号表示各级明纹对称分布在中央明纹两侧。

用波长一定的单色光作光源，光栅常数越小，相邻两明纹分得越开。比较光的双缝干涉、光的单缝衍射和光栅衍射可以发现，测定光波波长最好的方法是利用光栅产生的衍射现象。

光栅方程给出了产生明纹的必要条件。显然，单从光束干涉来考虑屏上的光强分布是不够的，而必须同时考虑单缝衍射的作用。由于衍射，每条缝发出的光在不同 φ 角的强度不同。因此，即使某一衍射角 φ 满足式（6.17），应出现明条纹，但若该方向恰好也同时满足单缝衍射的暗纹条件，即

$$a\sin\varphi=k'\lambda \qquad k'=1,\ 2,\ \cdots \tag{6.18}$$

则各缝相互"干涉"叠加的结果，仍为暗纹，k 级明纹将不出现。这种现象称为光栅的**缺级现象**，如图 6.12 所示。

将式（6.17）与（6.18）联立并消去 $a\sin\varphi$，则得到光栅产生缺级的明纹级次 k 与单缝衍射暗纹级次 k' 之间的关系，即

$$k=\frac{a+b}{a}k' \tag{6.19}$$

上述衍射光栅是透射光栅。除此外还有反射光栅。反射光栅是在磨光金属表面划出一些等距的平行刻痕，由未划过部分的反射光形成衍射条纹。

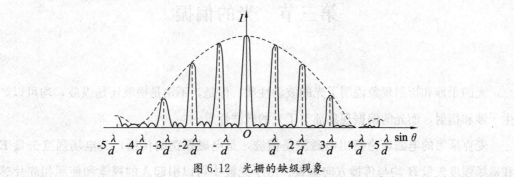

图 6.12　光栅的缺级现象

由光栅方程 $(a+b)\sin\varphi = \pm k\lambda$ 可知，在给定光栅常数的情况下，衍射角 φ 的大小与入射光的波长有关。所以，当光源为白光时，可以发现其衍射图样中的中央亮线是白色，其他各级明条纹均由各单色光按波长排列成谱（光谱），如图 6.13 所示（图中只画出了位于中央亮条纹一侧的光谱）。这种通过光栅形成的光谱称为**衍射光谱**或**光栅光谱**。同一级衍射光谱中，波长短的紫色靠近中央，外边为波长较长的红色。由于各级谱线的宽度随级数的增加而增加，衍射光谱中较高级数的光谱会彼此重叠起来，难以分辨清楚。

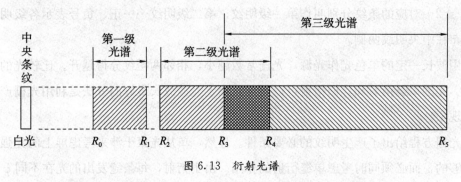

图 6.13　衍射光谱

光栅的衍射光谱有别于棱镜的色散光谱，它们有以下几点不同：

（1）衍射光谱中，各个不同波长的谱线是按照式（6.17）有规律地分布的。实际上，在较低级的光谱中衍射角 φ 很小，所以 φ 与波长成正比，因此光谱中各谱线到中央条纹的距离也与波长成正比。这样，光栅的衍射光谱是一匀排光谱，而棱镜的色散光谱是非匀排光谱（波长越短，色散越显著，所以紫端展开比红端要宽）。

（2）在光栅的衍射光谱中，波长越短的光波，衍射角 φ 越小；而在棱镜的色散光谱中，波长越短的光波，偏向角越大。因此，衍射光谱的各谱线的排列顺序是由紫到红，与棱镜光谱由红到紫恰好相反。

第三节　光的偏振

光的干涉和衍射现象说明了光的波动性质。但是，不论是横波还是纵波，均可以产生干涉和衍射，而光的偏振现象证实了光的横波性质。

麦克斯韦的电磁理论指出电磁波是横波，是电磁振荡的传播，其电场强度矢量 $\boldsymbol{E}$ 和磁场强度矢量 $\boldsymbol{H}$ 均与传播方向垂直。由于光波中可以引起人的视觉和使照相底片感光作用的均是电场强度 E 表示**光振动矢量**，因此称 E 振动为**光振动**。

一、自然光和偏振光

一束光中，如果光矢量只在一固定平面内的某一固定方向振动，这种光叫作**线偏振光**或**平面偏振光**，简称**偏振光**（polarized light）。偏振光的光矢量振动方向与其传播方向构成的平面叫作**振动面**。与光矢量振动方向相垂直而包含传播方向的面叫作**偏振面**。

一个原子或分子在某一瞬间发出的波列是偏振的，光矢量具有一定的方向。但是，普通光源辐射的光波是大量原子和分子辐射电磁波的混合波，任何时刻，在与光线传播方向垂直的平面上，光矢量都可以取任何可能的方向，统计平均来看，没有哪一个方向比其他方向占优势（图 6.14），即光矢量是均匀对称分布的，这样的光叫作**自然光**（natural light）。也常用图 6.15 所示的方式表示自然光，即把自然光分解为两个相互垂直、振幅相等、无一定相位关系的光振动。在图 6.15（b）中，用黑点表示垂直纸面的分振动，用短线表示在纸面内的分振动。

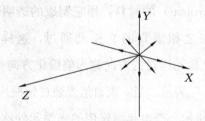

图 6.14　自然光的光矢量振动方向

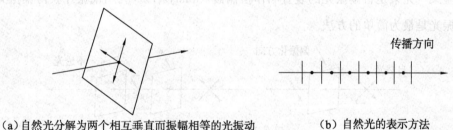

（a）自然光分解为两个相互垂直而振幅相等的光振动　　　（b）自然光的表示方法

图 6.15　自然光的表示方法

介于自然光和偏振光之间的一种偏振光叫作**部分偏振光**（partial light）。部分偏振光也可以分解为两个相互垂直的光振动，但二者振幅不等，也无固定的相位关系，如图 6.16（b）所示。线偏振光的表示方法如图 6.16（a）所示。

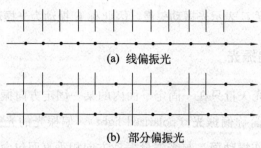

(a) 线偏振光

(b) 部分偏振光

图 6.16　线偏振光和部分偏振光的表示方法

在实际工作中，采用某些装置完全或部分除去自然光的两个相互垂直的分振动之一，就可以获得线偏振光或部分偏振光。

二、起偏和检偏

普通光源发出的光都是自然光。那么，如何采用某些装置从自然光中获得偏振光呢？我们可以利用偏振片来实现。

20 世纪 30 年代，美国青年科学家兰德（Edwin Herbert Land，1909～1991）发明了一种具有二向色性（dichroism）的材料，用它制成的透明薄片可以选择性地吸收某一方向的光振动而允许与之相垂直的光振动通过，这样的透明薄片称为**偏振片**（polaroid）。偏振片上允许光振动通过的方向称为**偏振化方向**（polarizing direction），该方向用偏振片上标出的"↕"表示。当一束自然光通过偏振片后便成了线偏振光，这一过程称为起偏，如图 6.17 所示。产生起偏作用的光学元件称为**起偏器**（polarizer）。用来检验某一光束是否偏振光的装置叫作**检偏器**（analyzer）。利用偏振片获得偏振光和检验偏振光是最为简单的方法。

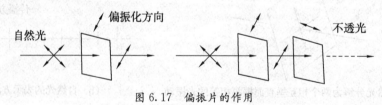

自然光　　　偏振化方向　　　　　　　　　不透光

图 6.17　偏振片的作用

偏振片通常的做法是：以含有长碳氢链的透明塑料膜为基底，然后把膜浸入含碘的溶液中。将膜沿一定方向拉伸，膜分子在该方向上排列起来，含碘的晶粒附着在长碳氢链上。电磁波入射时，电矢量平行于长链的方向，电场被吸收；电矢量垂直于长链的方向，电场被吸收得很少。这样，就形成了只允许某特定方向光矢量通过的偏振片。光强为 I 的自然光通过偏振片后成为光强为 $\dfrac{I}{2}$ 的线偏振光。

自然光在两种各向同性媒质分界面上反射、折射时，反射光和折射光都是部分偏振光。反射光中垂直振动多于平行振动，折射光中平行振动多于垂直振动，如图 6.18 所示。

自然光经介质界面反射后，反射光为线偏振光所应满足的条件首先是由英国物理学家布儒斯特（D. Brewster）于 1815 年在实验中发现的。只有当入射角为某特定角时反射光才是线偏振光，其振动方向与入射面垂直，此时的入射角称为布儒斯特角（Brewster angle）或起偏角（polarizing angle），用 i_0 表示。光以布儒斯特角入射时，反射光与折射光互相垂直，如图 6.19 所示。

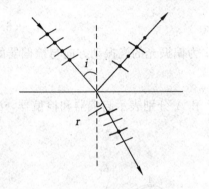

图 6.18　反射光和折射光的偏振

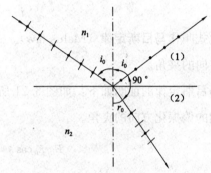

图 6.19　布儒斯特定律

根据折射定律，有

$$n_1 \sin i_0 = n_2 \sin r_0 = n_2 \cos i_0$$

即

$$\tan i_0 = \frac{n_2}{n_1}$$

此规律称为**布儒斯特定律**。

玻片堆由许多表面互相平行的玻璃片组成，自然光以布儒斯特角入射时，垂直于入射面的振动分量在每个界面上均要发生反射，而平行于入射面的振动分量则完全不能反射，故从玻片堆透出的光基本上只包含平行分量。玻片堆可用做起偏器。

三、马吕斯定律

偏振片 P 为起偏器，偏振片 A 为检偏器，当两个偏振片的偏振化方向相同时，通过偏振片 P 的线偏振光也可以通过偏振片 A，它们的重叠部分应是亮的，如图 6.20（a）所示。当两个偏振片的偏振化方向相互垂直（正交）时，通过偏振片 P 的线偏振光不能通过偏振片 A，它们的重叠部分应是暗的，如图 6.20（b）所示。显然，此后若以入射光为轴，旋转检偏器，可以看到由亮变暗再由暗变亮的过程。

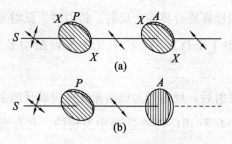

图 6.20 起偏和检偏

法国物理学家马吕斯指出：强度为 I_0 的偏振光，透过检偏器后，透射光强（不考虑吸收）为

$$I_1 = I_0 \cos^2 \alpha \tag{6.20}$$

此式叫作**马吕斯定律**（Malus law）。式中，a 为偏振光的光振动方向与检偏器的偏振化方向的夹角。

马吕斯定律的证明如下：如图 6.21 所示，P 和 A 分别表示起偏器和检偏器，θ 表示它们的偏振化方向的夹角。

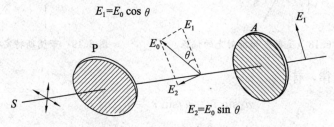

图 6.21 马吕斯定律的证明

令 E_0 为通过起偏器后偏振光的振幅。线偏振光可沿两个相互垂直的方向分解，将 E_0 分解为 $E_0 \cos \theta$ 和 $E_0 \sin \theta$。其中只有平行于检偏器 A 偏振化方向的分量可以通过检偏器，而垂直分量却被检偏器阻止。由于光的强度正比于振幅的平方，即

$$\frac{I_1}{I_0} = \frac{E_1^2}{E_0^2}$$

将 $E_1 = E_0 \cos \theta$ 代入上式，得

$$I_1 = I_0 \frac{E_0^2 \cos^2 \theta}{E_0^2} = I_0 \cos^2 \theta$$

当偏振光的光振动方向与检偏器的偏振化方向的夹角 $\theta = 0°$ 或 $180°$ 时，$I = I_0$，透过的光强最大；当 $\theta = 90°$ 或 $270°$ 时，$I = 0$，没有光从检偏器射出，即出现消光现象。

如上所述，根据马吕斯定律可以确定线偏振光经过检偏器后的光强。如果入射光是自然光或平面（线）偏振光或部分偏振光，那么，可用一个偏振片，并以入射光为轴旋

转偏振片，依据看到的光强变化即可以判断出入射光是三者之中的哪一种。

[例题 6.2] 自然光通过两个重叠的偏振片，若透射光强为：（a）最大透射光强的 $\frac{1}{4}$；（b）入射光强的 $\frac{1}{4}$。试求：这两种情况下两个偏振片的偏振化方向的夹角各是多少？

解：设入射自然光的光强为 I_0，透射光强为 I，则经过起偏器的光强亦即最大透射光强为 $\frac{I_0}{2}$。根据马吕斯定律：

（a）透射光强为最大透射光强的 $\frac{1}{4}$，则

$$I = \frac{I_0}{2}\cos^2\alpha = \frac{1}{4} \cdot \frac{I_0}{2}$$

$$\cos^2\alpha = \frac{1}{4} \qquad \alpha = \pm 60°$$

（b）透射光强为入射光强的 $\frac{1}{4}$，则

$$I = \frac{I_0}{2}\cos^2\alpha = \frac{I_0}{4}$$

$$\cos^2\alpha = \frac{1}{2} \qquad \alpha = \pm 45°$$

四、旋光现象

1. 旋光性

1811 年，法国物理学家阿喇果发现，线偏振光在晶体中沿光轴方向传播时，光的振动面旋转了一个角度，这种现象叫作**旋光现象**（optical activity），如图 6.22 所示。能使偏振光振动面旋转的物质叫作**旋光物质**。石英晶体、松节油、各种糖和酒石酸的溶液都是旋光性较强的物质。

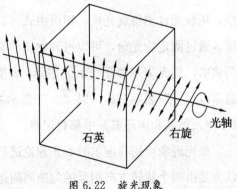

图 6.22 旋光现象

旋光现象可以通过前面的知识实验验证：
将一束单色光连续通过两个偏振片，当两个偏振片的偏振化方向相互垂直时，检偏器后面的视场是黑暗的。此时，在两个正交的偏振片之间与入射光垂直的方向上，放置一片光轴与晶面垂直的薄的石英晶片，则视场将由黑暗变得明亮些。将检偏器旋转某一个角

度，视场将再度变暗。由于在晶体中沿光轴方向的光不会产生双折射，上述实验表明，在石英晶片内传播的线偏振光的振动面旋转了一个角度，从而证实了旋光现象的存在。

根据旋光物质使偏振光的振动面旋转的方向不同，可将其分为左旋和右旋两类。面对光的入射方向，使偏振光的振动面沿逆时针方向旋转的物质叫作**左旋物质**，使偏振光的振动面沿顺时针方向旋转的物质叫作**右旋物质**。

实验证明，晶体旋光物质使偏振光的振动面旋转的角度 φ 与晶体的厚度 l 成正比，即

$$\varphi = \alpha l \tag{6.21}$$

式中，比例系数 α 叫作该物质的旋光率，单位是 °/mm（度/毫米）。α 与物质有关，并与入射光的波长有关。

不同波长的偏振光经过同一旋光物质时，其振动面旋转的角度不同，这种现象叫作**旋光色散**（optical rotation dispersion）。例如，1 mm 厚的石英，可使红色偏振光的振动面旋转 15°，可使钠黄光的振动面旋转 21.7°，可使紫色的振动面旋转 51°。这种偏振光的振动面旋转角度随入射光波长的增加而减小的现象称为**正常旋光色散**。当用旋转检偏器来观察白色偏振光通过石英晶片时，就可以看到色彩变化的视场。

实验还指出，如果旋光物质为溶液，偏振光的振动面旋转的角度 φ 与溶液的浓度 c 和溶液的厚度 l 成正比，即

$$\varphi = \alpha c l \tag{6.22}$$

式中，比例系数 α 称为该溶液的**旋光率**（specific rotation），角度 φ 的单位是 °，浓度 c 的单位是 g/cm³，溶液的厚度 l 的单位是 dm。旋光率 α 的单位为 ° · cm³/（g · dm）。α 与溶质、溶剂以及溶液的温度有关，还与入射光的波长有关。对于旋光率已知的物质，用旋光计测得旋光角，即可由式（6.22）得出该溶液的浓度。反之，已知溶液的浓度，通过测定旋光角，可以得到物质的旋光率。这些都是在药物分析中常用的方法。在药典中，旋光率一般用 $[a]_D^t$ 表示，t 指温度，D 指光源波长为 589.3 nm 的钠黄光。通常以"+"表示右旋，以"−"表示左旋。旋光性药物的旋光率（也称比旋度）在《中华人民共和国药典》中都有记载。

旋光现象可用菲涅尔的旋光理论进行解释。由于其在一条直线上的简谐振动，可以认为是由两个旋转方向相反的匀速圆周运动组合而成的。因此，线偏振光可以视为由两个同频率、等电矢量、沿相反方向旋转的圆偏振光组成的。在旋光物质中，这两个圆偏振光的传播速度不同。在右旋物质中，顺时针方向旋转的圆偏振光传播速度比较快；在左旋物质中，逆时针方向旋转的圆偏振光传播速度比较快。

在旋光物质中，左、右旋圆偏振光的传播速度不同，即对左、右旋圆偏振光的折射

率不同，这种由于物质各向异性所表现出来的旋光现象，是双折射的一种特殊形式。这两个折射率的差叫作**圆双折射率**。此外，同一旋光物质对不同波长的偏振光的圆双折射率也不同，即表现为旋光色散。

除了天然旋光物质外，利用人工的方法也可以使一些物质产生旋光现象。其中最重要的是磁致发光，这种磁致发光现象是英国物理学家和化学家法拉第（M. Faraday）在1845 年首先发现的，故也称为法拉第磁旋效应。当线偏振光通过磁性物质时，若沿光的传播方向施加磁场，则线偏振光在通过磁性物质后，其振动面会发生偏转。利用磁致发光效应可制成光隔离器，用来控制光的传播。

2. 圆二色性

通常情况下，不仅要考虑旋光物质对各波长的光产生的旋光现象，而且要考虑旋光物质对光的吸收，即除产生旋光现象外，还有光吸收性质的各向异性。其各向异性表现在对入射的线偏振光分解成左、右旋圆偏振光的吸收系数不相等。这种对于圆偏振光吸收上的各向异性叫作圆二色性。

在研究有机大分子和生物大分子构象的方法中，虽然 X 射线衍射法可以对蛋白质构象提供详细的资料，但它仅能研究晶体状态下的分子结构，有其局限性，需要有研究溶液中分子构象的方法来补充。圆二色性和旋光色散法是比较成熟的检测溶液中分子构象的方法。19 世纪一些旋光性的定律已经公式化了，但直到 1953 年在 Djerasi 实验室里建立起第一台普通的偏振光检测仪之后，旋光色散才广泛用来研究有机分子和生物大分子。20 世纪 60 年代，圆二色性方法开始发展，当仪器改进到能测出紫外区的信号时，圆二色性方法就逐步取代了旋光色散法，成为研究大分子溶液中的分子构象的有力工具。

第四节　光的吸收

光的吸收和散射是光在传播过程中发生的普遍现象，光在任何介质中传播时，都会发生光束越深入物质，光的强度越弱的现象。这种现象主要是介质对光的吸收（absorption）与散射（scattering）造成的。

一、朗伯—比尔定律

当光通过介质时，要引起介质中偶极子的受迫振动。偶极子的振动需要一定的能量来维持，同时还要克服周围分子的阻尼作用（这些分子在电磁场的作用下也发生变化），因而消耗能量。在气体中，分子间碰撞而使偶极子的振动能量转变为气体分子的不规则运动，使介质发热。总之，光通过物质时，总要消耗一部分能量，使透射光的强度减弱，这是光吸收现象产生的主要原因。

下面定量讨论介质对光的吸收规律。

如图 6.23 所示，一束光强为 I_0 的平行单色光通过厚度为 l 的均匀介质，透射光强为 I。在介质中分出一厚度为 dl 的薄层，设光通过该薄层后强度由 I_l 减为 $(I_l - dI_l)$，这个减少量 $-dI_l$ 与到达该吸收层的光强 I_l 和该吸收层的厚度 dl 成正比，即

$$-dI_l = kI_l dl$$

式中，比例系数 k 与吸收物质有关，也与入射光的波长有关，叫作物质的**吸收系数**（absorption coefficient）。

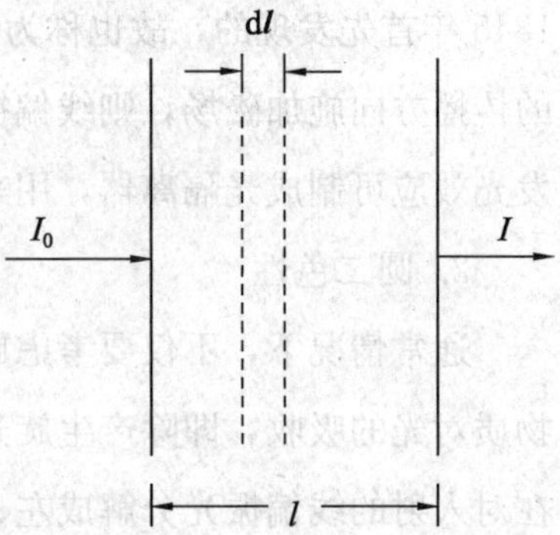

图 6.23　朗伯定律的推导

为了求出光通过厚度为 l 的介质后其强度减少的规律，将上式分离变量并在 0 和 l 的范围内积分，得

$$\int_{I_0}^{I} \frac{dI_l}{I_l} = -\int_0^l k\, dl$$

积分后得

$$\ln I - \ln I_0 = -kl$$

即

$$I = I_0 e^{-kl} \tag{6.23}$$

上式叫作**朗伯定律**（Lambert law）。式中，吸收系数的大小反映物质对光吸收能力的强弱，k 越大，光被吸收得越强烈。

实验指出，各种不同物质的吸收系数相差很大。例如，对于可见光，玻璃的吸收系数约为 10^{-2} cm^{-1}，而在常压下空气的 k 值只有 10^{-5} cm^{-1}。对于所有物质，吸收系数 k 都随光的波长而变化。如果物质对某些波长范围的光吸收少，且在此波段内几乎不变，这类吸收叫作一般吸收，如石英对可见光和紫外线的吸收。如果物质对某些波长范围的光吸收强烈，且吸收的量随波长而急剧变化，这类吸收叫作选择吸收，如石英对红外光的吸收。"红"玻璃对红色和橙色是一般吸收，而对蓝色、绿色和紫色光是选择吸收。

比尔（Beer）在实验中发现光通过稀溶液（溶质分子间的作用可忽略）时（图 6.24），吸收系数 k 正比于溶液的浓度 c，即

$$k = \beta c$$

β 是由溶液的特性决定，且与入射光的波长有关，而与溶液浓度无关的比例系数。

将上式代入式（6.23）得

$$I = I_0 e^{-\beta l} \tag{6.24}$$

上式叫作**朗伯—比尔定律**（Lambert-Beer law）。这一定律只有在溶液浓度不很大、溶质分子间的作用可忽略不计，使用单色光的情况下才能成立。

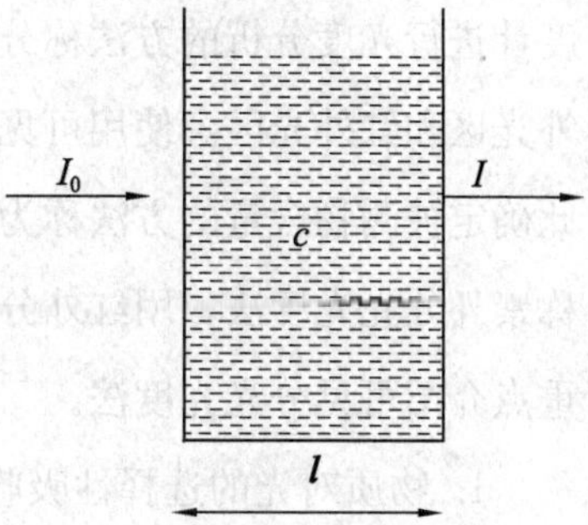

朗伯—比尔定律是分析化学实验中经常使用的分光光度计理论基础。对式（6.24）取常用对数，可得

$$-\lg \frac{I}{I_0} = (\beta \lg e)\, cl \tag{6.25}$$

图 6.24　朗伯—比尔定律

式中，$\dfrac{I}{I_0} = T$ 叫作透光率。

令 $A = -\lg \dfrac{I}{I_0}$，$E = \beta (\lg e)$，则式（6.25）可写成

$$A = Ecl \tag{6.26}$$

式中，A 叫作吸收度，也叫作光密度（以 D 表示）；E 叫作溶液的吸收系数或消光系数。

二、比色分析法原理

朗伯—比尔定律的重要应用是测定溶液浓度。式（6.26）表明，对同一种溶液，吸收度的大小与光通过的溶液的浓度和厚度有关。根据这一关系，使同一强度的单色光分别通过等厚度的标准溶液和同种类的未知浓度溶液。溶液浓度不同，对光的吸收也就不同，从而透射光的强度不同，据此可以测出待测溶液的浓度。这种方法称比色法，是药物分析中常用的方法。

所有的物质都是对某些波长范围内的光透明，而对另一些波长范围内的光不透明。例如，普通玻璃对可见光是透明的，对紫外线和红外线是不透明的，这是因为玻璃对可见光吸收很小，而对紫外线和红外线有强烈的吸收。

在某一给定波段内，若物质对光的吸收很少并且吸收系数 k 几乎不变，则这种吸收称一般吸收；若物质对某些波长的光吸收得很强烈，并且吸收系数 k 随波长急剧变化，则这样的吸收称选择吸收。任何一种物质都存在这两种吸收。

在可见光范围内，对一般吸收来说，光通过物质后只是光强减小，而不改变颜色；而对选择吸收来说，白光通过物质后，将变为彩色光。在日光照射下物质所呈现的各种颜色，就是物体对可见光波段的光具有选择吸收的结果。选择性吸收是比色测

量的物理基础。

　　随着近代测试仪器的发展，目前已普遍采用分光光度计进行比色分析。利用分光光度计进行光度分析的方法称分光光度法。此法不仅适用于可见光区，而且可以扩展到紫外光区和红外光区。使用可见分光光度计测定有色物质的溶液对某光波的吸收程度，以此确定被测物含量的方法称为可见分光光度法。用紫外分光光度计测定物质含量的方法称紫外分光光度法，用红外分光光度计确定物质结构及含量的方法称红外分光光度法。重点介绍可见分光光度法。

　　1. 物质对光的选择性吸收

　　(1) 光谱区的划分

　　光是电磁波的一部分，根据电磁波谱可以划分成不同的区间，如图 6.25 所示。

　　图 6.25 的上端是波长较长的微波和无线电波，它的下面是红外区，再下面是可见光区，波长范围在 380～750 nm，它在电磁波中只占很少一部分。可见光区下面是紫外光区，波长范围为 10～380 nm，但在分析中经常使用的仅是 200～380 nm 的近紫外区。小于 200 nm 者为远紫外区。在此间氧有吸收，测定需在真空中进行，故又称真空紫外区。

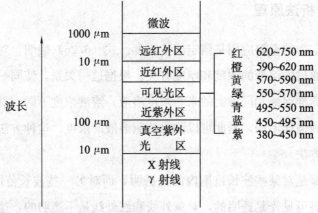

图 6.25　电磁波谱及可见光的颜色和波长

　　(2) 物质的颜色和对光的选择性吸收

　　理论上，将具有同一波长的光称为单色光，由不同波长组成的光称为复合光，人眼能感觉到的光称为可见光。白光就是由波长范围 400～750 nm 内的红、橙、黄、绿、青、蓝、紫等色光按一定强度比例组成的复合光。

　　实验证明，不仅 7 种色光可以混合为白光，如果把适当颜色的两种单色光按一定强度的比例混合，也可成为白光。这两种色光就叫作互补色光。图 6.26 中处于直线位置的两种色互为补色。因此，日光、白炽灯光等白色是由一对对互补色光，按适当强度比例混合而成的。

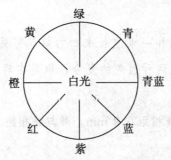

图 6.26 互补色光示意图

人眼是凭借透射光或反射光辨别物质的颜色，有色物质之所以能呈现颜色，是由于它选择性地吸收了其互补色光。当一束白光通过某种溶液时，如果溶液不吸收可见光，则白光全部透过，溶液呈现无色透明。如果溶液选择性地吸收可见光区域中某波长的光，则它就呈现出被吸收光的互补色。例如，当白光通过硫酸铜时，它选择性地吸收了白光中的黄色光，其他色光均透过溶液。从图 6.26 中可以看出，硫酸铜将呈现蓝色。

2. 比色分析法及分光光度法的特点

（1）灵敏度高

比色分析法和可见分光光度法常用于测定试样中 1%～0.001% 的微量组分，甚至可测到 0.0001%。如果将被测组分事先加以富集，灵敏度还可以提高 1～2 个数量级。

（2）准确度较高

一般比色分析法相对误差为 5%～20%，分光光度法为 2%～5%，其准确度虽不如滴定分析法和重量分析法，但对于微量组分来说，已满足我们的要求。因为在这种情况下滴定分析法和重量分析法是无能为力的。

（3）操作简便、测定速度快

比色分析法和可见分光光度法的仪器设备都不复杂。近年来，由于新的灵敏度高、选择性好的显色剂和掩蔽剂不断出现，一般可不经分离，直接进行测定。

（4）应用广泛

大部分的无机离子和一部分有机化合物均可直接或间接地用比色分析法和分光光度法进行测定。因此，比色分析法和可见分光光度法已成为生产和科研部门广泛应用的分析方法。

习题六

1. 波长为 700 nm 的红光和一束波长未知的单色可见光同时通过杨氏双缝实验装置，在屏幕上多数条纹都是这两种颜色的复合，但是在第 3 级主极大处出现了纯红色，求未知光的波长。

2. 在杨氏实验中，两狭缝相距 0.2 mm，屏与缝相距 1 m，第 3 明条纹距中央明条纹 7.5 mm，求光波波长。

3. 在双缝干涉实验中，用钠光灯做光源 ($\lambda = 589.3$ nm)，$D = 0.5$ m，$b = 1.2 \times 10^{-3}$ m。求：

(1) 空气中 ($n = 1$) 条纹间距；

(2) 水中 ($n = 1.33$) 条纹间距。

4. 将波长为 5.0×10^{-7} m 的可见光照射到一肥皂膜上，在与膜成 60° 方向观察到膜最亮，已知肥皂膜折射率为 1.33，则此膜至少有多厚？若改为垂直观察，求能使此膜最亮的光波的波长最大值。

5. 在折射率为 1.52 的玻璃镜头上镀一层折射率为 $n = 1.42$ 的透明薄膜，使白光中波长为 650 nm 的红色成分在反射中消失，求薄膜的最小厚度。

6. 在玻璃板表面镀一层 ZnS 介质膜，适当选取膜层厚度，则可使在 ZnS 薄膜上下表面处发生的反射光形成相长干涉，从而加强反射光。已知玻璃的折射率为 1.50，ZnS 的折射率为 2.37，垂直入射光的波长为 6.33×10^{-7} m（红光）。试计算 ZnS 的膜层的最小厚度。

7. 波长 500 nm 的光波垂直入射一层厚度 $e = 1$ μm 的薄膜。膜的折射率为 1.375。

(1) 光在膜中的波长是多少？

(2) 在膜内 $2e$ 距离含多少波长？

(3) 若膜两侧都是空气，在膜面上反射的光波与经膜底面反射后重出膜面的光波的相位差为多少？

8. 在弗朗和费单缝衍射中，以波长 $\lambda = 632.8$ nm 的氦氖激光垂直照射，测得衍射第 1 级极小的衍射角为 5°，求单缝的宽度。

9. 在弗朗和费单缝衍射中，波长为 λ 的单色光的第 3 级明纹与波长为 630 nm 的单色光的第 2 级明纹恰好重合，试计算波长 λ。

10. 将波长 $\lambda = 6.328 \times 10^{-7}$ m 的平行光垂直入射于单缝上，缝后用焦距 $f =$

0.40 m 的凸透镜将衍射光会聚于焦平面上，测得中央明纹的宽度为 3.4×10^{-3} m，则单缝宽 a 为多少米？

11. 为了测定一光栅的光栅常量，用波长 $\lambda=632.8$ nm 的氦氖激光光源垂直照射光栅。已知第 1 级明条纹出现在 30° 的方向上，问：

(1) 这光栅常量是多大？

(2) 这光栅的 1 cm 内有多少条缝？

(3) 第 2 级明条纹是否可能出现？为什么？

12. 使自然光通过两个偏振化方向相交 60° 的偏振片，透射光强为 I_1。今在这两个偏振片之间插入另一偏振片，它的方向与前两个偏振片均成 30° 角，则透射光强为多少？（不考虑吸收）

13. 两块偏振片的透射轴互相垂直，在它们之间插入两块偏振片，使相邻两片偏振透射轴都夹 30° 角。如果入射的自然光强度为 I_0，求通过所有偏振片后光的强度。

14. 蔗糖溶液在 20℃ 时对钠光的旋光率是 66.4° · cm^3/ (g · dm)。现将其装满在 0.20 m 的玻璃管中，用糖量计测得旋光角为 8.3°，求溶液的浓度。

15. 光线通过厚度为 l、浓度为 c 的某种溶液，其透射光强度 I 与入射光强度 I_0 之比是 $\frac{1}{3}$。如使溶液的浓度和厚度各增加 1 倍，则这个比值将是多少？

科学家介绍

托马斯·杨

托马斯·杨，英国医生兼物理学家，光的波动说的奠基人之一。他不仅在物理学领域领袖群英、名享世界，而且涉猎甚广，广到你觉得以一个凡人的智慧无法抵达的程度。光波学、声波学、流体动力学、造船工程、潮汐理论、毛细作用、用摆测量引力、虹的理论……力学、数学、光学、声学、语言学、动物学、埃及学……这实在是一个庞大的目录，更何况他对艺术还颇有兴趣，热爱美术，几乎会演奏当时的所有乐器，并且会制造天文器材，还研究过保险经济问题。而且托马斯·杨擅长骑马，并且会耍杂技，走钢丝。这是一个将科学和艺术并列研究、对生活充满热望的天才。我们几乎可以这样说：他生命中的每一天都没有虚度。

1. 天才儿童

1773 年 6 月 13 日，托马斯·杨出生于英国萨默塞特郡米尔弗顿一个富裕的贵格会教徒家庭，是 10 个孩子中的老大，他从小受到良好教育，天才禀赋自幼年起就显露开来，是个不折不扣的神童。

杨 2 岁时学会阅读，对书籍表现出强烈的兴趣；4 岁能将英国诗人的佳作和拉丁文诗歌背得滚瓜烂熟；不到 6 岁已经把圣经从头到尾看过两遍，还学会用拉丁文造句；9 岁掌握车工工艺，能自己动手制作一些物理仪器；几年后他学会微积分，并学会制作显微镜与望远镜；14 岁之前，他已经掌握 10 多门语言，包括希腊语、意大利语、法语等，不仅能够熟练阅读，还能用这些语言做读书笔记；之后，他又把学习扩大到了东方语言——希伯来语、波斯语、阿拉伯语；他不仅阅读了大量的古典书籍，在中学时期，就已经读完了牛顿的《原理》、拉瓦锡的《化学纲要》以及其他一些科学著作，才智超群。

杨长大后，在职业的选择方面受到了叔父的影响。他的这位当医生的叔父去世后，给杨留下了一笔巨大的遗产，包括房屋、书籍、艺术收藏和 1 万英镑现款，这笔遗产使他后来在经济上完全独立，能够把他所有的才华都发挥在需要的地方。

2. 奇人杨

19 岁时，杨来到伦敦学习医学，和当时所有的欧洲学子一样，他极力进入上流社会，经常拜访政治家伯克、画家雷诺兹以及贵族社会的一些成员。1794 年，杨 21 岁，由于研究了眼睛的调节机理，他成为皇家学会会员。1795 年，他来到德国的格丁根大学学习医学，1 年后便取得了博士学位。

他对医学的学习一直继续到 1797 年，当时在剑桥的伊曼纽尔学院，同学们都称他为"奇人杨"，嘲弄之外还是能听出敬畏之音。1799 年完成学习的时候，他已经读完了一些著名数学家关于振动弦的著作，并进行了深入钻研，提出了自己的一些理论，不过后来他发现他所提出的理论已经有人提出过。这是杨在理论研究领域初次展露才华。

值得一提的是，尽管父母送他进过不少名校，但杨还是把自学作为最主要的学习手段。

3. 与牛顿为敌

杨热爱物理学，在行医之余，他也花了许多时间研究物理。

牛顿曾在其论著《光学》中提出光是由微粒组成的，之后近百年时间，人们对光学的认识几乎停滞不前，直到托马斯·杨的诞生，他成为开启光学真理的一把钥匙，为后来的研究者指明了方向。

杨爱好乐器，几乎能演奏当时的所有乐器，这种才能与他对声振动的深入研究是分不开的。杨做了著名的杨氏干涉实验，为光的波动说奠定了基础。

这个著名的实验如今已经进入中学物理课本：让通过一个小针孔 S_0 的一束光，再通过两个小针孔 S_1 和 S_2，变成两束光。这样的两束光来自同一光源，所以它们是相干的。结果表明，在光屏上果然看见了明暗相间的干涉图样。后来，他又以狭缝代替针孔，进行了双缝实验，得到了更明亮的干涉条纹。

然而，这个理论在当时并没有受到应有的重视，还被权威们讥为"荒唐"和"不合逻辑"，这个自牛顿以来在物理光学上最重要的研究成果，就这样被缺乏科学讨论气氛的守旧的舆论压制了近 20 年。

杨并没有向权威低头，而是为此撰写了一篇论文，不过论文无处发表，只好印成小册子，据说发行后"只印出了一本"。杨在论文中勇敢地反击："尽管我仰慕牛顿的大名，但是我并不因此而认为他是万无一失的。我遗憾地看到，他也会弄错，而他的权威有时甚至可能阻碍科学的进步。"

4. 晚年成就

杨在物理光学领域的研究是具有开拓意义的，他第一个测量了 7 种光的波长，最先建立了三原色原理，指出一切色彩都可以从红、绿、蓝这 3 种原色中得到。杨对弹性力学也很有研究，后人为了纪念他的贡献，把纵向弹性模量称为杨氏模量。

1814 年，杨 41 岁的时候，对象形文字产生了兴趣。拿破仑远征埃及时，发现了刻有两种文字的著名的罗塞达碑，这块碑后来被运到了伦敦。罗塞达碑据说是公元前 2 世纪埃及为国王祭祀时所竖，上部有 14 行象形文字，中部有 32 行世俗体文字，下部有 54 行古希腊文字。之前已经有人研究过，但并未取得突破性进展。杨解读了中下部的 86 行字，破译了王室成员 13 位中的 9 个人名，根据碑文中鸟和动物的朝向，发现了象形文字符号的读法。

这大约是在 1816 年前后的事。当时杨对光学研究失去了信心，甚至有人讥讽他为疯子，以致他十分沮丧。他便利用其丰富的语言学知识，转向考古学研究。由于杨的这一成果，诞生了一门研究古埃及文明的新学科。1829 年托马斯·杨去世时，人们在他的墓碑上刻上这样的文字——"他最先破译了数千年来无人能解读的古埃及象形文字"。

晚年的杨已经成为举世闻名的学者，为大英百科全书撰写过 40 多位科学家传记以及无数条目，包罗万象。同时他还在一家重要的保险公司担任过统计检查官，并被任命为《航海天文历》的主持人，做了不少工作以改进实用天文学和航海援助。

除了科学，他还浸淫艺术，过着多姿多彩的生活：音乐、美术甚至杂技一直滋养着他的生命。他经历丰富多彩的一生于 1829 年结束，终年 56 岁。就在他去世前还在编写一本埃及字典。

现代物理知识

自古以来，没有人认真想过这样的问题：太阳、月亮、星星、闪电等都能发光，这些光是否一样？虽然大自然早就给了人们暗示，如大雨初霁，美丽的彩虹横贯天空，"赤橙黄绿青蓝紫，谁持彩练当空舞"，在三千多年前的甲骨文中就有虹的记载。可是没有谁知道，彩虹正是自然界给我们演示的太阳光谱。不论是强烈的日光，还是暗淡的星光，都是由各种不同颜色、不同波长的光混合而成的，在这各种各样的光中，隐蔽着天空奥秘的无穷"密码"。

对于星光奥秘探索的大幕是牛顿拉开的。1665年，为了躲避瘟疫，牛顿回到了家乡。就在这一年，他做了一项开创性的光学研究。牛顿在一间小黑屋里，看见一束日光从墙上的小孔射进来，在对面的墙壁上留下一个明亮的圆斑。然后，他把一个三棱镜置于日光前进的路上，惊异地发现，明亮的圆斑变成了一条的彩带！三棱镜一拿开，彩带立即消失。为了进一步探索其中的奥妙，牛顿又用一个相同的三棱镜，颠倒地放在第一个棱镜后，这时七色彩带又聚拢成白色的圆斑。经过反复思考，牛顿指出，日光本来是由红、橙、黄、绿、青、蓝、紫等各种不同颜色的光混合而成的。这些不同颜色的光经过三棱镜时具有不同的折射率，因此就被色散成了一个彩色的连续谱带。正是利用这个发现，他首次对当时折射望远镜的色差现象给出了正确的解释。

一百多年后的1802年，有一位英国物理学家沃拉斯顿重做了牛顿的实验。不过他在三棱镜前加上了狭缝，使阳光先通过狭缝再经过棱镜分解，他发现太阳光不仅被分解为牛顿曾观察到的那种连续光谱，而且其中还有一些暗线。可惜他的报告没有引起人们的注意，知道的人很少。

1814年，德国光学家弗朗和费制成了第一台分光镜，它不仅有一个狭缝、一块棱镜，而且在棱镜前装上了准直透镜，使来自狭缝的光变成平行光，在棱镜后则装上了一架小望远镜以及精确测量光线偏折角度的装置，弗朗和费用煤油灯、酒精灯和蜡烛等作为光源，都观察到了在黑暗背景中出现的明亮谱线，现在称为明线光谱。其中有两条靠得很近的黄色双线特别明显，采用不同的光源，它们出现的位置都相同。可能是嫌灯光不够强，弗朗和费又想办法引进太阳光进行观察，结果使他大吃一惊。他发现太阳的光谱和灯光的光谱截然不同，那里不是一条条的明线光谱，而是在红、橙、黄、绿、青、蓝、紫的连续彩带上有无数条暗线。在1814年到1827年中，弗朗和费共在太阳光谱中数出了五百多条暗线，其中有的较浓、较黑，有的则较为暗淡。弗朗和费一一记录了这些暗线的位置，并从红到紫，依次用A、B、C、D等字母来命名那些最醒目的暗线。

弗朗和费还发现，在灯光和烛光中出现一对黄色明线的位置上，在太阳光谱中则恰恰出现了一对醒目的暗线，弗朗和费把这对黄线称为 D 线。

为什么油灯、酒精灯和蜡烛的光是明线光谱，而太阳光谱中却是在连续光谱的背景上有无数条暗线呢？为什么前者的光谱中有一对黄色明线而后者正巧在同一位置有一对暗线呢？弗朗和费无法解答这些问题，直到四十多年后才由基尔霍夫揭开了这个谜。

1858 年秋到 1859 年夏，德国化学家本生发明了一种煤气灯，这种煤气灯的火焰几乎没有颜色，而且其温度可高到两千多摄氏度。他把含有钠、钾、锶、锂、钡等不同元素的物质放在火焰上燃烧，火焰立即产生了各种不同的颜色。本生心里很高兴，他想也许从此以后他就可以根据火焰的颜色来判别不同种类的元素了。可是，当他把几种元素按不同比例混合再放在火焰上燃烧时，含量较多元素的颜色十分醒目，含量较少元素的颜色却不见了。看来颜色还无法作为判别元素的依据。后来他向他的好朋友、物理学家基尔霍夫请教。基尔霍夫想到弗朗和费的实验，于是他向本生提出了一个很好的建议：不要观察燃烧物的火焰颜色，而应该观察它的光谱。他们越谈越兴奋，最后决定合作来进行一项实验。

基尔霍夫在他的实验室中用狭缝、小望远镜以及那个由弗朗和费制成的石英三棱镜装配成一台分光镜，并把它带到了本生的实验室。本生把含有钠、钾、锶、锂、钡等不同元素的物质放在灯上燃烧，基尔霍夫则用分光镜对准火焰观察其光谱。他们发现，不同物质燃烧时产生各不相同的明线光谱。接着，他们又把几种物质的混合物放在火焰上燃烧，发现这些不同物质的光谱线依然在光谱中同时呈现，彼此并不互相影响。于是，根据不同元素的光谱特征，仍能判断出混合物中有哪些物质，这种情况就像许多人合影在同一张照片上，每个人是谁，依然可以分得一清二楚一样。就这样，基尔霍夫和本生找到了一种根据光谱来判别化学元素的方法——光谱分析术。

·第七章·

几何光学

学习要点

1. 掌握单球面折射成像的原理和符号规则。

2. 掌握共轴球面系统、薄透镜成像的规律。

3. 理解光学显微镜的放大率及分辨本领，了解医学上常用的光学仪器。

4. 了解眼睛的光学系统及非正视眼的形成原因和矫正方法。

思政要点

1. 春秋战国时期墨家学派的著作《墨经》以连续八条文字记载了光学问题，涵盖了光的直线传播、光影关系、光的反射、各种镜面成像等。这是墨家从事光学实验、进行精密观察的忠实记录，寥寥数百字，条理清晰，逻辑严谨，内容丰富，奠定了几何光学的基础。

2. 质量互变规律是唯物辩证法的基本规律，它揭示了事物发展量变和质变的两种状态，以及由于事物内部矛盾所决定的由量变到质变，再到新的量变的发展过程。光学中的全反射现象就是一个由量变到质变的过程，而临界角是发生质变的关节点。

3. 能源低碳化是减少空气污染、控制温室气体排放的关键。目前我国拥有全球最成熟的光伏技术和产业链，2022 年中国光伏发电新增装机容量为 8743 万千瓦，占全球新增装机容量的 32.28%，累计装机容量为 39261 万千瓦。

　　光是一种波长很短（约为 10^{-7} m）的电磁波，即光具有波动性。光线在光学系统

（由光学元件，如透镜、棱镜等组成）中传播时，有可能出现波动光学的效应，如衍射现象。当光波波长 λ 远小于光学系统的通光口径时，可以忽略光的波动性。在大多数情况下，光学系统的通光口径都比波长大很多，因此在光学系统设计中普遍采用几何光学的方法。对于各种光学仪器中出现的实际问题，几何光学能够提供足够精确的结果，是各种光学仪器应用的理论基础。

几何光学的研究不涉及光的本性，它研究的是波动光学的极限问题，讨论的核心是光线在光学系统中的传播或成像。要解决光的传播或者成像问题，就要运用几何原理和 3 个基本的实验定律，即：（1）光在均匀媒质中沿直线传播；（2）光通过两种媒质界面时的反射和折射定律；（3）光的独立传播定律和光路可逆定律。

本章主要讨论单球面、透镜的光折射成像规律，简要介绍非正视眼的屈光不正及几种常用的光学仪器。

第一节 球面折射

一、单球面折射

1. 单球面的物像公式

当光在两种透明、均匀、各向同性的介质中传播时，在两种介质的分界面上会发生反射和折射现象。如果折射率不同的两种介质之间的分界面为球面的一部分时，产生的折射现象称为**单球面折射**。大多数光学系统的折射面都是球面，单球面折射规律是一般光学系统成像的理论基础。

图 7.1 中，MN 为球面折射面的一部分，球面两侧介质的折射率分别为 n_1 和 n_2，当光线从一种介质进入另一侧介质时，光线在折射面上将发生折射。C 为球面的曲率中心，r 为曲率半径，O 为点光源，通过曲率中心 C 和点光源 O 的直线 OC 为主光轴，主光轴与球面 MN 的交点 P 为折射面的顶点。

如果光源发出的光线（如图中的光线 OA）与主光轴的夹角 α 很小，以至于 α 满足 $\alpha \approx \sin\alpha \approx \tan\alpha$，则此类光线称为**近轴光线**（paraxial rays）。反之，称为**远轴光线**。下面的讨论仅限于近轴光线。

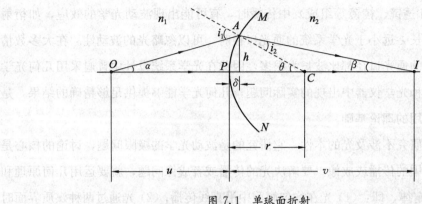

图 7.1　单球面折射

我们取这样的两条光线，一条是沿主光轴入射到折射面顶点 P 的光线 OP，其折射后方向不发生改变；另一条是沿任意方向入射的近轴光线 OA，经球面折射后与主光轴交于 I 点，I 点就是光源 O 的像。光源 O 到球面顶点 P 的距离 OP 称为**物距**，用 u 表示；像点 I 到球面顶点 P 的距离 PI 称为**像距**，用 v 表示；i_1 和 i_2 分别为入射角和折射角。下面我们来推导单球面的折射成像公式。根据折射定律：

$$n_1 \sin i_1 = n_2 \sin i_2 \tag{7.1}$$

对于近轴光线 OA，α 很小，所以 i_1 和 i_2 都很小，因而 $\sin i_1 \approx i_1$，$\sin i_2 \approx i_2$，故上式可写成 $n_1 i_1 = n_2 i_2$，由图可知 $i_1 = \alpha + \theta$，$i_2 = \theta - \beta$，式（7.1）可改写为

$$n_1 (\alpha + \theta) = n_2 (\theta - \beta) \tag{7.2}$$

考虑入射光线为近轴光线，α、β、θ、δ 都很小，所以有

$$\alpha \approx \tan \alpha = \frac{h}{u+\delta} \approx \frac{h}{u},\ \beta \approx \tan \beta = \frac{h}{v-\delta} \approx \frac{h}{v},\ \theta \approx \tan \theta = \frac{h}{r-\delta} \approx \frac{h}{r}$$

代入式（7.2），并消去 h，可得

$$\frac{n_1}{u} + \frac{n_2}{v} = \frac{n_2 - n_1}{r} \tag{7.3}$$

式（7.3）称为**单球面折射公式**。它给出了单球面折射时 u、v 与 n_1、n_2、r 之间的关系。从式（7.3）可以看出，在近轴光线成像的条件下，物距 u 和像距 v 对于给定的球面有一一对应的关系，即若将物放在 O 点，其像在 I 点；反之，若将物放在 I 点，其像必在 O 点。物和像的这种对应关系称为**共轭**。物像共轭是光路可逆的必然结果。

式（7.3）适用于一切凸、凹球面的折射成像，但应用时各物理量 u、v 和 r 必须遵守如下**符号规则**：

（1）实物的物距 u 取为正值，虚物的物距 u 取为负值；

（2）实像的像距 v 取为正值，虚像的像距 v 取为负值；

（3）凸球面迎着入射光线时，曲率半径 r 取正值；凹球面迎着入射光线时，r 取负值；

（4）n_1、n_2 的顺序以实际光线的行进方向为准。

为更好地应用单球面折射公式，有必要对上述概念予以进一步明确：物在成像问题中作为光源，入射光线行进的空间称为物方空间，而折射光线的传播空间称为像方空间。要区分某个点属于物方空间还是像方空间，要看它是与入射光线相联系还是与折射光线相联系。

实像是折射光线的会聚点的集合，成像于像方空间，像距为正；虚像是假想的折射光线反向延长线的会聚点的集合，此会聚点即为虚像点，像距为负。

不仅像有虚实之分，物也有虚实之别。相对于某个折射面（或者光学系统）而言，如果入射光线是发散的，则相应的发散光线中心为"实物"点，物距为正；如果入射光线是会聚的，其假想延长线的会聚中心称为"虚物"点，物距为负。来自真实发光点的光线当然不会是会聚的，虚物往往出现在多个折射面或者光学器件的联合成像问题中。

实物可成实像，也可成虚像；虚物同样也可成虚像、实像。物像之间的关系如图 7.2 所示，图 7.2（a）为实物成实像，图 7.2（b）为实物成虚像，图 7.2（c）为虚物成实像，图 7.2（d）为虚物成虚像。图中竖直的虚线表示折射面可能是凸球面，也可能是凹球面。

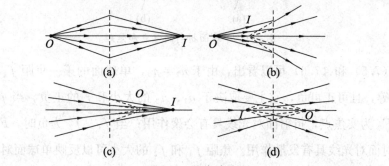

图 7.2　物像关系

在单球面折射公式（7.3）中，等式右端的式子只与球面两侧介质的折射率和球面的曲率半径有关，对于给定的介质和球面分界面，此式是一个常量，称为**折射面的焦度**，用 Φ 表示，有

$$\Phi = \frac{n_2 - n_1}{r} \tag{7.4}$$

若式中 r 以米（m）为单位，则所求的焦度 Φ 的单位为 m^{-1}，称为屈光度，用 D 表示。Φ 可为正值，也可为负值。例如，$n_1 = 1.0$，$n_2 = 1.5$，$r = -0.2$ m 的单球面，其焦度等于 -2.5 m^{-1}，记为 -2.5 D，通常人们使用"度"作为焦度的单位，1 D（屈光度）$= 100$ 度。

2. 单球面的焦距

当点光源位于主光轴上的某点 F_1 处时，如果它发出的光线经单球面折射后变为平行光线，如图 7.3 (a) 所示，则 F_1 点称为该折射面的**第一焦点**。从第一焦点 F_1 到折射面顶点 P 的距离称为折射面的**第一焦距**（物方焦距），用 f_1 表示。根据上述定义可知，当 $u=f_1$ 时，$v=\infty$，代入式 (7.3)，得

$$f_1 = \frac{n_1}{n_2 - n_1} r \tag{7.5}$$

平行于主光轴的近轴光线（即物在无穷远处）经单球面折射后会聚于主光轴上某一点 F_2 处，如图 7.3 (b) 所示，则 F_2 点称为该折射球面的**第二焦点**，从 F_2 到折射面顶点 P 的距离称为折射面的**第二焦距**（像方焦距），用 f_2 表示。根据第二焦点的定义可知，当 $u=\infty$ 时，$v=f_2$，代入式 (7.3)，得

$$f_2 = \frac{n_2}{n_2 - n_1} r \tag{7.6}$$

图 7.3　单球面折射的焦点和焦距

从式 (7.5) 和 (7.6) 可以看出，由于 $n_1 \neq n_2$，单球面的第一焦距 f_1、第二焦距 f_2 并不相等，且可正可负，它主要取决于 n_1、n_2 的大小和 r 的正负。当 f_1、f_2 为正时，F_1、F_2 为实焦点，折射面对光线具有会聚作用；当 f_1、f_2 为负时，F_1、F_2 为虚焦点，折射面对光线具有发散作用。焦距 f_1 和 f_2 的大小可以反映单球面对光线的折射本领，f_1、f_2 的数值越小，折射本领越强。

3. 单球面焦度与焦距的关系

用焦距来反映单球面折射本领有两个不足：一是折射面两侧焦距不相等，$f_1 \neq f_2$；二是折射本领的大小与焦距的大小成反比。单球面的折射能力可以用焦度的大小来反映，焦度值越大，折射面对光线的折射能力越强。结合式 (7.4)、(7.5) 以及 (7.6)，我们可以得到

$$\Phi = \frac{n_2 - n_1}{r} = \frac{n_1}{f_1} = \frac{n_2}{f_2} \tag{7.7}$$

从上式可知，两种介质的折射率差别越大，折射面的曲率半径越小，Φ 值越大，对光线的折射本领就越大。由符号规则可知，$\Phi > 0$ 表示该单球面对入射光线具有会聚作

用；$\Phi < 0$ 表示折射面对入射光线具有发散作用。对于同一折射面，两侧的焦距不同，但是其焦度是相等的。

[例题 7.1] 液体（$n_1 = 1.2$）中有一直径为 6 cm 的圆柱状玻璃棒（$n_2 = 1.5$），其左端为曲率半径 3 cm 的凸球面，右端为无限长。一点状物体位于玻璃棒外的轴线上，与棒的凸球面顶点相距 24 cm。计算：

(1) 像的位置及性质；

(2) 折射面的焦距和焦度。

解：(1) 依题意标注 n_1、n_2、u、r 各量：$n_1 = 1.2$，$n_2 = 1.5$，$u = 24$ cm，$r = 3$ cm。

由单球面折射公式得
$$\frac{n_1}{u} + \frac{n_2}{v} = \frac{n_2 - n_1}{r}$$

代入数值，有
$$\frac{1.2}{24} + \frac{1.5}{v} = \frac{0.3}{3}$$

解得像距为 $\qquad\qquad v = 30$ cm

即像成在凸球面顶点右侧 30 cm 的位置，像为实像。

(2) 根据 $v = \infty$，折射面第一焦距为 $\quad f_1 = \dfrac{n_1}{n_2 - n_1} r = \dfrac{1.2}{1.5 - 1.2} \times 3 = 12$ （cm）

根据 $u = \infty$，折射面第二焦距为 $\quad f_2 = \dfrac{n_2}{n_2 - n_1} r = \dfrac{1.5}{1.5 - 1.2} \times 3 = 15$ （cm）

单球面折射的焦距分别为 12 cm 和 15 cm，数值不相等。

由焦度定义 $\Phi = \dfrac{n_2 - n_1}{r} = \dfrac{n_1}{f_1} = \dfrac{n_2}{f_2}$，求得 $\quad \Phi = 10$ D

二、共轴球面系统

实际的光学系统中多数光学元件都含有多个折射面，即使是最简单的光学元件，如眼镜、放大镜，也是由两个折射面组成的。现在光学仪器中常使用透镜组，包含着更多数目的折射球面。如果两个或两个以上折射球面的曲率中心在同一直线上，它们便组成了**共轴球面系统**（coaxial spherical system）。各球心所在直线称为共轴系统的主光轴。人眼就是一个共轴球面折射系统。

光通过共轴球面系统后所成的像，取决于入射光线依次在每一个折射面上折射的结果。在共轴球面系统中解决成像问题时，可采用**逐次成像法**，即先求出物体经第 1 个单球面折射后所成的像，然后以此像作为相邻的第 2 个折射面的物（可能为实物或者虚物，如果第一个折射面所形成的像位于第 2 个折射面的后面，则对第 2 个折射面来说，这像就为"虚物"），再求出该物通过第 2 个折射面所成的像，以此类推，直到求出最后一个折射面所形成的像，该像即为整个球面系统所成的像。

[例题 7.2] 如图 7.4 所示，一点光源放在半径为 10 cm 的玻璃球（$n=1.5$）左侧 40 cm 处，求近轴光线通过玻璃球后所成的像。（空气折射率为 1.0）

解： 对于第一折射面而言，$n_1=1.0$，$n_2=1.5$，$r=10$ cm，$u_1=40$ cm

由单球面折射公式得
$$\frac{n_1}{u}+\frac{n_2}{v}=\frac{n_2-n_1}{r}$$

代入数据有
$$\frac{1.0}{40}+\frac{1.5}{v_1}=\frac{1.5-1.0}{10}$$

解得
$$v_1=60 \text{ cm}$$

点光源经过第 1 个折射球面折射后，应成像于 P_1 右侧 60 cm 处，但由于存在第 2 个折射面，光线在没有成像之前就被第 2 个折射面再次折射，成像在 v_2 处。对于第 2 个折射面而言，会聚光线形成"虚物" I_1，物距为 $u_2=20-60=-40$ cm。此时，$n_1=1.5$，$n_2=1.0$，$r=-10$ cm。

依据成像公式，代入数据得 $\dfrac{1.5}{-40}+\dfrac{1.0}{v_2}=\dfrac{1.0-1.5}{-10}$

解得
$$v_2=11.4 \text{ cm}$$

最后所成像位于玻璃球右侧 11.4 cm 处。整个系统成像过程如图 7.4 所示。

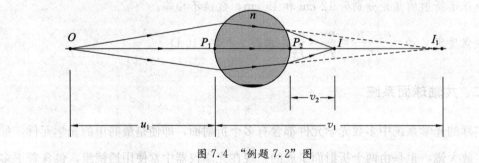

图 7.4 "例题 7.2"图

第二节 透 镜

透镜（lens）是由两个共轴折射面组成的光学系统，两个折射面之间是均匀的透明介质。透镜通常是由玻璃等透明物质磨成的，它是放大镜、显微镜、照相机等光学仪器中经常使用的基本部件。常见透镜的两个折射面是球面和平面，但也有柱面、椭球面等其他形式的表面。透镜依据外形可以分为两大类，一类是中间厚、边缘薄的叫**凸透镜**，如图 7.5（a）所示；另一类是中间薄、边缘厚的叫**凹透镜**，如图 7.5（b）所示。按光学性质可以分为会聚透镜和发散透镜两大类。如果透镜的折射率大于镜外介质的折射率，凸透镜就是会聚透镜，凹透镜就是发散透镜。透镜的两个折射球面顶点在主光轴上的间隔称为**透镜的厚度**。当透镜的厚度与其焦距及折射球面的曲率半径相比很小，可忽略不计时，这种透镜称为**薄透镜**；反之，称为**厚透镜**。

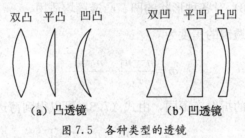

双凸　平凸　凹凸　　双凹　平凹　凸凹

（a）凸透镜　　　　（b）凹透镜

图 7.5　各种类型的透镜

一、薄透镜成像

1. 薄透镜成像公式

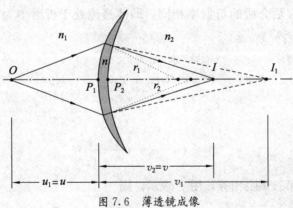

图 7.6　薄透镜成像

设折射率为 n 的薄透镜置于折射率为 n_1 和 n_2 两种介质的界面处（图 7.6），从主光轴上物点 O 发出的光经透镜折射后成像于 I 处，用 u_1、v_1、r_1 和 u_2、v_2、r_2 分别表示第一折射面和第二折射面的物距、像距和曲率半径，用 u、v 分别表示透镜的物距和像距。因为是薄透镜（透镜厚度远小于曲率半径），则 $u \approx u_1$，$u_2 = -v_1$，$v_2 \approx v$。将它们代入单球面折射公式（7.3），得

光线经第一折射面

$$\frac{n_1}{u} + \frac{n}{v_1} = \frac{n - n_1}{r_1}$$

光线经第二折射面时，第一折射面的像作为第二折射面的"虚物"，有

$$\frac{n}{-v_1}+\frac{n_2}{v}=\frac{n_2-n}{r_2}$$

把上述两式相加并整理，可得

$$\frac{n_1}{u}+\frac{n_2}{v}=\frac{n-n_1}{r_1}-\frac{n-n_2}{r_2}$$ (7.8)

式中，u、v、r_1、r_2 的正负号仍然遵守前面叙述的符号规定。式（7.8）称为**薄透镜的成像公式**。式（7.8）对各种形状的凹、凸透镜均适用。

放在不同介质内薄透镜的焦度为

$$\Phi=\frac{n-n_1}{r_1}-\frac{n-n_2}{r_2}$$ (7.8a)

因透镜前、后介质的折射率不同，由式（7.8）可以得到薄透镜的两焦距，分别为

$$f_1=\left[\frac{1}{n_1}\left(\frac{n-n_1}{r_1}-\frac{n-n_2}{r_2}\right)\right]^{-1}$$ (7.8b)

$$f_2=\left[\frac{1}{n_2}\left(\frac{n-n_1}{r_1}-\frac{n-n_2}{r_2}\right)\right]^{-1}$$ (7.8c)

如果薄透镜前、后介质的折射率相同，即薄透镜处于折射率为 n_0 的某种介质中，则 $n_1=n_2=n_0$，式（7.8）为

$$\frac{n_0}{u}+\frac{n_0}{v}=(n-n_0)\left(\frac{1}{r_1}-\frac{1}{r_2}\right)$$ (7.9)

则其焦度为

$$\Phi=(n-n_0)\left(\frac{1}{r_1}-\frac{1}{r_2}\right)$$ (7.9a)

其第一焦距与第二焦距相等，用 f 表示，则

$$f=f_1=f_2=\left[\frac{(n-n_0)}{n_0}\left(\frac{1}{r_1}-\frac{1}{r_2}\right)\right]^{-1}$$ (7.9b)

实际上，透镜通常都是放置在空气中，即 $n_0=1$，代入式（7.9）得

$$\frac{1}{u}+\frac{1}{v}=(n-1)\left(\frac{1}{r_1}-\frac{1}{r_2}\right)$$ (7.10)

即置于空气中薄透镜的焦度为

$$\Phi=(n-1)\left(\frac{1}{r_1}-\frac{1}{r_2}\right)$$ (7.10a)

其第一焦距与第二焦距相等，用 f 表示，则

$$f=f_1=f_2=\left[(n-1)\left(\frac{1}{r_1}-\frac{1}{r_2}\right)\right]^{-1} \tag{7.10b}$$

2. 薄透镜的高斯公式

从式 (7.10b) 可以看出，薄透镜的焦距 f 与折射率 n 及折射面的曲率半径 r 有关。把 f 值代入式 (7.10) 可得

$$\frac{1}{u}+\frac{1}{v}=\frac{1}{f} \tag{7.11}$$

式 (7.11) 是薄透镜成像的又一常用公式，称为**薄透镜成像的高斯公式**。它适用于**薄透镜两侧介质均是空气**的情况。透镜的焦距可正可负，其中会聚光线的透镜焦距为正，发散光线的透镜焦距为负。物距和像距的符号规则同前。

透镜焦距的数值大小表示了透镜对光线的会聚或者发散的本领。焦距越短，其折射能力越强。因此，我们一般采用焦距的倒数来表示透镜会聚或发散光线的本领，称为**透镜的焦度**，用 Φ 表示，即 $\Phi=1/f$，单位是屈光度。在配制眼镜时，人们所说的度数指的就是透镜的焦度，此时的单位以"度"来表示，即 1 屈光度＝100 度。例如，某人戴－200 度的眼镜，说明该眼镜的焦度 $\Phi=-2$ D，焦距 $f=-0.5$ m。发散透镜的焦距为负，说明该人配戴的眼镜是凹透镜，此人眼睛近视。

[**例题 7.3**] 如图 7.7 所示，有一个折射率为 1.5 的平凸薄透镜，凸面的半径为 30 cm，计算该透镜在空气中的焦距。

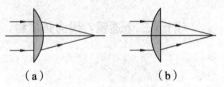

图 7.7 "例题 7.3"图

解： (1) 假设光线从平面入射，如图 7.7 (a) 所示。这时 $r_1=\infty$，$r_2=-30$，$n=1.5$，代入式 (7.10) 得

$$f=\left[(1.5-1)\left(\frac{1}{\infty}-\frac{1}{-30}\right)\right]^{-1}=60 \text{ cm}$$

(2) 假设光线从凸面入射，如图 7.7 (b) 所示。这时，$r_1=30$ cm，$r_2=\infty$，$n=1.5$，代入式 (7.10) 中可得

$$f=\left[(1.5-1)\left(\frac{1}{30}-\frac{1}{\infty}\right)\right]^{-1}=60 \text{ cm}$$

由此可见，不管光线从哪一侧入射，焦距都为 60 cm，第一焦距和第二焦距相等。

二、薄透镜组合

由于不可避免出现像差，单一透镜组成的光学系统性能常常不理想。两个或两个以上的薄透镜组合成的共轴系统，称为薄透镜组合，简称**透镜组**。实际光学仪器所用的透

镜大多是透镜组。薄透镜之间可以是分立的，也可以是密接的。物体通过透镜组所成的像，可以应用薄透镜公式，采用逐次成像法求得，即：先求出物体经过第1个透镜折射后所成的像，以此像作为第2个透镜的物，再求出第2个透镜的像，以此类推，直到求出最后一个透镜折射后所成的像，此像即透镜组所成的像。

1. 薄透镜的密接组合

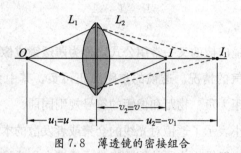

图 7.8　薄透镜的密接组合

最简单的透镜组是由两个薄透镜紧密贴合在一起组成的。如图7.8所示，设两个透镜的焦距分别为 f_1 和 f_2（透镜皆放在空气中），物距为 u，像距为 v。物体经过透镜 L_1 成像在 I_1 处，相应的物距和像距为 u_1 和 v_1。我们假设薄透镜的厚度忽略不计，则有 $u_1=u$，根据薄透镜成像公式（7.11）得　$\dfrac{1}{u}+\dfrac{1}{v_1}=\dfrac{1}{f_1}$

对于第二个透镜，因为是虚物，所以 $u_2=-v_1$，$v_2=v$，根据式（7.11）有

$$\frac{1}{-v_1}+\frac{1}{v}=\frac{1}{f_2}$$

合并上述二式，得

$$\frac{1}{u}+\frac{1}{v}=\frac{1}{f_1}+\frac{1}{f_2} \tag{7.12}$$

所以，透镜组的等效焦距 f 为

$$\frac{1}{f}=\frac{1}{f_1}+\frac{1}{f_2} \tag{7.13}$$

即紧密接触的透镜组的等效焦距的倒数等于组成它的各透镜焦距的倒数之和。如果用 Φ_1、Φ_2 和 Φ 分别表示第一透镜、第二透镜和透镜组的焦度，式（7.13）又可以写成

$$\Phi=\Phi_1+\Phi_2$$

密接组合薄透镜组的焦度等于各薄透镜焦度的代数和。对于由 n 个薄透镜组成的透镜组，则有

$$\Phi=\Phi_1+\Phi_2+\cdots+\Phi_n \tag{7.14}$$

同类透镜紧密贴合时会聚或者发散的本领得到加强，异类的透镜紧密贴合时则会聚

和发散的本领减弱。如果密接的两个异类透镜会聚和发散的本领相同，光线经过此透镜组时既不发散也不会聚，此时的等效焦度为零。此关系常被用来测量透镜的焦度。例如，要测定某近视眼镜片（凹透镜）的焦度时，可以找一个已知焦度的凸透镜和它紧密接触，使其等效焦度为零，即光线通过透镜组后，行进方向不改变。此时 $\Phi_1 + \Phi_2 = 0$ 或者 $\Phi_1 = -\Phi_2$。凹透镜和凸透镜的焦度在数值上相同，符号相反。

2. 薄透镜的非密接组合

薄透镜的非密接组合，即两透镜共轴组成一个系统。如图 7.9 所示，L_1 和 L_2 为两个薄透镜，焦距分别为 f_1 和 f_2，物距分别为 u_1 和 u_2，像距分别为 v_1 和 v_2，两透镜之间距离为 d，第 1 个透镜的像距 v_1 与第 2 个透镜的物距 u_2 的关系为 $u_2 = d - v_1$，该式也遵循同样的符号规定。下面通过一个例子来说明这种成像情况。

[例题 7.4]　如图 7.9 所示，凸透镜 L_1 和凹透镜 L_2 的焦距分别为 20 cm 和 -40 cm，L_2 在 L_1 的右边 40 cm 处。在透镜 L_1 左边 30 cm 有一物点 O，求经过透镜组后所成的像。

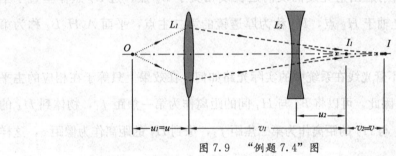

图 7.9　"例题 7.4"图

解：由题可知：$u_1 = 30$ cm，$f_1 = 20$ cm，代入薄透镜成像公式 $\dfrac{1}{u_1} + \dfrac{1}{v_1} = \dfrac{1}{f_1}$

解得　　　　　　　　　　　　$v_1 = 60$ cm

透镜 L_2 成像：由两透镜的关系可知，$u_2 = d - v_1 = 40 - 60 = -20$ cm（虚物），$f_2 = -40$ cm，代入式（7.11）得 $v_2 = 40$ cm，像为实像。

三、厚透镜

如果两折射球面顶点之间的距离相对于球面曲率半径较大，不可忽略，这样的共轴球面组成的透镜称为**厚透镜**（thick lens）。厚透镜与薄透镜一样，都是含多个折射球面的共轴系统。厚透镜的成像问题可以采用逐次成像法来求解，也可以引入**三对基点**（cardinal points），将光路简化，采用作图或者计算的方式求出像与物之间的关系，这样的方法称为共轴球面系统的**三对基点等效光路法**。

1. 共轴球面系统三对基点

（1）两焦点

图 7.10（a）表示的是具有多个折射面的共轴球面系统，图中仅画出了第一个和最后一个折射面。任何共轴球面系统都具有两个等效的主焦点。如果主光轴上某一点发出的近轴光线经过整个系统折射后变成平行于主光轴的光线，如图 7.10 所示，则称该点为厚透镜的第一主焦点（又称物方焦点），用 F_1 表示；如果平行于主光轴的光线经整个折射系统折射后会聚于主光轴上的某一点，则该点称为第二主焦点（像方焦点），用 F_2 表示。

（2）两主点

在图 7.10（a）中，通过 F_1 的入射光线与经过系统折射后出射光线的反向延长线相交于 A_1 点，过 A_1 点作垂直于主光轴的平面且交主光轴于 H_1 点，H_1 称为厚透镜的第一主点，平面 $A_1H_1B_1$ 称为第一主平面。同理，平行于主光轴的入射光线的延长线与经过系统折射后出射光线的反向延长线相交于 B_2 点，过 B_2 点作垂直于主光轴的平面且交主光轴于 H_2 点，H_2 称为厚透镜的第二主点，平面 $A_2H_2B_2$ 称为第二主平面。

在图 7.10 中，不管光线在系统中的实际光路如何，在效果上只等于在相应的主平面上发生一次折射。因此，可以将 F_1 与 H_1 间的距离作为第一焦距 f_1，物体到 H_1 的距离作为物距 u；F_2 与 H_2 的距离作为第二焦距 f_2，像到 H_2 的距离作为像距 v，这样作图就简单了。

（3）两节点

在厚透镜的主光轴上可以找到两点 N_1 和 N_2，如图 7.10（b）所示。光线通过它们不改变行进方向，仅发生平移，即以任何角度向 N_1 点入射的光线都以相同的角度从 N_2 射出。N_1 和 N_2 分别称为厚透镜的第一节点和第二节点。N_1 和 N_2 的性质类似于薄透镜的光心（光线经过薄透镜光心时不改变行进方向）。

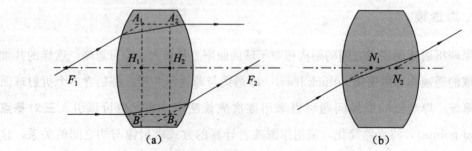

图 7.10　厚透镜的主点、焦点和节点

2. 作图法求像（三对基点等效光路法）

只要知道 3 对基点在系统中的位置，根据 3 对基点的特性，可以利用下列 3 条光线中的任意两条求出经过系统折射后所成的像。厚透镜的 3 条光线如图 7.11 所示。(1) 平行于主光轴的光线，在第二主平面 $A_2H_2B_2$ 折射后通过第二主焦点 F_2；(2) 通过第一主焦点 F_1 的入射线，在第一主平面 $A_1H_1B_1$ 折射后平行于主光轴射出；(3) 通过第一节点 N_1 的光线，折射后从第二节点 N_2 沿入射方向射出。

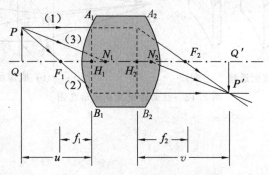

图 7.11　厚透镜作图成像示意图

相比较而言，单球面和薄透镜也有 3 对基点，单球面的两主点重合在单球面顶点 P 上，其两节点重合在单球面的曲率中心 C 点上；而薄透镜的两主点及两节点都重合在薄透镜的光心上。

四、柱面透镜

前面讨论的透镜，其折射面均是球面的一部分，所以统称为球面透镜。这种透镜的特点是轴对称，即通过其主光轴任何截面的曲率总是一样的，故又称为对称折射系统。在这种系统中，任何一个近轴点光源经系统折射后所成的像依然是一个点。如果透镜的折射面不是球面，而是圆柱面的一部分，这种透镜称为**柱面透镜**（cylindrical lens）。柱面透镜的两个折射面可以都是柱面，也可以一面是柱面，另一折射面为平面。与薄透镜类似，柱面透镜也分为凸柱面透镜和凹柱面透镜，如图 7.12（a）所示，依次为双凸柱面透镜、平凸柱面透镜、平凹柱面透镜、双凹柱面透镜。柱面透镜在非正视眼的矫正中，主要用来矫正规则散光。因此，了解柱面透镜的成像原理是必要的。

由于柱面透镜的折射面是非对称的，又称为非对称折射系统。柱面透镜的任一横截面和球面透镜的截面类似。因此，同一水平面上的入射光线将会被会聚或者发散。柱面透镜纵向截面为平面，如同一块平板玻璃。因此，在纵截面内的入射光线通过透镜后，不改变行进方向，如图 7.12（b）所示。由此可知，主光轴上点光源发出的光线经会聚柱面透镜折射后，所成的像不再是一个清晰的亮点，而是一条平行于柱轴的直线。

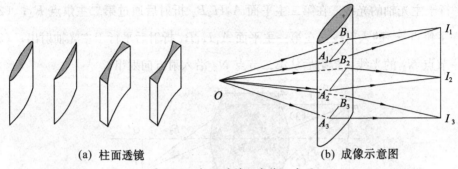

(a) 柱面透镜　　　　　　　　　　(b) 成像示意图

图 7.12　柱面透镜及成像示意图

五、透镜的像差

制造光学仪器时，我们总是希望物体经过透镜折射后，能获得一个几何形状和原物相似、颜色相同的清晰像。在透镜成像过程中，只有在严格的单色光和近轴光束下，才可以获得较理想的像。但是，由于各种因素的影响，点光源或者物体经过透镜所成像的颜色和形状与理想的像总是存在一定的偏差，这种差异就称为透镜的**像差**（aberration）。像差的成因有很多，这里简单介绍透镜成像时的两种主要像差：**球面像差**和**色像差**。

1. 球面像差

在前面球面折射成像讨论时，我们限定的前提条件是近轴光线，即光线在球面上发生折射时的入射角和折射角都很小。但在实际成像时，入射光线中常包含远轴光线，即主光轴上点光源发出的入射光线与主光轴夹角较大。这样远轴光线将会通过透镜边缘折射成像，此时的入射角和折射角都较大。与近轴光线相比，远轴光线会产生较大的偏折。因此，这两部分光线经过透镜折射后不能会聚于同一点，这样一个点光源或者点状物体经过透镜成像后不再是一个点像，而是一个边缘模糊的圆斑。这种像差称为球面像差，如图 7.13（a）所示。

减少球面像差的最简单办法是在透镜前放置一个光阑，如图 7.13（b）所示。光阑将远轴光线遮去，只允许近轴光线通过，这样便得到一个相对清晰的点像。但是，由于成像所用的光束减少，造成了能量损失，降低了像的亮度。减小球面像差的另一种方法是利用透镜组合的方法，在会聚透镜后放置一发散透镜，发散透镜对远轴光线的发散作用较强，这样组成的透镜组虽然降低了焦度，但是可以消除或者部分消除球面像差。实际上，一般光学精密仪器在制镜时都会把会聚透镜和弱发散透镜合并磨成一镜，以减小球面像差。

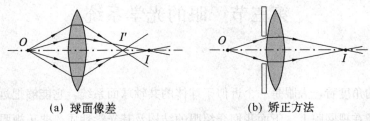

(a) 球面像差　　　　　　　　　(b) 矫正方法

图 7.13　球面像差及矫正方法

2. 色像差

透镜的焦距由透镜材料的折射率和折射面曲率半径来决定。当曲率半径确定后，透镜的光学特性就由折射率来决定。同一光学介质对不同颜色（波长）的光折射率不同。对于常用光学材料，波长越短，该波长光线的折射率越大，光线偏折越大。当用复色光（如白光）照射透镜时，其像将不是一个点而是带有颜色的光斑，这种现象称为**色像差**，简称**色差**，如图 7.14（a）所示。

消除色差可以采用单色光源。最常采用的方法是将不同材质（折射率不同）的透镜组合为密合的透镜组，其中一个会聚透镜的色散被另一个发散透镜抵消，如图 7.14（b）所示。例如，冕牌玻璃的色散能力较火石玻璃弱，因此用冕牌玻璃的凸透镜与火石玻璃的凹透镜组成透镜组，通过凸透镜产生的色散大部分被凹透镜抵消，达到消除色差的目的。

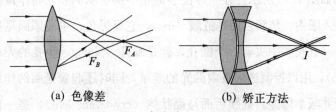

(a) 色像差　　　　　　　　　(b) 矫正方法

图 7.14　色像差及矫正方法

综合以上两种像差的分析可以看出，任何简单透镜都不可避免地存在像差。由于凹、凸透镜的物理性质恰好相反，各种像差也相反，利用凹凸透镜的这种差异可以使许多类型的像差得到纠正。所以，在一些较为精密的光学仪器中使用的透镜都是两片或者两片以上的透镜紧密接合的透镜组。除用透镜组的方法以外，人们还利用透镜的形状、折射率、光阑等互相配合来消除像差。

第三节　眼的光学系统

从光学的角度看，人眼是一个近似于球体的共轴球面系统，它能够把远近不同的物体清晰地成像在视网膜上。下面我们介绍眼的结构及其光学性质、非正视眼及矫正。

一、眼的结构和光学性质

1. 眼的光学结构

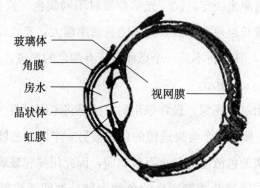

图 7.15　眼睛的水平剖面图

眼球的结构如图 7.15 所示。在眼球前表面是一层透明的膜，叫作**角膜**（cornea），外来的光线由此进入眼内。角膜后面是**虹膜**（iris），它显黑色，主要原因是进入眼睛内的光线全部被吸收了。虹膜的中央有一个圆孔，就是**瞳孔**（pupil），瞳孔的大小可以改变（直径为 1.4~8 mm），用以控制进入眼内的光的能量，同时还起着光阑的作用，使在视网膜上所成的像清晰并减小像差。虹膜后面是**晶状体**（crystalline lens），是一种透明而富有弹性的组织，它两面凸出像一个凸透镜，其弯曲程度可由睫状肌的收缩而变化，因而有调节作用。眼球的内层叫作**视网膜**（retina），上面布满视觉神经，是光线成像的地方。视网膜上正对瞳孔的一小块，对光的感觉最敏感，由于其颜色的关系叫作**黄斑**（yellow spot）。角膜和晶状体之间充满着透明的液体叫作房水，晶状体和视网膜之间充满了另外一种透明的液体叫作玻璃体。眼内各种折射媒质的折射率与界面的曲率半径见表 7.1。

2. 眼的光学性质

从几何光学的角度看，人眼是由多种媒质组成的较复杂的共轴球面系统，根据古氏（Gullstrand）的计算，这一系统的光学性质见表 7.1。

根据古氏对眼睛 3 对基点的计算，如图 7.16 所示，H_1、H_2 靠得很近，N_1、N_2 靠的也很近，3 对基点的位置和单球面接近，因此常常把眼睛进一步简化为单球面折射系统，称为**简约眼**（reduced eye），如图 7.17 所示。简约眼的单球面接近角膜，但不是角膜，它的曲率半径在眼睛处于完全放松状态时为 5 mm，媒质折射率取相同的值 1.33，由此对应的焦距为 $f_1 = 15$ mm，$f_2 = 20$ mm。因为眼睛看近、远处物体时像距不变，所以简约眼 r 的值必须改变，并满足关系：$\dfrac{1}{u} + \dfrac{1.33}{v} = \dfrac{1.33 - 1}{r}$。

表 7.1 古氏平均眼数据

			折射率	位置（mm）	曲率半径（mm）
角膜		前面	1.376	0	7.7
		后面		0.5	6.8
玻璃体			1.336		
房水			1.336		
晶状	皮质	前面	1.386	3.6	10.0～5.33
		后面		7.2	−6.0～−5.33
	体核	前面	1.406	4.15	7.9
		后面		6.57	−5.8
三对基点	第一主点（H_1）			1.348	
	第二主点（H_2）			1.602	
	第一节点（N_1）			7.08	
	第二节点（N_2）			7.33	
	第一焦点（F_1）			−15.70	
	第二焦点（F_2）			24.38	

3. 眼的调节

从成像的原理来看，眼和照相机有许多相似之处。但眼有一个突出的优点：眼能在一定范围内自动改变焦度，远近不同的物体随时都能在视网膜上成清晰的像。眼的这种自动改变焦度的本领，叫作**眼的调节**（accommodation）。眼的调节主要是通过睫状肌的收缩改变晶状体表面的曲率半径来完成的。但这种调节是有一定限度的，当观察近处物体时，晶状体曲率半径变小（睫状肌收缩），眼的焦度变大，最大可达到 70.6 D；当物距小于一定距离时，虽经过最大调节（晶状体曲率半径最小时），也不能使光线在视网膜上成清晰的像，所以把眼睛通过调节处于最大调节状态能够看清物体的最近位置叫作**近点**（near point），近点与眼睛之间的距离称为近点距离，又简称近点，视力正常的人，近点距离为 10～12 cm，近视眼的近点更近一些。当被观察的物体在无穷远时，睫状肌完全放松，此时晶状体曲率半径最大，焦度最小，大约为 57.6 D。眼在完全不调节的情况下，能看清物体的最远位置叫作**远点**（far point）。视力正常的人远点在无穷远处。所以，眼睛能够看清物体的范围在远点与近点之间。

观察近距离物体时，眼睛因为需要高度调节而容易产生疲劳。所以，在日常工作中，不致引起眼睛过度疲劳的最适宜的距离约为 25 cm，这个距离叫作**明视距离**（distance of distinct vision）。

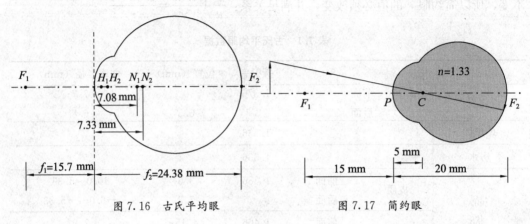

图 7.16　古氏平均眼　　　　　　　　图 7.17　简约眼

二、眼的分辨本领和视力

物体位于眼的调节范围内就可以在视网膜上成一清晰的像，但是这还不等于能分辨物体的细节。日常生活告诉我们：大的物体，远了分辨不清；近的物体，太小也分辨不清。眼睛能否把看见的物体分辨清楚，还取决于从物体两端射向眼球节点的光线所夹的角度 α，这个夹角称为**视角**（visual angle）。视角的大小决定了物体在视网膜上成像的大小，视角越大，所成的像越大，眼睛就越能看清物体的细节。例如，当远处的物体细节分辨不清时，减小物距，视角变大，往往可以达到分辨的目的。

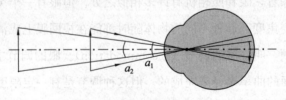

图 7.18　视角

实验证明，两个靠得很近的点，如果视角 $\alpha < 1'$，人眼就分辨不清是两个点，而感到的只是一个点。在光线充足的情况下，只有当视角 $\alpha \geqslant 1'$ 时，眼睛才能分辨出是两个点。所以，视力正常的眼睛能分辨两物点之间的最小视角约为 $1'$，与之对应在明视距离处眼睛能分辨两物点之间的最短距离约为 0.1 mm。通常用眼睛分辨的最小视角 α 的倒

数表示眼睛的分辨本领，称之为**视力**（visual acuity）。

$$视力 = \frac{1}{\alpha}$$

应用上式计算视力时，最小视角 α 以分（'）为单位。例如，最小视角 $\alpha = 10'$，视力为 0.1。若最小视角为 0.5'，相应的视力为 2.0。通常使用的国际标准视力表就是根据这个原理制成的，视力表中第一行最大字符 **E** 就代表了 0.1 的视力。另外，国内还常常采用一种对数视力表，称为国家标准对数视力表，即五分法视力表。五分法视力用 L 表示，L 与最小视角的关系为

$$L = 5 - \log \alpha$$

若最小视角为 10'，相应对数视力为 4.0；若最小视角为 0.5'，相应的对数视力为 5.3。

三、非正视眼的矫正

眼睛不调节时，若平行光进入人眼内刚好在视网膜上形成一个清晰的像，这种眼睛称为**正视眼**，否则称为**非正视眼**或**屈光不正眼**。非正视眼包括**近视眼**（near sight）、**远视眼**（far sight）和**散光眼**（astigmatism）三种。

1. 近视眼

若眼睛不调节时，平行光线射入眼后会聚在视网膜之前，而在视网膜上获得模糊的像，如图 7.19（a）所示，则称此类眼睛为近视眼。

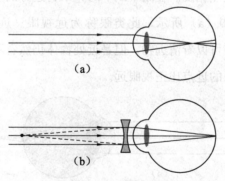

图 7.19　近视眼及矫正

近视眼看不清远处的物体，但若物体移近，当物距小至某一点时，像正好能移至视网膜上，眼不调节也能看清。可见，近视眼的远点不在无穷远处，它看不清在其远点以外的物体，依靠调节只能看清远点以内的物体。近视眼可能是由于角膜或晶状体的曲率半径太小，对光线偏折太强，或是由于眼球的前后直径太长。

近视眼的矫正方法是佩戴一副适当焦度的凹透镜，使光线进入人眼睛之前经凹透

镜适当发散，再经眼睛折射后在视网膜上形成清晰像，如图 7.19（b）所示。从光学原理来看，佩戴一副这样的凹透镜，是使来自远方的平行光线成一虚像于近视眼的远点处，这相当于将无限远的物体移到近视眼的远点处，所以这时近视眼不调节也能看清物体。

[**例题 7.5**]　某一近视眼的远点在眼前 0.5 m，欲使之能看清无限远的物体，则应配戴多少度的眼镜？

解： 配戴的眼镜必须使无限远的物体在眼前 0.5 m 处成虚像，设眼镜的焦距为 f，已知 $u = \infty$，$v = -0.5$ m，

代入薄透镜成像公式

$$\frac{1}{u} + \frac{1}{v} = \frac{1}{f}$$

得

$$\frac{1}{\infty} + \frac{1}{-0.5} = \frac{1}{f}$$

解得

$$f = -0.5 \text{ m}$$

$$\Phi = \frac{1}{f} = -2 \text{ D}$$

此近视眼患者应配戴焦度为 200 度的凹透镜。

由此题可以看出近视眼所配戴的眼镜的焦距大小与远点距离大小是相等的。

2. 远视眼

远视眼与近视眼的缺点相反。在眼不调节时，来自远方的平行光线射入人眼后，会聚在视网膜后，如图 7.20（a）所示，此类眼称为远视眼。远视眼在不调节时看不清远、近处物体，经过调节可以看清远物，但是近处物体仍然看不清。由于眼的调节是有一定限度的，所以远视眼的近点比正视眼远。

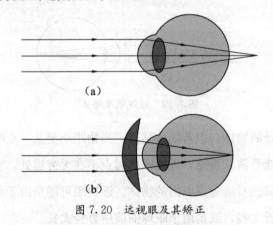

（a）

（b）

图 7.20　远视眼及其矫正

远视眼产生的原因可能是角膜或晶状体折射面的曲率半径太大，焦度太小；或者是

眼球前后直径太短，物体的像成在视网膜之后。远视眼的矫正方法是配戴一副适当焦度的凸透镜，使光线在进入眼睛前先经透镜适当发散，再经眼睛折射后成像在视网膜上，如图 7.20（b）所示。配一副这样的凸透镜是使眼前的物体成一虚像在远视眼的近点处，所以远视眼即可像正视眼一样看清近处物体。

[例题 7.6]　某远视眼的近点距离为 1.2 m，看清 12 cm 处的物体，需配戴怎样的眼镜？

解：配戴的眼镜应使眼前 12 cm 处的物体成像在远视眼的近点 1.2 m 处，因为像与物都在镜前，所以是一个虚像，即

$$u = 12 \text{ cm} = 0.12 \text{ m} \quad v = -1.2 \text{ m}$$

代入薄透镜成像公式

$$\frac{1}{u} + \frac{1}{v} = \frac{1}{f}$$

得

$$\frac{1}{0.12} + \frac{1}{-1.2} = \frac{1}{f}$$

解得

$$\Phi = \frac{1}{f} = 7.5 \text{ D}$$

即远视眼患者应配戴焦度为 750 度的凸透镜。

3. 散光眼

前面介绍的近视眼和远视眼虽然都属于球面屈光不正，但角膜表面仍然是球面，它在任何方向上的子午线（通过主光轴的平面叫子午面，子午面与角膜的交线叫子午线）的曲率半径都是一样的。所以，由点光源发

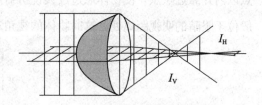

图 7.21　散光眼成像

出的光线，经角膜折射后所成的像仍然是一清晰的像点，只是这个像点的位置不在视网膜上。散光眼则不同，其角膜的表面不再是一个理想的球面，也就是说在不同方向上各子午线的曲率半径不完全相同，因而由点光源发出的近轴光线，经该曲面折射后不能会聚在一点，图 7.21 为散光眼成像示意图。图中纵向子午线曲率半径最短，横向子午线曲率半径最长，其余方向子午线曲率半径介于两者之间。当来自远处物体的平行光线经角膜折射后，纵向子午面内的光线会聚于 I_V 处，横向子午面内光线会聚于 I_H 处，其他方向子午面内光线会聚与 I_V 与 I_H 之间，在 I_V、I_H 之间的不同位置处形成的像各有不同。可见：不论视网膜在何位置都不会成一清晰的像点。散光眼的矫正方法是配戴适当焦度的柱面透镜，以矫正屈光不正子午线的焦度。

第四节　几种光学仪器

一、放大镜

眼睛所看到的物体的大小是由物体在视网膜上所成像的大小来决定的，而成像的大小又是由物体对眼睛所张视角（从物体的两端射到眼中节点的两条光线所夹的角）的大小来决定。因此，当物体的大小一定时，为了看清微小物体或者物体的局部细节，就要把物体移近眼睛，以增大视角，使物体在视网膜上成一个较大的像。但是，眼睛的调节能力是有限的，不能使距离小于近点（眼前 $10\sim12$ cm）的物体成像于视网膜上。因此，医学上常借助于会聚透镜来增加视角，用于这一目的的会聚透镜称为**放大镜**（magnifier）。

由透镜成像原理可知，当物体放在凸透镜焦点以内时，成放大、正立的虚像，像与物体在透镜的同一侧。这就是放大镜的成像原理。使用放大镜时，通常将物体放在放大镜焦点以内并靠近焦点，使物体通过放大镜折射后成一与物体同侧的正立放大的虚像。虚像一般位于眼睛的明视距离处，这时物体的视角增大了，在视网膜上形成了放大的清晰像。

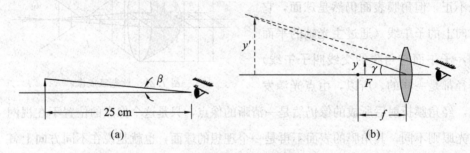

图 7.22　放大镜原理

在图 7.22（a）中，把物体 y 放在明视距离处，用眼睛直接观察时的视角为 β。利用放大镜观察同一物体时，视角增大到 γ，如图 7.22（b）所示。通常用这两个视角的比值 γ/β 来衡量放大镜对视角的放大能力，称为**角放大率**（angular magnification），用 α 表示，则

$$\alpha=\frac{\gamma}{\beta} \qquad (7.15)$$

一般利用放大镜所观察的物体 y 很小，故视角 γ、β 也很小，因此有

$$\beta \approx \tan \beta = \frac{y}{25} \qquad \gamma \approx \tan \gamma = \frac{y}{f}$$

将两式代入公式（7.15）中，可得

$$\alpha = \frac{\gamma}{\beta} = \frac{\tan \gamma}{\tan \beta} = \frac{y/f}{y/25} = \frac{25}{f} \tag{7.16}$$

式中，f 为放大镜的焦距，以 cm 为单位。上式表明，放大镜的角放大率与其焦距成反比，即焦距越短，角放大率越大。但不能无限地缩短透镜的焦距来提高放大镜的放大倍数。焦距 f 太小，透镜容易产生像差。故单一凸透镜的放大率（放大倍数）一般只有几倍，若是组合透镜，放大率可以达到十几倍，且像差减小。

二、光学显微镜

1. 显微镜的光学原理

光学显微镜（microscope）是 1610 年由伽利略发明的，它是生物学和医学中广泛应用的仪器，其放大倍数为 $10^2 \sim 10^3$ 倍，是我们观察微观世界的工具。最简单的光学显微镜主要包括两组会聚透镜和一个直立金属圆筒，两组透镜分别安装在金属圆筒的上、下两端。图 7.23 是它的成像光路图。图中左边的小透镜 L_1，代表第 1 个透镜组，是焦距极短的会聚透镜，称为**物镜**（objective）；右边的大透镜 L_2 代表第 2 个焦距较长的会聚透镜组，为**目镜**（eyepiece）。将被观察的物体（物体长度为 y）倒置于物镜第一焦点 F_1 外侧，经过物镜 L_1 折射后物体获得一个正立放大的实像 y' 于目镜的焦点 F_2 稍内处（实像的长度用 y' 表示）；实像 y' 再经目镜折射产生正立放大虚像 y'' 于明视距离处（虚像的长度用 y'' 表示），虚像相对于人眼张开的视角为 γ。目镜的作用与放大镜类似，是让眼睛可以更靠近 y'，以增加视角。

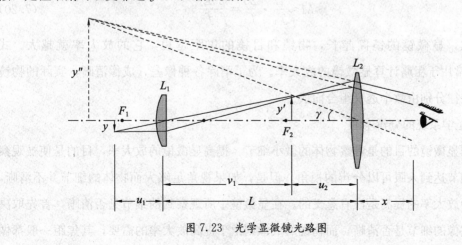

图 7.23 光学显微镜光路图

根据角放大率的定义，如果使用显微镜后所成虚像的视角为 γ，不用显微镜时物体在明视距离处的视角为 β，则显微镜的角放大率为

$$M = \frac{\gamma}{\beta} \approx \frac{\tan\gamma}{\tan\beta} \tag{7.17}$$

使用显微镜观察物体时，眼睛一般紧靠在目镜上，所以眼睛到目镜的距离 x 常常取为零，从图 7.23 可知，$\tan\gamma = \frac{y''}{v_2 + x} \approx \frac{y''}{v_2} = \frac{y'}{u_2}$，物镜折射后所成像 y' 到透镜 L_2 的距离 u_2 可以近似为目镜焦距 f_2，即 $\tan\gamma \approx \frac{y'}{u_2} \approx \frac{y'}{f_2}$。将 $\tan\gamma$ 和 $\tan\beta$ 代入式（7.17），得

$$M = \frac{\tan\gamma}{\tan\beta} = \frac{y'}{y} \cdot \frac{25}{f_2} = m\alpha \tag{7.18}$$

式中，$m = \frac{y'}{y}$ 是物镜的线放大率，$\alpha = \frac{25}{f_2}$ 是目镜的角放大率，即显微镜的放大率等于物镜的线放大率与目镜的角放大率的乘积。实际使用的显微镜配有各种放大率的物镜和目镜，适当组合可以获得所需要的放大率。

由于物体是放在靠近物镜的焦点处，物镜的线放大率 $\frac{y'}{y} = \frac{v_1}{u_1} \approx \frac{v_1}{f_1}$，$v_1$ 是像 y' 到物镜的距离，即像距。于是式（7.18）又可以写成

$$M = \frac{v_1}{f_1} \cdot \frac{25}{f_2} = \frac{25v_1}{f_1 f_2} \tag{7.19}$$

通常显微镜的物镜和目镜的焦距 f_1 和 f_2 与镜筒的长度 L（$L = v_1 + u_2 \approx v_1 + f_2 \approx v_1$）比较起来都是很小的，所以 v_1 就可以近似看作是显微镜镜筒的长度 L。因此，显微镜的放大率又可以写成

$$M \approx \frac{L}{f_1} \cdot \frac{25}{f_2} = \frac{25L}{f_1 f_2} \tag{7.20}$$

显然，显微镜的镜筒越长，物镜和目镜的焦距越短，它的放大率就越大。式（7.20）常用于粗略计算显微镜的放大率。为了消除各种像差，成像清晰，实际的物镜和目镜往往分别由数个透镜组合而成。

2. 光学系统的分辨本领

使用显微镜的目的是观察物体的微小细节。提高显微镜的放大率，目的是使被观察的物体细节达到人眼可以分辨的视角。但是，如果视角足够大而物体的细节并不清晰，那么这种放大率的提高是没有意义的。在显微镜中所观察到的细节是否清晰，首先取决于物镜成像的细节是否清晰，而物镜的成像则由于提高放大率的需要，其焦距一般都做

得比较短小，物镜的曲率半径 r 就比较小，因此物镜的透光面积就很小，相当于一个小圆孔。物镜的成像就相当于光通过一个小圆孔，根据光的衍射理论，物镜成像会产生圆孔衍射效应。这样，点光源通过物镜所成的像就是一个有一定大小的衍射图样（图样中央为一明亮的圆斑，称为艾里斑，它集中了光强的绝大部分，约占84%；艾里斑外则是一组明暗相间的同心圆环）。

一个物体通过透镜成像时，可以把物体看成是由许多发光点组成的。按照几何光学，物体上一个发光点经过透镜折射后将得到一个对应的像。但实际上，由于圆孔衍射效应，每个发光点在透镜的像平面上都形成了自己的衍射亮斑，整个物体的像就是由许多这样的小亮斑组成的。亮斑虽然很小，但还是具有一定的线度。如果两物点相距很近，它们的两个衍射亮斑就会发生重叠，重叠到一定程度时，即使目镜的放大率再高，人们也不能清楚地判断这是两个物点的像。换言之，两物点的像已不能被分辨。因此，衍射现象限制了光学系统分辨物体细节的能力。

英国物理学家瑞利给出了分辨物体细节的判据，他认为，当一个物点的衍射图样的第一暗环与另一个衍射图样的中央亮斑重合时，这两个物点恰好处于可以分辨的极限位置。这个判据称为**瑞利分辨判据**（Rayleigh criterion）。理论分析表明，满足瑞利判据时，两个衍射亮斑重叠区中心的光强，约为每个衍射亮斑中心光强的80%，一般人的眼睛刚好能够分辨出光强的这种差别。

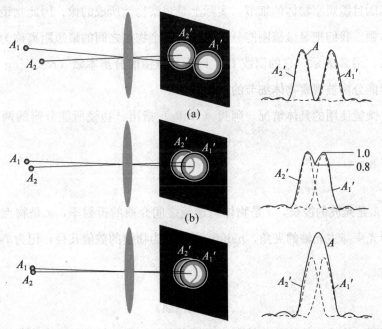

图 7.24　光学系统分辨本领

图 7.24 说明了光学系统衍射亮斑的分辨条件。当物点 A_1 和 A_2 发出的光线经光学系统 L 成像后在光屏上得到了相应的衍射图样 A_1' 和 A_2'。如果物点 A_1 和 A_2 相距较远，两个物点的衍射图样 A_1' 和 A_2' 也相距较远，光强度的合成曲线 A 表明，两最大光强度之间有一最小光强度。两个点的衍射亮斑很容易分辨，如图 7.24（a）所示。如果物点 A_1 和 A_2 距离减小，光屏上两衍射花样间距也随之减小。当衍射图样 A_2' 的第一暗环与另一个衍射图样 A_1' 的中央亮斑重合时，它们合成后的光强度曲线中，两最大光强度之间的极小光强（即两衍射图样重叠部分的中心区域）度约为最大光强度的 80%，人眼刚好能够分辨出这是两个物点所成的像。此时，两物点之间的距离即为可以分辨的极限距离，如图 7.24（b）所示。图 7.24（c）表示两个点的衍射亮斑重叠部分进一步增多，在光屏上形成了一个大亮斑，眼睛已无法分辨出这是两个点的像。在这种情况下，目镜的放大倍数再高，也不能获得清晰的像。

由图 7.24（a）和图 7.24（b）可知，两个点光源的像 A_1' 和 A_2' 之间的距离 Z' 的大小，与 A_1 和 A_2 之间的距离 Z 和物镜像距 L 有关，而 A_1 和 A_2 的像能否被分辨还与衍射斑的大小有关。衍射斑的大小由第一暗环的方向角 θ 决定，即

$$\theta = 1.22 \frac{\lambda}{D} \tag{7.21}$$

式中，λ 为光波的波长，D 为圆孔的直径（在这里是物镜的孔径）。

显微镜的目镜观察物体的细节，实际上是观察物镜所成的像，因此物镜决定了显微镜的分辨本领。我们把显微镜刚能分辨清楚的两个物点之间的最短距离称为显微镜的最小分辨距离，用 Z 表示，它的倒数 $1/Z$ 称为显微镜的**分辨本领**（resolving power）。它表示显微镜能分辨被观察物体细节的本领。

根据显微镜使用的具体情况，阿贝（Abbe）指出：物镜所能分辨的两点之间最小距离为

$$Z = \frac{0.61\lambda}{n \sin u} \tag{7.22a}$$

式中，λ 是光波的波长，n 是物体与透镜之间介质的折射率，u 是物点发出的通过透镜边缘的光束与主光轴的夹角，$n \sin u$ 通常称为物镜的数值孔径，记为 $N \cdot A$。上式可写成

$$Z = \frac{0.61\lambda}{N \cdot A} \tag{7.22b}$$

上式表明：物镜的数值孔径越大，入射光束的波长越短，显微镜能分辨两点之间的最小距离就越小，越能看清物体的细节，显微镜的分辨细节的本领越高。

为了提高显微镜的分辨本领，一种考虑是利用波长短的光波来照射被观察物体，但在可见光范围内波长 λ 的变化是有限的。若用紫外线（$\lambda=275$ nm）来代替可见光（$\lambda_{平均}=550$ nm），就能把分辨本领提高一倍，但是要用照相的办法才能观察，肉眼无法直接观看。近代电子显微镜是利用电子束的波动性成像，电子波的波长可达可见光的数万分之一，从而极大地提高了显微镜的分辨本领。

提高显微镜分辨本领的另一种途径是设法提高物镜的数值孔径 $N\cdot A$，即增大折射率 n 和夹角 u 的值。在数值孔径 $n\sin u$ 中，$\sin u$ 的最大值是 1.0，通常使用的标本与物镜间的介质为空气（称为干物镜），因此 $N\cdot A$ 的最大理论值也就是 1，实际上只能达到 0.95。但是，如果把标本和物镜之间的介质换成折射率和玻璃差不多的液体，例如香柏油（$n=1.515$，称为油浸物镜），则数值孔径 $N\cdot A$ 大约可以提高到 1.5。图 7.25 表示了干物镜和油浸物镜对光线的折射情况。油浸物镜不仅提高了显微镜的分辨本领，还避免了全反射，增强了像的亮度。

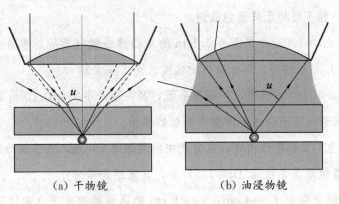

(a) 干物镜   (b) 油浸物镜

图 7.25 干物镜和油浸物镜

正确认识显微镜的分辨本领和放大率是非常重要的。显微镜的放大率是指物体成像后放大的倍数，是物镜的线放大率与目镜的角放大率的乘积；而分辨本领则是分辨物体细节的能力，取决于物镜，与目镜无关。目镜只能放大物镜所能分辨的细节，不能提高物镜的分辨本领。这好比放大照片，如果底片质量差，照片放得再大，原来底片上模糊的地方，照片上也不会变得清晰。因此，只使用高倍目镜来提高显微镜的放大率对分辨本领的提高没有帮助，它只能放大视角。例如，用一个 $40\times$（$N\cdot A$ 为 0.65）的物镜配一个 $20\times$ 的目镜和用一个 $100\times$（$N\cdot A$ 为 1.30）的物镜配一个 $8\times$ 的目镜，虽然放大率都是 800 倍，但后者的分辨本领却较前者高一倍，能够看清物体更微小的细节。

习题七

1. 单球面折射公式的适用条件是什么？在什么条件下起会聚作用？什么条件下起发散作用？

2. 在单球面折射成像中，物距、像距、曲率半径的正负号各是怎样规定的？在什么情况下是实物？什么情况下是虚物？

3. 玻璃棒（$n=1.5$）长 20 cm，两端是双凸球面，球面半径均为 4 cm。若一束近轴平行光线沿玻璃棒轴线方向入射，求像的位置。若将此棒放入水中（$n=4/3$），则像又在何处？

4. 某种液体（$n=1.3$）和玻璃（$n=1.5$）的分界面为球面。在液体中有一物体放在球面的轴线上，离球面 40 cm 处，并在球面前 30 cm 处成一虚像。求球面的曲率半径，并指出哪一种介质处于球面的凸侧。

5. 在空气（$n=1.0$）中焦距为 0.1 m 的双凸薄透镜（其折射率 $n=1.5$），若令其一面与水（$n=1.33$）相接，则此系统的焦度改变了多少？

6. 折射率为 1.5 的凹透镜，一面是平面，另一面是半径为 0.20 m 的凹面。将此透镜水平放置，凹面一方充满水，求整个系统的焦距。

7. 折射率为 1.3 的平凸透镜，在空气中的焦距为 50 cm，该透镜凸面的曲率半径是多少？如果该透镜放在香柏油（$n=1.5$）中，其焦距是多少？

8. 两个焦距分别为 $f_1=4$ cm，$f_2=8$ cm 的薄透镜在水平方向按下列方式先后放置，某物体放在焦距为 4 cm 的透镜外侧 8 cm 处，求其像最后成在何处。

(1) 两透镜相距 20 cm；

(2) 两透镜像距 14 cm；

(2) 两透镜相距 1 cm。

9. 近视眼的远点在 25 cm 处，则应配戴多少度的眼镜才能看清远方的物体？

10. 某人选配焦度为 +200 度的眼镜看 10 cm 的近物，而看远物时，又改用焦度为 −50 度的眼镜，该人的近点和远点各在何处？

11. 一远视眼戴 2D 的眼镜看书时把书拿到眼前 40 cm 处，此人应配戴何种眼镜才能和正常人一样读书看报？

12. 什么叫角放大率？用放大镜观察细小物体时，它起什么作用？看到的是虚像还是实像？

13. 一简单放大镜焦距为 10 cm，所成的像在眼前 25 cm 处，问：物放在镜前何处？此镜的角放大率是多少？

14. 什么叫显微镜的分辨本领？为了提高显微镜的分辨本领，可以采取什么措施？

15. 显微镜的目镜焦距为 2 cm，物镜的焦距为 1.5 cm，物镜和目镜相距 23 cm，最后物体成像于无穷远处。问：

(1) 标本应放于物镜前什么地方？

(2) 物镜的线放大率是多少？

(3) 显微镜的总放大倍数是多少？

16. 孔径数为 0.75 的显微镜，照明光波的波长为 550 nm，则能否看清 0.3 μm 的细节？如果改用孔径数为 1.3 的显微镜去观察又如何？

科学家介绍

玻　尔

尼尔斯·玻尔是现代世界著名的物理学家，量子力学的创始人，是诺贝尔物理学奖的获得者。1885 年 10 月 7 日生于丹麦首都哥本哈根，其父是哥本哈根大学的生理学教授，他从小受到良好的家庭教育，1903 年进入哥本哈根大学学习物理，1909 年获科学硕士学位，1911 年获博士学位。大学二年级时，他研究水的表面张力问题，自制实验器材，通过实验取得了精确的数据，并在理论方面改进了物理学家瑞利的理论，研究论文获得丹麦科学院的金奖章。

由于对卢瑟福的仰慕，玻尔于 1912 年 3 月到曼彻斯特大学在卢瑟福领导下工作了 4 个月，当时正值卢瑟福提出了他的原子核式模型。人们把原子设想成与太阳系相似的微观体系，但是在解释原子的力学稳定性和电磁稳定性上却产生了矛盾。这时玻尔开始酝酿自己的原子结构理论。玻尔早在大学作硕士论文和博士论文时，就考察了金属中的电子运动，并明确意识到经典理论在阐明微观现象方面的严重缺陷，赞赏普朗克和爱因斯坦在电磁理论方面引入的量子学说。在他研究原子结构问题时，就创造性地把普朗克的量子说和卢瑟福的原子核概念结合了起来。在玻尔离开曼彻斯特大学以前，曾向卢瑟福呈交了一份论文提纲，引入了定态的概念，给出了定态应满足的量子条件。回到哥本哈根后，1913 年初，有朋友建议他研究原子结构应很好地联系和应用当时已有的丰富而精确的光谱学资料，这使他思路大开。通过对光谱学资料的考察，玻尔的思维和理论有了巨大的飞跃，使他写出了长篇论著《论原子构造和分子构造》，提出了量子不连续性，成功地解释了氢原子和类氢原子的结构和性质。1921年，玻尔发表了长篇演讲《各元素的原子结构及其物理性质和化学性质》，阐述了光谱和原子结构理论的新发展，诠释了元素周期表的形成，对周期表中从氢开始的各种元素的原子结构做了说明，同时对周期表上的第72号元素的性质做了预言。1922年，这种元素铪被发现，证实了玻尔预言的正确。1922年，玻尔获诺贝尔物理学奖。

1920年在玻尔筹划下创立的哥本哈根大学理论物理研究所，在创立量子力学的过程中，成为世界原子物理研究中心。这个研究所不但以其出色的科学成就为人所知，而且以其无与伦比的哥本哈根精神著名，这就是勇猛进取、乐观向上、亲切活泼、无拘无束的治学精神，各种看法通过辩论得到开拓和澄清。玻尔担任这个研究所的所长达40年，起了很好的组织作用和引导作用。

20世纪30年代中期，许多由中子诱发的核反应开始出现了，迫切需要一种合用的核模型，玻尔提出了原子核的液滴模型，对一些类型的核反应做出了说明，相当好地解释了重核的裂变。

1943年，玻尔从德军占领下的丹麦逃到美国，参加了研制原子弹的工作，但对原子弹即将带来的国际问题深为焦虑。1945年二次大战结束后，玻尔很快回到了丹麦继续主持研究所的工作，并大力促进核能的和平利用。1962年11月18日，玻尔因心脏病突发而逝世。

现代物理知识

宇宙大爆炸

宇宙大爆炸理论是俄裔美国科学家伽莫夫在1948年提出来的。该理论认为，宇宙开始是个高温致密的火球，它不断地向各个方向迅速膨胀。当温度和密度降低到一定程度，宇宙发生剧烈的核聚变反应。随着温度和密度的降低，宇宙早期存在的微小涨落在引力作用下不断增大，最后逐渐形成今天宇宙中的各种天体。

当时，一些科学家反对这一理论，并讥笑说，"如果宇宙起始于某次大爆炸，这种爆炸理应留下某种遗迹，那就请把它找出来吧！"与他们的愿望相反，大爆炸的遗迹在1964年果真被找到了，这就是宇宙微波背景辐射。宇宙大爆炸模型，也与DNA双螺旋模型、地球板块模型、夸克模型一起，被认为是20世纪科学中最重要的4个模型。

宇宙微波背景辐射是宇宙中最古老的光。按照宇宙大爆炸理论，约140亿年前（关于宇宙年龄，还有不同的说法），宇宙形成之初，致密物质像笼子一样禁锢了所有辐射，大爆炸后 30 万年，随着这些物质密度的下降，微波背景辐射才得以挣脱束缚。就像恐龙化石能让我们认识若干万年前的恐龙一样，这种"化石"光可以不受阻挡地穿越茫茫宇宙，让我们了解宇宙"婴儿时期"的各种信息。

微波背景辐射的各向异性图谱，就像宇宙初生时的一幅快照，这不能不说是宇宙留给我们的一份珍贵遗产。"微波背景辐射的奇妙之处在于，它居然把我们对宇宙的一种可供检验的认识，推进到了如此遥远和深邃、令人难以置信的程度。"

美国科学家对银河系中央区域氘元素含量的最新测量结果表明，目前的宇宙大爆炸理论标准模型可能需要一些修正。

·第八章·

光 的 辐 射

学习要点

1. 掌握描述光的波粒二象性的有关理论，包括黑体辐射规律、普朗克的能量量子化假设和爱因斯坦的光子理论等。

2. 了解描述实物微观粒子波粒二象性的德布罗意物质波假设、不确定关系、波函数和薛定谔方程等基本概念和规律。

3. 了解原子结构的量子力学描述。

4. 掌握激光的产生机制与特性。

5. 了解激光的生物作用、激光在基础医学研究与临床中的应用、医用激光器、激光的危害与防护知识。

思政要点

1. 光的辐射在医学中的应用：红外热成像仪、电子显微镜、准分子激光器、全飞秒激光设备、激光扫描共聚焦显微镜等。

2. 19 世纪末漂浮在物理学晴朗天空中的"两朵乌云"——黑体辐射和以太漂移，催生了物理学在 20 世纪初期的两场革命：相对论和量子力学。两者极大改变了人类对宇宙的认识。

3. 科学方法论是指在研究中使用的方法经过科学抽象、升华后成为普遍适用的理论集合，在科研工作中正确运用科学方法论往往会取得事半功倍的效果。量子力学的发现是成功运用科学方法论的典范，1900 年普朗克提出量子概念，1905 年爱因斯坦提出光量子理论，1913 年玻尔从卢瑟福的有核模型，普朗克的能量子概念以及光谱学的成就出发，采用移植、类比、模型等方法，大胆提出原子结构理论假说，成功地解决了原子有核结构的稳定性问题，并出色地解释了氢原子的光谱。

随着人类对生命现象研究的不断深入，生物医学已从宏观形态的研究进入了微观机制的探讨，微观物理在生物医学的地位也越来越重要。本章作为基础知识，将从量子力学的起源入手，对光和实物粒子的波粒二象性，以及由此引出的运动规律和描述方法进行基本阐述，并从应用目的出发，对激光的产生机制和特征做一粗略介绍。

1900 年，普朗克（M. Planck）提出的能量量子化假设，开创了量子物理的新纪元。在普朗克假设的启发下，1905 年爱因斯坦（A. Einstein）提出光子假设，揭示了光的波粒二象性；1913 年，玻尔（N. Bohr）把量子概念引入原子领域，提出量子态的概念，并得到实验的有力支持。但由于当时对微观粒子的基本属性缺乏认识，玻尔理论仍有不可克服的困难。

1923 年，康普顿（A. H. Compton）用 X 射线做散射实验，进一步证实了光子理论的正确性。1924 年，德布罗意（L. de Broglie）提出微观粒子也具有波粒二象性的假设，并为后来的电子衍射实验所证实。在这些假设的基础上，薛定谔（E. Schrödinger）、海森伯（W. C. Heisenberg）等人建立起了量子力学的理论体系，这是人类对微观世界认识上的重大突破。量子力学首先在阐明原子结构上取得突出成就，为元素周期律建立了严格的科学依据。后来，科学家在量子力学指引下研究原子核，为人类全面利用核能铺平道路。在量子力学指引下研究固体材料，开创了半导体技术的新时代。激光也是在量子力学指导下发明的。当今，量子力学理论已成为近代物理的基础，也成为许多交叉学科如量子化学、材料物理及量子生物学的基础。量子力学理论还被广泛应用于高新技术及工、农、医等领域。一切和物质微观结构有关的现代科学技术，都离不开量子力学的指导。如果说相对论为我们提供了新的时空观，那么量子力学则为我们提供了看待物质世界的新的思维方式和表达方式，并为一系列学科奠定了理论基础。

本章着重介绍量子力学的基本概念、规律和方法。量子力学的研究方法有以下几种：波动力学法、矩阵法、作用量法、算符法等。由于波动规律是我们已熟悉的，因此本章沿用薛定谔波动力学法。在学习本章内容时，需特别注意学习物理学家的独创思维方式和奇特的研究方法。

第一节　黑体辐射

量子力学的起源追溯到 1900 年。当时热辐射问题已经使经典物理学陷入困境。德国科学家普朗克首先提出了能量量子化假设，这一假设后来被爱因斯坦发展成为光量子的理论，由此逐渐形成量子力学。

一、黑体辐射

热辐射（thermal radiation）是在任何温度下（除绝对零度外），任何物体中的带电粒子总不断地做热运动，并把热运动的能量以电磁波的形式向外辐射的现象。对于一定的物体，在单位时间内辐射量的多少取决于物体的温度。所以，这种辐射又称为**温度辐射**。太阳发光、火炉燃烧都是热辐射。在室温甚至更低的温度下，一切物体都在不断地辐射着电磁波。室温下，大多数物体辐射的电磁波分布在红外区域。一个物体辐射出去的电磁波的能量（称为辐射能）等于它同时间内吸收的辐射能时，物体的温度保持不变，这就是**热平衡辐射**。物体对入射的电磁波，一般能部分反射，部分吸收，部分折射。如果一个物体对入射的各种波长的电磁波能量能全部吸收，我们就称它为**黑体**（black body）。显然，在相同温度下，黑体的吸收本领最大，因而其辐射本领也最大。除宇宙中的黑洞外，一般的物体都不可能是黑体。由此看来，黑体是一种理想模型。

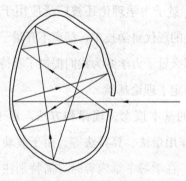

图 8.1　黑体模型

用不透明的材料制成一大空腔，外面开一个小孔，可以看作是黑体模型，如图 8.1 所示。由小孔射入黑体空腔中的电磁波，经多次反射和吸收，最后能量在腔内几乎完全被吸收掉。由于小孔的面积远比空腔壁小，由小孔穿出的辐射能可以忽略不计。这样，小孔就和黑洞相同，它把射入的辐射能全部吸收了。于是，这个小孔就可以被看作是一块黑体表面，当给空腔加热时，由小孔发出的辐射就是**黑体辐射**（black body radiation）。在日常生活中，人们白天用眼遥望远处楼房的窗口，发现窗口特别黑暗，这是光线进入窗口后，经过墙壁多次反射吸收，很少再能从窗口射出的缘故，这里被提及的窗口就类似于黑体。在金属冶炼时，在冶炼炉上开一个小孔，通过小孔可以测量炉内温度，这一小孔也近似于黑体。

单位时间内从黑体单位表面积上所发射的各种波长电磁波能量的总和，即黑体表面单位面积的辐射功率，称为**辐射出射度**（radiant exitance），简称**辐出度**。某一单色光的辐出度被称为单色辐出度，用 $M_\lambda(T)$ 表示，对于波长在 $\lambda \sim (\lambda + \mathrm{d}\lambda)$ 范围的电磁辐射的辐出度用 $\mathrm{d}M_\lambda(T)$ 表示，则 $\mathrm{d}M_\lambda(T) = M_\lambda(T)\mathrm{d}\lambda$。某一温度下，所有波长的总辐出度为 $M(T) = \int_0^\infty \mathrm{d}M_\lambda(T) = \int_0^\infty M_\lambda(T)\mathrm{d}\lambda$。辐出度的单位是 $\mathrm{W} \cdot \mathrm{m}^{-2}$。用分光技术测出黑体辐射出的电磁波的能量按波长的分布，就可得出图 8.2 所示的黑体辐射的单色辐出度与波长的关系的实验曲线。由此曲线可总结出黑体辐射的两条实验规律。

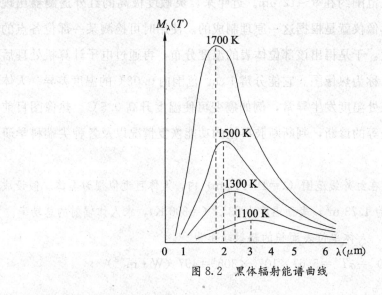

图 8.2　黑体辐射能谱曲线

1. 斯特藩-玻耳兹曼定律

图 8.2 所示的每一条曲线，反映了在一定温度下黑体的单色辐出度 $M_\lambda(T)$ 随波长 λ 的分布情况。每一条曲线下面的面积等于黑体在一定温度下的总辐出度 $M(T)$，$M(T) = \int_0^\infty M_\lambda(T)\mathrm{d}\lambda$。经实验确定，$M(T)$ 和绝对温度 T 的四次方成正比，即有

$$M(T) = \sigma T^4 \tag{8.1}$$

式中，$\sigma = 5.67 \times 10^{-8}$ W·m^{-2}·K^{-4}，被称为斯特藩常数。这一结果又由玻耳兹曼从热力学理论导出，故此定律又被称为斯特藩—玻耳兹曼定律（Stefan-Boltzmann law）。

2. 维恩位移定律

从图 8.2 中可以看出，每一条曲线上 $M_\lambda(T)$ 都有一个最大值（即峰值），就是最大的单色辐出度。对应于这一最大值的波长用 λ_m 表示，称为峰值波长，随温度 T 升高，λ_m 向短波方向移动。两者的关系实验确定为

$$T\lambda_m = b \tag{8.2}$$

式中 b 为常数，$b = 2.89 \times 10^{-3}$ m·K。这一结果也可从热力学理论导出，被称为**维恩位移定律**（Wien displacement law）。该定律反映出热辐射的峰值波长随着温度升高而向短波方向移动。例如，低温的火炉发出的辐射能较多分布在波长较长的红光中，而高温的白炽灯发出的辐射能则较多分布在波长较短的蓝光中。

热辐射规律在现代科学技术上的应用极为广泛，是高温遥测、红外追踪、遥感等技术的物理基础，太阳表面的温度就是用维恩位移定律测出的。

医学上用的热像仪也是热辐射应用的一种。人体温度在 310 K 附近，所发出的热辐射在远红外区，波长范围约在 $9 \sim 12$ μm。近年来，灵敏度极高的红外遥测器出现了，可以遥测体温。热像仪就是根据这一原理制成的。使用时可检测某一部位各点的热辐射，并记录其强度，于是得出该部位体表的温度分布，再通过电子计算机处理后显示在彩色荧光屏上，称为热像图。它能分辨 1 cm^2 范围内 0.03℃ 的温度差异。人体体表部位的病变能使该处温度发生异常，例如癌变可使温度升高 0.5℃。热像图目前应用于乳腺癌、脉管炎等的诊断，判断断肢再植的功能恢复情况以及各种尖端科学研究中。

[**例题 8.1**] 已知在红外线范围（$\lambda = 1 \sim 14$ μm）内，人体可近似视为黑体。假设成人体表面面积的平均值为 1.73 m^2，表面温度为 33℃（=306 K），求人体辐射的总功率。

解： 根据式（8.1），人体单位表面积的辐射功率为

$$M(T) = \sigma T^4 = 5.67 \times 10^{-8} \times 306^4 = 497 \text{ (W·m}^{-2}\text{)}$$

人体辐射的总功率为

$$P_总 = 1.73 \times 497 = 860 \text{ (W)}$$

根据这一功率值算出的人体每天辐射的总能量，约为每人每天平均从食物摄入的热量（3000 cal，1 cal = 4.2 J）的 6 倍，这是难以理解的。原因在于，当人体周围的物体温度不是绝对零度时，这些物体也要向人体辐射能量。热力学的理论证明，当黑体的温度 T 和周围环境温度 T_s 不相等时，黑体的辐射功率应为

$$M(T) = \sigma\ (T^4 - T_s^4) \tag{8.3}$$

用这一公式对上面的结果进行修正，就可得符合实际的结果。

$$P_{总} = 1.73 \times 5.67 \times 10^{-8}\ (306^4 - 293^4)\ = 137(W)$$

天文学家根据维恩位移定律测定恒星的温度。首先利用测得的太阳光谱找出其峰值波长 λ_m，代入式（8.2）可得到太阳表面的温度。利用斯特藩—玻耳兹曼定律，可算出太阳表面的辐出度。

二、普朗克的量子假说

人们发现黑体辐射的实验规律与制造黑体腔壁的材料以及腔壁的形状无关，具有很大的普遍性。用图 8.2 所示的实验曲线表示黑体的单色辐出度与 λ 和 T 的关系，这些曲线都是实验结果。如何从理论上导出与实验曲线完全符合的黑体辐射公式呢？这引起了物理学界的极大兴趣。人们根据当时获得巨大功绩的经典物理学理论来推导黑体辐射公式，但一直没有成功。

为了从理论上把黑体辐射公式推导出来，普朗克大胆地提出了不同于传统物理学的新概念，即**能量量子化假设**。

普朗克的能量量子化假设是：① 组成黑体腔壁的分子、原子可看作是带电的线性谐振子，可以吸收和辐射电磁波；② 谐振子只能处于某些特定的能量状态，每一状态的能量只能是最小能量 ε_0 的整数倍，而 ε_0 是谐振子处于最低能量状态的能量，它与谐振子的振动频率 ν 成正比，即 $\varepsilon_0 = h\nu$，因此，谐振子的能量为 $E = n\varepsilon_0 = nh\nu$，式中 $n = 1$，2，3…为正整数，称为**量子数**（quantum number），ε_0 这个最小能量称为**量子**（quantum）。

普朗克利用这一假设推导出了与实验结果完全符合的黑体辐射公式：

$$M_\lambda(T) = 2\pi hc^2\lambda^{-5}/(e^{hc/\lambda kT} - 1) \tag{8.4}$$

普朗克能量量子化假设的重要意义在于它一次指出经典物理学理论不能应用于原子现象（如原子振子）。物理学以后的发展证明，量子概念在说明微观（原子的）现象时占有十分重要的地位。这个假设的提出，标志着人类对自然规律的认识从宏观领域进入到微观领域。它不仅对热辐射理论作出了贡献，更重要的是冲破了经典观念的长期束缚，鼓励人们建立新概念、探索新理论。在普朗克假设的推动下，各种微观现象逐步得到正确解释，并建立起量子力学理论体系。普朗克因此项成就获得了 1918 年诺贝尔物理学奖。

第二节 光 子

普朗克能量量子化假设指出，物质的能量只能以量子单位转化为辐射。在普朗克的启发下，爱因斯坦提出的**光子假设**指出：辐射就是由能量为 $\varepsilon = h\nu$ 的光子组成的，光子有能量、质量和动量。光子假设成功地解释了光电效应的实验规律，并被后来的康普顿散射实验进一步证实。这一假设揭示了光的波粒二象性。

一、光电效应的实验规律

1888 年，霍瓦（Hallwachs）发现一充负电的金属板被紫外光照射时会放电。1897 年，J.J. 汤姆孙（J.J. Thomson）发现电子后，人们才认识到那就是金属表面射出的电子。这种在光照射下金属及其化合物发射电子的现象称为**光电效应**（photoelectric effect），所射出的电子称为**光电子**（photoelectron）。阴极和阳极间加上一个电势差时将形成电流，这一电流称为**光电流**（photoelectric current）。

研究光电效应的实验装置是在一个抽成真空的玻璃管内装两个金属电极：阴极（K）和阳极（A），当用适当频率的光从石英窗射入，并照射在阴极上时，便有光电子从阴极表面逸出，经电场加速后被阳极收集，形成光电流 i，改变电势差 U，测量光电流 i，可得光电效应的伏安特性曲线，如图 8.3 所示。实验研究表明，光电效应有如下规律：

（1）饱和光电流与照射光强成正比

从图 8.3 可以看出，光电流 i 开始时随 U 增大而增大，而后就趋于一个饱和值，此后再增大 U，光电流也不再增大。这表明在单位时间内从阴极发射的所有光电子已全部到达阳极。实验表明，入射光频率一定，只改变入射光强度，饱和光电流与照射光强成正比。

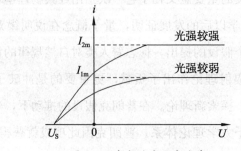

图 8.3　光电效应伏安曲线

（2）光电子的最大初动能与遏止电压 U_S 间有如下关系：

$$\frac{1}{2}mv^2 = eU_\mathrm{S} \tag{8.5}$$

在保持照射光强不变的情况下，改变电势差 U，发现 $U=0$ 时仍有光电流，这是因为光电子逸出时具有一定的初动能；改变电势差 U 的极性，使 $U<0$，当反向电势差增大到某一定值时，光电流降为零，如图 8.3 所示。此时的反向电势差称为**遏止电压**（stopping potential），用 U_S 表示。不难理解，$eU_\mathrm{S}=\frac{1}{2}mv^2$，式中 m 和 e 分别是电子的静止质量和电量，v 是光电子逸出时的最大速率。

（3）遏止电压 U_S 与光强无关，而与照射光的频率 ν 呈线性关系。

图 8.4 给出了几种金属的 U_S-ν 关系曲线，其函数关系可表示为

$$U_\mathrm{S}=k(\nu-\nu_0) \qquad (\nu \geqslant \nu_0) \tag{8.6}$$

式中，k 为 U_S-ν 曲线的斜率，从图中可以看出，各种不同金属的曲线斜率相同，即 k 是一个与金属材料无关的常量；ν_0 是曲线在横轴上的截距，它等于该种金属的红限。

由式（8.5）和（8.6）可知，光电子的最大初动能与照射光的频率 ν 呈线性关系。

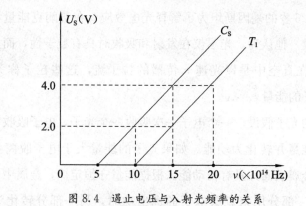

图 8.4　遏止电压与入射光频率的关系

（4）不同的金属有不同的红限和逸出功

实验表明，对一定的金属阴极，当照射光频率 ν 小于某个最小值 ν_0 时，没有光电流产生，这个最小频率 ν_0 称为该金属的**光电效应阈频率**（threshold frequency），也称红限。红限也常用对应的波长 λ_0 表示。红限取决于阴极材料，与照射光强无关。多数金属的红限在紫外光区。

电子逸出金属表面要克服逸出电势做功，这个功称为逸出功，用 A 表示。不同金属有不同的逸出功。电子动能 $h\nu \geqslant A$ 时，才能产生光电效应。A 和 ν_0 有着一一对应的关系，表 8.1 给出了几种金属的 A 和 ν_0。

表 8.1　几种金属的逸出功和红限

金　　属	钾（K）	钠（Na）	钙（Ca）	锌（Zn）	钨（W）	银（Ag）
逸出功（eV）	2.25	2.29	3.20	3.38	4.54	4.63
红限（$\times 10^{14}$ Hz）	5.44	5.53	7.73	8.06	10.95	11.19

（5）实验测定出，金属表面从接受光照到逸出电子，所需时间不超过 10^{-9} s。这表明光电子是即时发射的。

二、爱因斯坦光子假设

光的电磁波理论无法解释光电效应。按照电磁波理论，金属中的电子是在光照射下做受迫振动，其振动频率就是入射频率。由于光强 $I \infty \omega^2 A^2$（$\omega = 2\pi\nu$），与入射光振幅 A 的平方成正比，无论入射光的频率多么低，只要光强足够大或光照时间足够长，电子从入射光中能获得足够能量，足以挣脱原子核的束缚并逸出金属表面，就可以产生光电效应，即光电效应只与入射光强和光照时间有关，与入射光的频率无关，因而不应存在红限。

1905 年，时年 26 岁的爱因斯坦为了解释光电效应，在普朗克能量量子化假设的基础上提出了光子假设。他认为，光不仅在发射和吸收时具有粒子性，而且在空间传播时也具有粒子性。光在真空中是以光速 c 传播的粒子流，这些粒子称为**光量子**或**光子**（photon），每个光子的能量 $\varepsilon = h\nu$。

按照爱因斯坦的光子假设，一个电子一次吸收一个光子，电子吸收一个光子就能获得这个光子的全部能量并转化为动能。如果光子的能量大于电子脱离金属所需的逸出功，电子就能逸出金属表面并具有初动能。根据能量守恒定律，金属中一个电子吸收一个光子的能量 $h\nu$，一部分用来克服电子的逸出功 A，另一部分转化为光电子的初动能，即

$$h\nu = \frac{1}{2}mv^2 + A \tag{8.7}$$

式（8.7）称为**爱因斯坦光电效应方程**（Einstein Photoelectric equation），ν_0 是阈频率。

根据光电效应方程可以全面解释光电效应的实验规律。按照这个方程，光电子的 $\frac{1}{2}mv^2$ 与照射光频率 $h\nu$ 呈线性关系。照射光的红限 ν_0 应由金属的逸出功 A 决定，即 $A = h\nu_0$，不同金属的逸出功不同，因而红限 ν_0 也不相同。光照射到金属上，一个光子的能量立即整个地被一个电子吸收，因而光电子的发射是即时的。照射光强 I 由单位时间

内到达单位面积的光子数 N 决定，即 $I=Nh\nu$，光强越大，光子数越多，逸出的光电子也越多。最后，为便于和实验比较，将式（8.7）中的 $\frac{1}{2}mv^2$ 用 eU_S 替换，即可得

$$U_S=\frac{h\nu}{e}-\frac{A}{e} \tag{8.8}$$

将此式和式（8.6）比较，即可知 $k=\frac{h}{c}$，$\nu_0=\frac{A}{h}$ 或 $h=ek$，$A=ek\nu_0$。根据此关系通过实验测 k 和 ν_0，可算出普朗克常数 h 和逸出功 A。

1916 年，密立根（R. A. Millikan）因爱因斯坦没有直接采用普朗克的 $E=nh\nu$ 的假设而将光子能量定义为 $h\nu$，对此处的 h 与普朗克量子假设中的 h 是否一致持怀疑态度，于是设计了测定 U_S 与 ν 的关系实验。实验发现，不同金属有不同的红限频率 ν_0，不同金属的 U_S-ν 曲线是斜率相同的平行直线，斜率 k 与电子电量 e 的乘积恰为普朗克常量 h，从而证明了爱因斯坦光子假设的正确性。爱因斯坦因此成果获得了 1921 年的诺贝尔物理学奖，密立根也获得了 1923 年的诺贝尔物理学奖。

爱因斯坦在其光子理论中还指出，按照相对论，能量总是和质量相联系，它们在量值上的关系是

$$E=mc^2$$

式中，m 表示光子的质量，光子的能量是 $h\nu$，则

$$m=\frac{E}{c^2}=\frac{h\nu}{c^2} \tag{8.9}$$

没有速度为零的光子，因此光子没有静止质量。光子具有质量的最好证明是来自遥远星球的光线经过太阳附近出现弯曲现象。这一现象已为多次精密的观测所证实。这是由于太阳质量很大，光子在它附近所受的引力足以使它偏离原来进行的方向。

光子既有质量，又有速度，因此也有动量。光子的动量是

$$p=mc=\frac{h\nu}{c^2}\cdot c=\frac{h\nu}{c}=\frac{h}{\lambda} \tag{8.10}$$

光子具有动量已为光压实验等许多实验所证实。

在讨论光的现象时，如果只涉及光的传播过程（如干涉和衍射），用波动理论就可以完全解释；如果涉及光和物质之间的相互作用（如光电效应等），则必须把光看作是粒子流。因此，光具有波粒二象性。波的特征量是波长 λ 和频率 ν，粒子的特征量是质量 m 和动量 p，爱因斯坦的相对论通过普朗克常量 h 把二者联系在一起，很好地表示了光的波粒二象性。

光电效应不仅具有重要的理论意义，而且在许多科学技术领域都有着广泛的应用，利用光电效应制成的光电管和光电倍增管及光电成像器件广泛地用于电子、机械、化工、地质、医疗、天文及化学、物理、生物等学科领域。

最后应指出的是与光电效应有关的"多光子光电效应"这一学科前沿。1960 年激光器的发明，解决了人造强光源的问题。实验发现金属表面在强光照射下可以实现多光子吸收，即一个电子一次可以吸收多个光子。设光子的频率为 ν，电子吸收的光子数为 N，则光电效应方程为 $Nh\nu = \dfrac{1}{2}mv^2 + A$。多光子吸收的主要学术意义在于可用低频光子解决只能用高频光子解决的问题，如用红外光子解决紫外光子才能解决的问题。多光子光电效应在研究分子、原子能级的超精细结构、高分子的离解和合成、同位素分离以及激光核聚变等领域都有重要的应用。

三、康普顿效应

通常黑体辐射指的是从红外到可见光波段，光电效应中的照射光则是从可见光到紫外波段。康普顿效应所涉及的是从 X 射线到 γ 射线波段的辐射。

1. 康普顿效应

X 射线通过物质散射后波长变长的现象，称为**康普顿效应**（Compton effect），是康普顿于 1923 年发现的。康普顿效应的理论解释完全证明了光的波粒二象性理论的正确性。

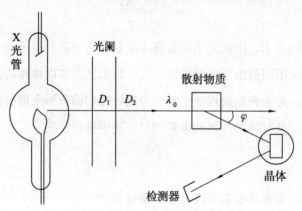

图 8.5　康普顿散射实验装置

康普顿散射实验装置如图 8.5 所示。从 X 射线源发出的一束波长为 λ_0 的 X 射线投射到一块散射体石墨上，选择具有确定散射角 φ 的一束散射线，用光谱仪测定其波长及相对强度；然后改变散射角 φ，再进行同样的测量。测量与入射光线成各种角度的散射光线时发现：

（1）散射光线中除了有入射波长为 λ_0 的 X 射线之外，还有波长 $\lambda > \lambda_0$ 的成分，这就是"双峰散射"现象。

（2）波长改变量 $\Delta\lambda = \lambda - \lambda_0$ 随着散射角 φ 的增大而增大，与散射物质的性质无关，即

$$\Delta\lambda = \lambda - \lambda_0 = \lambda_c \ (1 - \cos\varphi) = 2\lambda_c \sin^2\frac{\varphi}{2} \tag{8.11}$$

此式称为**康普顿效应公式**。实验测定 $\lambda_c = 0.00243$ nm，是与散射物质无关的常量，称为**康普顿波长**（Compton wavelength）。

（3）散射光强度与散射物质的性质有关，原子量小的物质康普顿散射较强，原子量大的物质康普顿散射较弱。

按照光的电磁波理论，入射 X 光照射物质时，物质中带电粒子将从入射 X 光中吸收能量，做同频率的受迫振动。振动的带电粒子又向各个方向发射同一频率的电磁波，这就是散射光。散射光的频率应等于入射光的频率，而不应发生频率或波长的变化。由于电磁波的横波性，在散射角为 $\frac{\pi}{2}$ 方向上应该没有散射光。由此可见，经典理论只能说明波长或频率不变的散射（常称为瑞利散射），而不能解释康普顿效应。然而，用光子理论解释康普效应却获得了极大的成功。

2. 光子理论对康普顿效应的解释

光子理论认为康普顿效应是光子与散射体原子中外层电子弹性碰撞的结果。由于原子对外层电子的束缚较弱，同时电子热运动能量与入射 X 光子的能量相比可以忽略不计，可将做射体原子中的外层电子视为静止的自由电子。当入射 X 光子与自由电子做弹性碰撞时，入射光子能量的一部分转化为电子的动能，使得散射光子能量小于入射光子的能量，因而频率减小，波长增大。当入射 X 光子与散射体原子中束缚紧密的内层电子碰撞时，由于内层电子被原子束缚紧密，这种碰撞实际上是入射 X 光子与整个原子的碰撞，原子质量远大于光子的质量，所以弹性碰撞时光子的能量几乎没有损失，因而频率不变，波长也不变，从而散射光中仍有原波长 λ_0 的成分。轻原子中电子束缚较弱，重原子中内层电子束缚很紧，发生第 1 种碰撞的概率比发生第 2 种碰撞的概率大。因此，原子序数越小的散射物质，其康普顿散射强度越大。

下面由能量和动量守恒定律推导康普顿效应公式。设碰撞以前入射 X 光子的能量为 $h\nu_0$，动量为 $(h\nu_0/c) \ \vec{n}_0$；电子的能量为 $m_0 c^2$，动量为 0。碰撞以后，X 光子沿与入射光方向成 φ 角的方向散射，能量为 $h\nu$，动量为 $(h\nu/c) \ \vec{n}$；反冲子电子的能量为

mc^2，动量为 $m\vec{v}$，如图 8.6 所示。

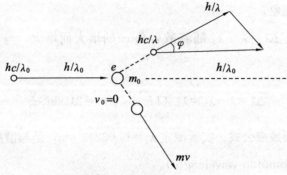

图 8.6　康普顿散射的分析

由能量和动量守恒定律得

$$h\nu_0 + m_0 c^2 = h\nu + mc^2$$

$$\frac{h\nu_0}{c}\vec{n}_0 = \frac{h\nu}{c}\vec{n} + m\vec{v}$$

$\because \nu_0 = \dfrac{c}{\lambda_0}$，$\nu = \dfrac{c}{\lambda}$，

$\therefore \dfrac{hc}{\lambda_0} + m_0 c^2 = \dfrac{hc}{\lambda} + mc^2$

即
$$mc = m_0 c + \frac{h}{\lambda_0} - \frac{h}{\lambda} \tag{1}$$

应用余弦定理得
$$(mv)^2 = \left(\frac{h}{\lambda_0}\right)^2 + \left(\frac{h}{\lambda}\right) - 2\frac{h^2}{\lambda_0 \lambda}\cos\varphi \tag{2}$$

式（1）的平方减去式（2），并将 $m = m_0 / \sqrt{1 - \dfrac{v^2}{c^2}}$ 代入得

$$0 = 2m_0 c \left(\frac{h}{\lambda_0} - \frac{h}{\lambda}\right) - \frac{h^2}{\lambda_0 \lambda}(1 - \cos\varphi)$$

整理即得

$$\Delta\lambda = \lambda - \lambda_0 = \frac{h}{m_0 c}(1 - \cos\varphi) = 2\frac{h}{m_0 c}\sin^2\frac{\varphi}{2} \tag{3}$$

将此式和式（8.11）比较得

$$\lambda_c = \frac{h}{m_0 c} = \frac{6.63 \times 10^{-34}}{9.1 \times 10^{-31} \times 3.0 \times 10^8} = 2.43 \times 10^{-12}\ (\text{m})$$

理论值与实验值符合得很好。当在与入射光成 $\dfrac{\pi}{2}$ 角方向测散射光时，测得的 $\Delta\lambda$ 就等于康普顿波长 λ_c。

康普顿效应的理论计算与实验值完全一致性，不仅充分地证明了光子理论的正确性，而且还证明了能量守恒定律和动量守恒定律对微观粒子间的相互作用过程也成立。这两条守恒定律来源于时空平移对称性。在微观领域中，惯性系时空的这种特性仍保持不变。

在天体物理中，常常提及反康普顿效应，它是高速粒子将能量和动量转移到空间的射线过程。这一效应的数学处理方法与本节的推导方法相同。

由于发现康普顿效应，并对其做了成功的解释，康普顿获得了 1027 年的诺贝尔物理学奖。康普顿效应在粒子物理、核物理、天体物理等许多学科领域都有重要应用，在医学领域中，康普顿效应被用来诊断骨质疏松等病症。

光电效应和康普顿效应的发现和成功解释的重大意义是确认了光具有波粒二象性。

第三节　实物粒子的波动性

光具有波粒二象性，人们是先认识到它的波动性，之后才认识到它的粒子性。实物粒子（天体、物体、分子、原子、中子、电子等），人们很容易认识到它的粒子性，它是否具有波动性呢？德布罗意回答了此问题。

一、德布罗意物质波假设

由于普朗克、爱因斯坦等人有关光的粒子性理论取得成功，又由于纯粹用经典粒子的观点解决原子结构问题遇到困难，1924 年，法国的青年学者德布罗意提出：在光学研究中，曾经只想到光的波动性，忽视了它的粒子性，而在实物粒子的问题中是否会发生相反的错误，即过分看重了它的粒子性而忽视了它的波动性。他认为，由于自然界常常是对称的，从对称性思想的角度考虑，实物粒子也应该有波粒二象性。在光学中，表达式 $E=h\nu$ 和 $p=h/\lambda$ 把标志波动性的 ν、λ 与标志粒子性的 E、p 通过普朗克常量 h 定量地联系起来。德布罗意假设实物粒子也应该服从上述关系。按照德布罗意假设，质量为 m 的粒子以速度 v 匀速运动时，既有能量和动量，又有波长和频率，这些量的关系应该是

$$E=mc^2=h\nu \tag{8.12}$$

$$p=mv=h/\lambda \tag{8.13}$$

式（8.12）和（8.13）称为**德布罗意关系式**，式中的 λ 称为**德布罗意波长**（de

Broglie wavelength），这种和实物粒子相联系的波称为**德布罗意波**或**物质波**。表 8.2 列出了由式（8.13）算出的一些实物粒子的物质波长。由表 8.2 可见，宏观物体的物质波长很小，所以其波动性显示不出来，而电子、质子和中子等微观粒子的物质波长可以与原子大小相比拟，因此在原子范围内将明显表现其波动性。能量达到 $10^2 \sim 10^4$ eV 的电子，其波长就可以和 X 射线比拟了。

表 8.2　粒子的德布罗意波长

粒子与其能量	质量（kg）	速度（m·s^{-1}）	波长（nm）
电子 1 eV	9.1×10^{-31}	5.9×10^5	1.2
电子 100 eV	9.1×10^{-31}	5.9×10^6	1.2×10^{-1}
电子 10000 eV	9.1×10^{-31}	5.9×10^7	1.2×10^{-2}
质子 100 eV	1.67×10^{-27}	1.4×10^5	2.9×10^{-3}
镭的 α 粒子	6.6×10^{-27}	1.5×10^7	6.7×10^{-4}
子弹	0.01	3×10^2	2.21×10^{-25}

德布罗意用物质波概念解释了玻尔氢原子理论中的轨道角动量量子化条件，他认为电子在轨道上运动与电子的物质波沿轨道传播相对应，当圆轨道周长等于电子的物质波波长的整数倍时，可形成稳定驻波，这就对应于原子的定态。设 r 为电子稳定圆轨道的半径，则有

$$2\pi r = n\lambda, \quad n = 1, 2, 3, \cdots \tag{8.14}$$

将德布罗意波长 $\lambda = h/mv$ 代入式（8.14），即得

$$mvr = n\frac{h}{2\pi} = n\hbar, \quad n = 1, 2, 3, \cdots$$

此即玻尔理论中的轨道角动量量子化条件。由此，还可推导氢原子定态能量也是量子化的关系式。

[**例题 8.2**]　设光子波长和电子的德布罗意波长相等，它们的动量和能量是否相等？

解：波长为 λ 的光子的动量和能量分别为

$$p_p = mc = h/\lambda \qquad E_p = mc^2 = h\nu = \frac{hc}{\lambda}$$

波长为 λ 的电子的动量和能量分别为

$$p_e = m_e v = \frac{h}{\lambda}$$

$$E_e = m_e c^2 = \frac{m_e v}{v}c^2 = \frac{p_e}{v}c^2 = \frac{c}{v}\frac{hc}{\lambda} = \frac{c}{v}E_p$$

由以上式子计算可知，当电子和光子波长相等时，它们的动量相等，能量不等。电子的能量大于光子。注意：电子的运动速度 v 并不等于与电子相联系的物质波波速 u，电子的物质波波速（即相速度）为

$$u = \lambda \cdot \nu = \frac{h}{m_e v} \cdot \frac{m_e c^2}{h} = \frac{c^2}{v}$$

可见相速大于光速，而电子的运动速度是不能大于光速的。

二、物质波的实验验证

德布罗意物质波假设很快就被电子束衍射实验证实。图 8.7 是一细束电子射线穿过金属箔后生成的衍射图样。按照衍射圆环的距离、金属晶格的大小算出的波长 λ 和按式（8.13）求出的理论值一致。

1927 年，戴维孙（C. Davisson）和革末（L. Germer）做了电子束射向镍单晶表面的散射实验，观察到了类似 X 射线衍射的电子衍射，证实了电子的波动性，其波长的实验值与德布罗意公式的计算值完全一致。同一年，

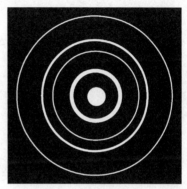

图 8.7　电子衍射

G. P. 汤姆孙（G. P. Thomson）进行了另外的电子衍射实验，以 600 eV 的高速平行电子束垂直于单晶表面入射厚度约为 10^{-7} m 的金箔薄膜，得到了与光的小圆孔衍射相似的电子衍射图样，其衍射波长也与德布罗意公式相符。有趣的是，G. P. 汤姆孙验证了电子波动性，而他的父亲 J. J. 汤姆孙正是电子的发现者（获 1906 年诺贝尔物理学奖），由于 G. P. 汤姆孙和戴维孙的贡献，他们共同获得了 1937 年诺贝尔物理学奖。

此外，用电子束或中子束也可以产生单缝衍射和双缝衍射实验，所得图像与可见光的衍射图像完全相似，其他物质粒子如原子、分子等的波动性以及德布罗意关系对这些粒子的适用性也得到了实验的证实。

微观粒子波动性，不仅具有理论上的意义，而且在科学技术上也得到了广泛的应用。例如，电子显微镜就是利用电子的德布罗意波长接近 X 射线波长的特点而来观察材料的表面和样品内部结构的，其分辨率可达到 0.1 nm 的量级。又如，核反应堆产生的中子的德布罗意波长为 0.1 nm，可以作为晶体的探测工具。

德布罗意的物质波假设为一系列实验所证实，其正确性得到了充分证明，这一假设为波动力学（量子力学的一种描述）奠定了基础。为此，德布罗意获得了 1929 年诺贝尔物理学奖。

三、不确定关系

在经典的物理学中，宏观物体的运动有确定的轨迹，可以同时用坐标和动量表示一个粒子的运动状态。微观粒子具有波动性，使它们不能同时具有确定的坐标和动量，1927 年，海森伯（W. C. Heisenberg）从云雾室中观测到电子轨迹粗大，发现了坐标不确定性，借用电子单缝衍射实验找到了**不确定关系**（uncertainty relation）。

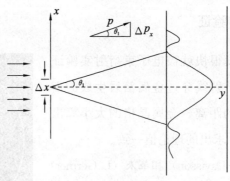

图 8.8　电子单缝衍射实验

1. 坐标和动量的不确定关系

在电子单缝衍射实验中，如图 8.8 所示，设电子沿 y 轴匀速运动，设缝宽为 a，则电子在 x 方向坐标的不确定量 $\Delta x = a$。按照波动性，电子穿过狭缝时要发生衍射。按照粒子性，此时沿 x 方向电子的动量将不再为零。若电子落在衍射图样的中央亮带内，则电子在 x 方向动量的不确定量应该是

$$\Delta p_x = p \sin \theta_1$$

将 $\sin \theta_1 = \lambda/a$，$a = \Delta x$，$p = h/\lambda$ 代入，则得

电子 $\Delta x \cdot \Delta p = h$ 也可以出现在各级明条纹中，因此，一般有

$$\Delta x \cdot \Delta p \geqslant h \tag{8.15}$$

上面的推导只是借用一个特例的粗略估算，更一般的推导为

$$\Delta x \cdot \Delta p_x \geqslant \hbar/2 = h/4\pi \tag{8.15a}$$

由于此公式主要用于数量级的估计，所以常简写为式（8.15）。将上述关系推广到其他坐标方向上，可得类似关系。

$$\Delta y \cdot \Delta p_y \geqslant \hbar/2 \tag{8.15b}$$

$$\Delta z \cdot \Delta p_z \geqslant \hbar/2 \tag{8.15c}$$

式（8.15）和式（8.15a）、式（8.15b）、式（8.15c）称为坐标和动量的不确定关系。它表明微观粒子的坐标与动量的不确定量成反比。狭缝越窄，粒子坐标 x 的不确定

量 Δx 越小，动量 p_x 的不确定量 Δp_x 就越大。坐标和动量不可能同时具有确定值。不确定关系规定了用经典力学描述微观粒子运动的适用范围。

[例题 8.3] 按照玻尔理论，氢原子基态的电子轨道直径为 10^{-10} m，电子速率约为 2.18×10^6 m·s^{-1}。设电子在氢原子内坐标的不确定量为 10^{-10} m，试求电子速率的不确定量。

解：$\Delta v \geqslant \dfrac{h}{m \Delta x} = \dfrac{6.626 \times 10^{-34}}{9.1 \times 10^{-31} \times 10^{-10}} = 7.2 \times 10^6$ （m·s^{-1}）

这个不确定量是速率本身的几倍。由此可见，认为电子在原子内沿确定轨道运动没有意义。

[例题 8.4] 人的红细胞直径 8 μm，厚 2～3 μm，质量 10^{-13} kg。设测量红细胞位置的不确定量为 0.1 μm，试计算其速率的不确定量。

解：$\Delta v \geqslant \dfrac{h}{m \Delta x} = \dfrac{6.626 \times 10^{-34}}{10^{-13} \times 10^{-7}} = 6.626 \times 10^{-14}$ （m·s^{-1}）

显然，任何现代测速方法都不能达到这样准确。由此可见，细胞和比它更大的宏观物体的坐标和速率都可同时精确测定，可用经典力学精确描述其运动。

2. 能量和时间的不确定关系

不确定关系不仅存在于坐标和动量之间，也存在于能量和时间之间，如果微观粒子处于某一状态的时间为 Δt，则其能量必有一个不确定量 ΔE。现在来导出这一关系。粒子的动能是速度的函数，势能量是坐标的函数。由于速度和坐标都有不确定量，微观粒子的能量也有不确定量，求能量 $E = \dfrac{p_x^2}{2m} + E_p$。对 p_x 只求导数可得

$$\Delta E = v_x \cdot \Delta p_x$$

用 Δt 分别乘上式两边得

$$\Delta E \cdot \Delta t = v_x \cdot \Delta p_x \cdot \Delta t = \Delta p_x \cdot \Delta x \geqslant h \qquad (8.16a)$$

这就是能量和时间的不确定关系。由量子力学推导可得出二者更精确的关系式为

$$\Delta E \cdot \Delta t = \geqslant \hbar / 2 \qquad (8.16b)$$

由于常用于做数量估计，式（8.16）常写成式（8.16a）的形式。

上述不确定关系常用于讨论原子各受激态能级宽度 ΔE 和该能级平均寿命 Δt 之间的关系。每个受激态的能量都有不确定量 ΔE，称为能级宽度。大量同类原子处于同一高能级上的时间长短不一，但平均停留时间为一定值，称为该能级的平均寿命 Δt。原子不能无限期地停留在一个受激态，或早或迟要跃迁到能量更低的状态。原子停留在一

个受激态能级的平均寿命越短，其能级宽度就越大。长寿命的受激态叫亚稳态，亚稳态能级宽度很小。基态有确定的能量，若原子不受外界影响，可以长期停留在基态。

不确定关系是微观粒子具有波粒二象性的反映，是一个重要的基本规律，在微观问题中，它被用于做数量级的估计。海森伯对确立不确定关系和建立矩阵力学（量子力学的另一种描述）有重要贡献，为此他获得了 1932 年诺贝尔物理学奖。

第四节　薛定谔方程、量子力学的原子结构概念

波函数可以理解为微观粒子的波动方程，**薛定谔方程**可认为是微观粒子的波动微分方程，薛定谔方程可以从波函数导出来。以薛定谔（E. Schrödinger）方程为基础建立起来的理论体系，称为**量子力学**（Quantum Mechanics）。

一、波函数及其统计解释

物质波是什么样的波？如何定量描述它呢？关于这些基本问题存在不同观点。

考虑到微观粒子具有波动性，1924 年德布罗意首先提出用物质波的**波函数**（wave function）描述微观粒子的运动状态，如同用电磁波波函数描述光子的运动一样。物质波的波函数是时间和空间坐标的函数，用 $\Psi(r, t)$ 表示。从德布罗意开始，就把物质波的波函数定义为微观粒子的波函数的复数形式，一直沿用至今。

1926 年，德国物理学家玻恩（M. Born）对波函数提出了一个统计解释，电子束双缝干涉实验证实了波函数的统计解释的正确性。由于玻恩在量子力学中所作的贡献，特别是对波函数的统计解释，他获得了 1954 年诺贝尔物理学奖。玻恩的解释赋予波函数以下基本性质：① $\rho = \Psi_0^2 = |\Psi|^2 = \Psi \cdot \Psi^*$，即波函数振幅的平方表示粒子在空间某点出现的概率密度；② 波函数满足单值、连续、有限的标准条件，某时刻粒子在空间某点出现的概率是唯一的、有限的（小于 1），粒子在空间出现的概率分布是连续的；③ 波函数满足归一化条件，根据概率的总和等于 1，有 $\int_V |\Psi|^2 dV = 1$；④ 波函数适用叠加原理，如果 Ψ_1、Ψ_2 是粒子可能的状态，则其线性组合 $\Psi = c_1\Psi_1 + c_2\Psi_2$ 也是粒子的可能状态。

二、薛定谔方程

量子力学中的薛定谔方程相当于经典力学中的牛顿方程。它是波函数 Ψ 遵循的微

分方程，是微观粒子运动状态变化的基本规律。

薛定谔方程不是实验事实的直接概括，也不是从某些理论导出的定理，它是量子力学中的一个基本假设，它的正确性全靠实践的检验。只要给出粒子在系统中的势能函数 $U(x, y, z)$ 的具体表达式，按照对波函数单值、连续、有限的要求去解此方程，定态波函数和定态能量都可求出来，目前有关原子、分子结构的知识大多是解薛定谔方程得到的。

德布罗意假设、玻恩的统计解释和薛定谔方程是量子力学中的基本假设，此外还有电子自旋、泡利不相容原理等基本假设。量子力学的理论体系就是在这几条基本假设基础上建立起来的。

薛定谔创立了非相对论量子力学，狄拉克创立了相对论量子力学，二人获得了 1933 年诺贝尔物理学奖。

三、量子力学的原子结构概念

薛定谔方程只能精确求解几个最简单的系统，对复杂系统必须用近似方法求解。在氢原子中，电子的能级和波函数是精确解出的。这些结果完全适用于一切类氢原子，也是计算复杂原子中单电子近似能级和波函数的依据。这些结果在说明复杂原子的壳层结构和分子的结构与功能时都起着重要作用。避开复杂的计算，我们只介绍某些重要的结果。

类氢原子有如下量子特征：具有 4 个量子数。

(1) 能量量子化——主量子数 n

类氢原子的总能量只能取一系列分立值，这种现象叫**能量量子化**。这些值是

$$E_n = \frac{me^4}{8\varepsilon_0^2 h^2} \cdot \frac{Z^2}{n^2}, \ n=1, \ 2, \ 3, \ \cdots \tag{8.17}$$

$Z=1$ 时，式 (8.17) 和玻尔理论的结果完全一致。式中 n 叫**主量子数** (principal quantum number)，在氢及类氢原子中只有一个电子，n 是电子能量的唯一决定者；但在复杂原子中，由于各电子间相互作用，n 只是单电子能量的主要决定者。

(2) 角动量量子化——角量子数 l

在经典力学中，粒子在中心对称的势场中运动，它的角动量守恒，角动量 L 可取任意值而保持不变。在量子力学中，薛定谔方程解出的结果是：电子在氢原子中虽有确定的角动量并保持不变，但这些值不是任意的，它只能取一系列分立值，这种现象叫**角动量量子化**。这些值是：

$$L = \sqrt{l\,(l+1)}\,\frac{h}{2\pi}, \quad l=1,\ 2,\ 3,\ \cdots \tag{8.18}$$

式中, l 叫**角量子数**（angular quantum number）, 它决定角动量数值的大小。显然, 角动量不同, 电子处于不同的运动状态。在主量子数为 n 时, 电子可以分别处于 n 种不同的状态。通常称 $l=0,\ 1,\ 2,\ 3,\ \cdots,\ n-1$ 的运动状态为 s、p、d、f、g、h… 状态。

（3）空间量子化——磁量子数 m

角动量是矢量, 在经典力学中, 角动量矢量在空间的取向是任意的, 相当于玻尔轨道平面在空间的取向是任意的。在量子力学中, 解薛定谔方程得出的结果是: 角动量在空间中的取向不是任意的, 它在空间某一特殊方向, 例如沿 Z 轴方向的分量 L_Z 只能取一系列分立值, 这种现象叫**空间量子化**。这些值为:

$$L_Z = m\,\frac{h}{2\pi}, \quad m=0,\ \pm 1,\ \pm 2,\ \cdots\cdots \pm l \tag{8.19}$$

式中, m 叫**磁量子数**（magnetic quantum number）, 它决定了电子轨道角动量在外磁场中的取向。L_Z 不同, 电子角动量在空间取向不同, 电子的运动状态也不同。角动量相同的电子, 可以分别处于 $(2l+1)$ 种不同的状态。

（4）自旋量子化——自旋量子数 s

s 态电子的轨道角动量虽然等于零, 但施忒恩（Stem）和盖拉赫（Gertach）实验证明, 电子在这种状态时仍具有角动量。电子除了绕核运动外, 还在绕自身轴线旋转, 称为**自旋**（spin）。按照轨道角动量及其分量的量子条件, 电子自旋角动量的量值为

$$L_s = \sqrt{s\,(s+1)}\,\frac{h}{2\pi} \tag{8.20}$$

式 (8.20) 中, s 称为**自旋量子数**（spin quantum number）, 质子、中子的 s 是 $\frac{1}{2}$, 电子的 $s=\frac{1}{2}$, 光子的 $s=1$。自旋角动量沿 Z 轴方向的分量 L_{SZ} 的量值是

$$L_{SZ} = m_s\,\frac{h}{2\pi}, \quad m_s = -s,\ -s+1,\ \cdots,\ +s \tag{8.21}$$

式中 m_s 称为自旋磁量子数（spin magnetic quantum number）。由于电子的 $s=\frac{1}{2}$, 所以 m_s 的可能取值是 $-\frac{1}{2}$ 和 $+\frac{1}{2}$, 即对应于每一个由 $(n,\ l,\ m)$ 所确定的函数, 电子可能有两种不同的运动状态, 这两种状态的取值分别为 $-\frac{1}{2}$ 和 $+\frac{1}{2}$。

综上所述，根据量子力学理论，类氢原子的电子运动状态要由 4 个量子数来确定，不同的运动状态有不同的量子数，当主量子数 n 给定时，l 的取值为 $0,1,2,\cdots,n-1$，共有 n 个值。当 l 给定时，m 的可能值为 $0,\pm1,\pm2,\cdots,\pm1$，共有 $(2l+1)$ 个值。电子的 m_s 的可能值只有 2 个，即 $-\dfrac{1}{2}$ 和 $+\dfrac{1}{2}$。因此，对于给定的主量子数 n，电子可能的运动状态为 Z_n 个，则

$$Z_n = \sum_{l=0}^{n-1} 2\,(2l+1) = 2n^2$$

第五节　激　光

激光（laser）是**受激辐射光放大**（light amplification by stimulated emission of radiation）的简称，1964 年经钱学森教授建议而取此名。它是 20 世纪最重大的科技成就之一。爱因斯坦在 1917 年提出基本原理，预言**受激辐射**（stimulated radiation）的存在和光放大的可能。汤斯于 1954 年制成受激辐射微波放大器，梅曼于 1960 年制成世界上第一台激光器——红宝石激光器。激光以其特殊的发光机制与激光器结构而具有普通光源发出的光所无可比拟的优点，受到广泛重视，在理论与技术两方面得到迅速发展，到 20 世纪 80 年代便逐步形成一门新学科——光电子学，并发展为一个新工业部门——光电子工业。

就激光输出的波长而言，范围从远红外直到紫外甚至 X 光波段；波长可以是单一的，也可以是多种可调的；输出方式可以是连续的，也可以是多种形式的脉冲。就其功率水平而言，从 1 mW～10^5 W，脉冲峰值可达 10^{13} W。目前激光器的品种已达数百种之多。激光的应用引起现代光学技术的重大变革，对整个科学技术的发展起了推动作用，在国民经济各方面有着广泛的应用前景。

一、激光的产生机制

1. 粒子的能级与辐射跃迁

（1）粒子的能级与平均寿命

粒子（分子、原子、离子等）总是处于一定的能态或能级，其中最低者称为**基态**

(ground state)，其余称为**激发态**（excited state）。粒子处于基态时最稳定，而处于激发态时则不稳定，且停留时间既很短暂又互不一致。为此，我们定义大量粒子在某激发态停留时间的平均值称为该激发态的**平均寿命**（mean lifetime），其值一般在 $10^{-9}\sim$ 10^{-7} s。某些平均寿命相对较长，在 $10^{-3}\sim10^{-2}$ s 的激发态称为**亚稳态**（metastable state）。

粒子在能级之间实现跃迁必然伴随与外界交换能量的过程。跃迁只在满足所谓"选择定则"的能级之间才能实现，且各能级之间跃迁的概率也并不一致，有的大，有的小。

（2）粒子能级之间的跃迁

粒子实现能级间跃迁的方式有两种：一种是以光能形式吸收或释放，称为**光辐射**或**辐射跃迁**（radiation transition）；另一种是以非光能（例如热能）的形式吸收或释放，称为**非光辐射**或**无辐射跃迁**（radiationless transition）。与激光发射有关的辐射跃迁包括**吸收**（absorption）、**自发辐射**（spontaneous radiation）与**受激辐射**三种基本过程。

当光通过物质时，一个粒子吸收一个能量 $h\nu = E_2 - E_1$ 的光子而实现由低能级 E_1 向高能级 E_2 跃迁的过程称为吸收［图 8.9（c）］。能引起吸收的光子称激发光子，它对粒子起激发作用，其结果是入射光子被吸收。处于高能级的粒子总是力图向低能级跃迁而趋于稳定，这种完全自发地从激发态向较低能态跃迁同时释放出光子的过程称为自发辐射［图 8.9（a）］，其辐射光子的能量 $h\nu_{21} = E_2 - E_1$（$E_2 > E_1$）。不同粒子或同一粒子在不同时刻所发出光子的特性，即频率、相位、进行方向、偏振状态等都各不相同。显然，这是一种随机过程，发出的是非相干的、向四面八方传播的自然光。这正是普通光源的发光机制。一个处于高能级 E_2 的粒子受到一个能量 $h\nu = E_2 - E_1$ 的光子"诱发"而跃迁到低能级 E_1，同时释放一个与之特性完全相同的光子的过程称为受激辐射［图 8.9（b）］，其结果是出射光比入射光增加 1 倍，而且是相干光。

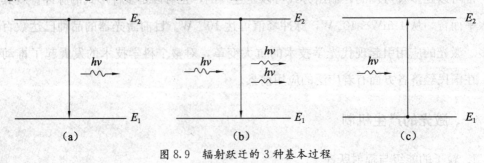

图 8.9　辐射跃迁的 3 种基本过程

在光与粒子系统相互作用所实际发生的辐射跃迁中，以上三种基本过程总是不可分割地同时存在。然而，在不同的条件下它们各自发生的概率不同，因此总的宏观效果也不同。究竟哪一种跃迁占优势？这要依系统中的粒子数在各能级的分布情况而定。

2. 玻耳兹曼分布和粒子数反转分布

（1）玻耳兹曼分布

设处于高能级 E_2 与低能级 E_1 的粒子数密度分别为 N_2 与 N_1，而在两能级间跃迁时，各自变化 dN_2 与 dN_1。在温度为 T 的热平衡态，系统中粒子数按能级服从玻耳兹曼分布，即所处能级越高，粒子数越少，$N_2 < N_1$。例如，氖原子的 $3s$ 态与基态的能量差为 2.704×10^{-19} J，在常温 $T = 300$ K 时两能级原子数密度之比 $N_2/N_1 = e^{-653} \ll 1$，即氖气的原子此时几乎都在基态。这表明：当系统处于正常状态时，若有入射光，显然 $dN_2/dN_1 < 1$，则吸收过程占优势，宏观效果是光被减弱。处于高能级的粒子向较低能级跃迁时，自发辐射较之受激辐射又占有极大优势。总之，在正常状态下，受激辐射总是被湮没，宏观上得不到光放大的效果。

（2）粒子数反转分布

为了实现光放大，必须破坏粒子数在热平衡态下的玻耳兹曼分布。为此，定义粒子数在能级上能实现 $dN_2/dN_1 > 1$ 的分布称为**粒子数反转分布**（population inversion distribution）。这种分布在辐射跃迁中将使受激辐射占优势，系统对入射光将得到光放大的效果。显然，这是一种非热平衡状态，也称"负温度"状态。

如何实现由正常分布向反转分布的转变呢？这需要两个条件：第一，要求介质有适当的能级结构，即有两个以上与反转分布有关且有亚稳态的能级结构，这种能实现粒子数反转分布的介质称为**激活介质**（active medium）；第二，要求有外界能源供给能量，使在正常分布下处于低能态的大量粒子尽快被激发或抽运到较高能态去，这样在外界能源不断地激励下，激活介质中的大量粒子被抽运到高能态，从而可在亚稳态或平均寿命相对较长的激发态出现粒子积累，使其与较低能态之间形成粒子数反转分布。在满足频率条件的光子（来自外界或自发辐射）"诱发"下，导致形成反转分布的两能级间出现受激辐射且占优势，继而实现对光的放大。

3. 光学谐振腔

实现了粒子数反转分布的激活介质尽管能对光进行放大，但由此还不能得到激光。使受激辐射在有限体积的激活介质中能持续进行，光可被反复放大形成稳定振荡的装置称为**光学谐振腔**（optical resonant cavity）。经光学谐振腔输出的才是激光。

光学谐振腔由置于激活介质两端的两块互相平行且与激活介质轴线垂直的光学反射镜（平面或球面）构成（图 8.10）。其中一端为全反射镜，反射率接近 100%；另一端为部分反射镜，反射率在 90% 以上。受激辐射中沿腔轴方向往返行进的光可被反复多次雪崩式放大，直到足以抵偿各种损耗时，可在腔内形成持续稳定的振荡而由部分反向镜一端射出来，即输出激光。凡是不沿腔轴方向行进的光子都将很快通过腔的侧面逸出，自发辐射的光子也不能参与光振荡过程。

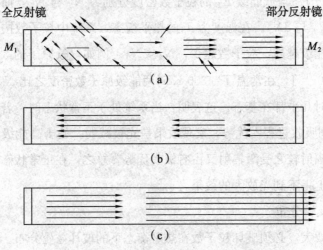

图 8.10　光学谐振腔内激光产生原理图

4. 激光器的组成

实现激活介质的粒子数反转分布与具备满足阈值条件的光学谐振腔是产生激光的条件。产生激光的装置称为激光器，对于任何激光器，都必须满足上述两个条件。由此可以看出激光器一般应由三部分组成，即工作物质、激励装置与光学谐振腔。（图 8.11）

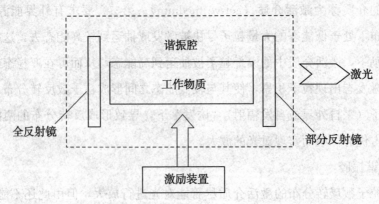

图 8.11　激光器结构原理图

（1）工作物质

工作物质包括激活介质与一些辅助物质。激活介质内激活粒子的能级中参与受激辐射，即与出现反转分布有关的能级称为工作能级。一般按照工作能级的多少将激活介质分为"三能级"与"四能级"系统。

现以红宝石激光器（图 8.12）为例说明三能级系统的工作过程。作为工作物质的红宝石棒两端的反射镜平行度极高，一端镀银成全反射镜，另一端成部分反射镜，激光由此端输出。红宝石是一种 Al_2O_3 中掺入少量（0.05%～1%）Cr_2O_3 的晶体，在光照下呈淡红色。Cr^{3+} 均匀分布在晶体中，图 8.13 是 Cr^{3+} 的能级图。Cr^{3+} 在激励光源氙灯的照射下吸收合适的光子从基态 $^4A_2$ 跃迁到高能态 $^4F_1$ 与 $^4F_2$，而后经无辐射跃迁至亚稳态 ^2E（包括两个了能级 $2\overline{A}$ 与 $\overline{E}$），其自发辐射概率很小，于是在此出现粒子的积累。在氙灯强大的抽运下 ^2E 与基态间可形成粒子数反转分布，出现受激辐射而发出 694.3 nm 与 692.9 nm 两条谱线 R_1 与 R_2。其中 R_1 线跃迁概率大，实际上只有此线形成振荡，故

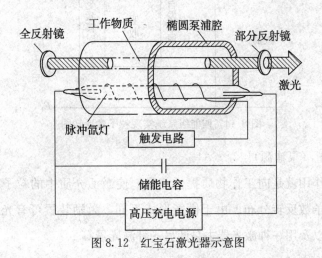

图 8.12　红宝石激光器示意图

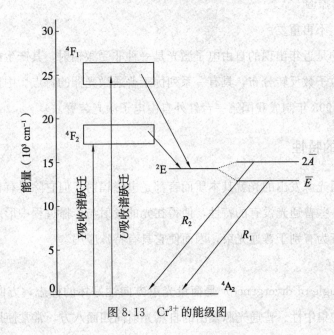

图 8.13　Cr^{3+} 的能级图

红宝石激光器输出波长为 694.3 nm 的红光。由于受激辐射下能级是基级，实现反转分布很难，为此激励能源必须很强，转换效率也很低。这是三能级系统的显著缺点，不宜做连续输出。

图 8.14 所示的四能级系统在亚稳态 E_3 与短寿命激发态 E_2 之间很容易形成粒子数反转分布而出现受激辐射，故四能级系统转换效率较高，N_d：YAG、He—Ne 和 CO_2 等激光器的激活介质均属此类。

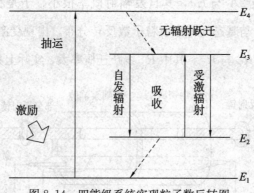

图 8.14　四能级系统实现粒子数反转图

（2）激励装置（泵浦源）

激励装置的作用就是向工作物质提供能量，使激活介质中的粒子被抽运到高能态上，以便实现粒子数反转分布。由于供能形式不同，激励装置可有光泵、电泵、化学泵、热泵、核泵以及用一种激光器去泵浦另一种激光器等。

（3）光学谐振腔

前面已述，不再重复。

值得指出的是近年出现的自由电子激光是一种非受激辐射，其产生机制不同于前述激光。它无须粒子数反转分布，具有一系列优于普通激光器的特点。中国科学院高能物理研究所已于 1993 年制成我国第一台红外自由电子激光装置。

二、激光的特性

激光与普通光源发出的光就其本质而言都是电磁辐射，但它除具有普通光的一切性质外，还具有一些普通光没有的特性，使得在光的发射与传播过程中形成的激光束中大量光子的整体行为有别于普通光束，因而使它具有特殊应用。

1. 方向性好

发散角（angle of divergence）是衡量光束方向性好坏的标志，方向性表明光能量在空间分布上的集中性。普通光源发出的自然光射向四面八方，常常使用聚光装置来改善它的方向性。激光由于受激辐射的光子行进方向相同，以及谐振腔对腔内离轴光子的淘汰作用，使得只有沿轴向的光波才能形成振荡并输出，因而有很好的方向性。激光束的发散角一般在 $10 \sim 10^4$ 倍。这一特性被用于做精密长度测量。例如：曾利用月球上的反射镜对激光的反射来测量地球与月球之间的距离，其精度可达几个厘米。激光束是理想的平行光束，还被广泛用于准直、目标照射、通讯和雷达等方面。

激光器输出端造成光的衍射，使得激光束的发散角以其衍射角为极限而不能无限减小。

2. 亮度高、强度大

亮度（brightness）是衡量光源发光强弱程度的标志，表明光源发射的光能量对时间与空间方向的分布特性。激光器由于其输出端发光面积小，光束发散角小，输出功率大，而使其亮度高，尤其是超短脉冲激光的亮度可比普通光源高出 $10^{12} \sim 10^{19}$ 倍。因此，激光器是目前世界上最亮的光源。例如，将长 1 m、端面输出孔径为 4 mm、发散角为 3 mrad 的 40 W 二氧化碳激光管与一支长 1 m、直径为 40 mm、发散角为 πrad 的 40 W 日光灯管输出光的亮度进行比较，前者是后者的 100 亿倍。一台功率较大的红宝石激光器输出激光的亮度比太阳表面光的亮度高 100 亿倍。

对同一光束，**强度**（intensity）与亮度成正比。激光极高的亮度加之方向性好而能被聚焦成很小的光斑，故激光的强度比普通光也大得惊人。目前激光的输出功率可达 10^{13} W，可聚焦到 $10^{-2} \sim 10^{-3}$ mm 之内，强度可达 10^{17} W·cm^{-2}，而氧炔焰的强度不过 10^{13} W·cm^{-2}。这可用于制造激光武器以及工业上的打孔、切割、焊接等。利用高强脉冲激光加热氘和氚的混合物可使其温度达到 0.5 亿～2 亿℃，有望用于实现受控热核聚变。在临床治疗中，激光因这一特性被用做手术刀与用于体内碎石。

3. 单色性好

谱线（line width）是衡量单色性好坏的标志，谱线宽度越窄，颜色越纯，则单色性越好。单色性表明光能量在频谱分布上的集中性。普通光源发出自然光的光子频率各异，含有各种颜色。激光则由于受激辐射的光子频率（或波长）相同与谐振腔的选频作用而使其具有很好的单色性。例如，普通光源中单色性最好的氪（Kr^{86}）灯（605.7 nm）谱线宽度为 4.71×10^{-4} nm，而 He—Ne 激光器发出的红光（632.8 nm）谱线宽度则小于 10^{-8} nm，两者相差数万倍。故激光器是目前世界上最好的单色光源。

由于光的生物效应强烈地依赖于光的波长，使得激光良好的单色性在临床治疗上获得重要应用。激光的单色特性在光谱技术、全息技术、激光信息处理及光学测量中得到广泛应用，已成为基础医学研究与临床诊断的重要手段。

4. 相干性好

由自发辐射产生的普通光是非相干光，而受激辐射光子的特性使激光具有良好的相干性。

同一地点、不同时刻发出的光相干，即空间同一位置在相同时间间隔 τ_c 的光波相位关系不随时间而变化，称为**光的时间相干**。τ_c 称为**相干时间**（coherence time），而 $L_c = c\tau_c$ 则称**相干长度**。τ_c 或 L_c 越长，则光的时间相干性越好。时间相干性起因于粒子发光的间断性，由物理光学可知相干时间就是粒子发光的持续时间，而粒子在受激辐射上能级的平均寿命 τ 即是粒子相应发光的持续时间，故有

$$\tau_c = \tau \propto \frac{1}{\Delta \nu} \tag{8.22}$$

受激辐射的上能级的平均寿命很长，其谱线宽度 $\Delta \nu$ 很窄，因此激光的时间相干性很好。例如氪（^{86}Kr）灯的相干长度只有几十厘米，而单模稳频 He—Ne 激光器的相干长度达几十千米，两者相差十万倍。

同一时刻、不同地点发出的光相干，即空间不同位置在同一时刻的光波相位关系不随时间而变化，称为**光的空间相干**。满足此相干的空间发光范围称**相干面积**（coherence area），相干面积越大则光的空间相干性越好。空间相干性起因于粒子发光之间的联系，尤其是相位关系。受激辐射的光子在相位、频率、偏振方向上都相同，再加之谐振腔的选模作用，使激光束横截面上各点间有固定的相位关系，所以激光的空间相干性也很好。

激光器的问世，为我们提供了最好的相干光源，促使相干技术获得飞跃发展，全息摄影才得以实现。

5. 偏振性好

受激辐射的特点表明激光束中各个光子的偏振状态相同。利用谐振腔输出端的布鲁斯特窗在临界角时只允许与入射面平行的光振动通过，可输出偏振光，并可对其调整。因此，激光具有良好的偏振性。

上述激光在 5 个方面的特性彼此是相互关联的，可以概括为两大方面。第一，与普通光源相比，激光器所输出的光能量的特别之处不在于其大小而在于分布特性，即光能量在空间、时间以及频谱分布上的高度集中，使激光成为极强的光。第二，激光是单色的相干光，而普通光是非相干光。显然，这些特性的产生都是源于激光特殊的发射机制与光学谐振腔的作用。这些特性正在不断地得到应用。例如，激光通信是利用信号对激光载波进行调制而传递信息，其最大优点是传输的信息量大，理论上红外激光可同时传送

上千亿路电话。利用激光技术获得低温的方法叫激光冷却，现已可使中性气体分子达到 10^{-10} K 的极低温状态。朱棣文、达诺基（C. C. Tannoudji）和菲利浦斯（W. D. Phillips）因在激光冷却和捕陷原子研究中的出色贡献而获得了 1997 年诺贝尔物理学奖，其中朱棣文是第 5 位获得诺贝尔奖的华人科学家。

三、激光的生物作用

医学是激光的首批应用领域。1961 年世界上第一台医用激光器——红宝石视网膜凝固机在美国问世，至 20 世纪 80 年代末激光在医学方面已形成较为系统、完整的理论体系，初步形成教学、科研与临床应用的专业队伍，建立健全了专业学术机构与学术交流。于是，一门新的交叉学科——**激光医学**（laser medicine）便逐渐形成了。目前它包括激光医学基础、临床检测诊断与治疗、医学生物学用激光器械与技术、激光的危害与防护四部分内容。

激光与生物机体的相互作用及其机制很复杂，这是激光应用于医学，即激光医学的理论基础，至今尚待充实、完善，因而也制约了激光临床治疗的发展。激光对生物组织所施加的作用，并存在于由此引发的一系列理化过程之中，称为激光的生物作用。生物组织因受激光照射而出现的各种应答性反应、效果或变化称为激光的生物效应。反之，被作用的生物组织也将引起激光参量的变化。前者是因，后两者是果，且后两者又分别是激光临床治疗与诊断的依据或基础。这就是目前研究的三方面内容及其重要意义。在医学领域，激光对被其照射之生物组织，若能直接造成不可逆性损伤，称为**强激光**（High-Reaction-Level Laser，HRLL）；若不能直接造成不可逆性损伤，称为**弱激光**（Low-Reaction-Level Laser，LRIJ）。当然，强与弱也是相对的。

关于激光的生物作用，一般认为有 5 种，现简要分述如下。

1. 热作用

生物组织在激光照射下吸收光能转化为热能，温度升高，这即是热作用。低能量光子（红外激光）可使组织直接生热，高能量光子（可见激光与紫外激光）则多需要经过一些中间过程而使组织生热。

随着温度的升高，在皮肤与软组织上将由热致温热（38℃～42℃）开始，相继出现红斑、水泡、凝固、沸腾、炭化、燃烧直至 5730℃ 以上的热致气化等反应。在临床上，热致温热与红斑被用于理疗；沸腾、炭化、燃烧统称为"汽化"，被用于手术治疗；热致气化用于直接破坏肿瘤细胞与检测微量元素等。

温升将引起生物组织内的热化反应及生物分子变性，对代谢率、血液循环以及神经细胞造成影响，导致热损伤。对于不同的照射时间，生物组织损伤的阈值温度不同，照射时间越短，生物组织能耐受的温度越高。

2. 机械作用

生物系统吸收激光能量时会产生蒸发和机械波，前者一定伴有后者，而后者不一定伴有前者发生。机械波是一系列压强因素造成的。激光照射生物组织，可直接或间接产生对组织的压强称为激光的机械作用，也称为激光的压强作用。

光压是激光本身辐射压力所形成的压强，是光子将其动量传递给被照射组织的结果。汽流反冲压是当组织吸收聚焦的激光能量急剧升温，直至沸腾，从受照处喷出汽流并夹有组织碎片，同时对组织形成与汽流方向相反的反冲压力所造成的。此项作用对致密组织明显。内部汽化压是发生在组织内部或封闭腔（眼球、脑室）内部的汽化所形成的类似冲击压的瞬变压强。它可使其内部"爆炸"，造成的损伤是定域的。体膨胀超声压是由于被强激光照射的生物组织迅速升温形成汽化和体膨胀，从而在其边缘区域产生的超声振动发出在生物体内传播的超声波所产生的压强，可造成体内远距离的损伤。强脉冲激光照射生物组织形成的等离子体强烈吸收光能引起体膨胀，产生冲击波，破坏局部组织，此压强称为等离子体膨胀压。电致伸缩压是在强激光的强电场作用下生物体被极化而出现形变，即电致伸缩所产生的压强，它将在体内激起冲击波、超声波。这种压强显然与能量吸收无直接关系，透明越好的组织此项压强越显著。光压形成一次压强，其他压强因素形成二次压强。前者一般可忽略，只有超短脉冲激光的光压才予以考虑；后者显著，尤其体膨胀超声压是形成机械波最重要的因素，它大约比光压大 6～7 个数量级。激光在生物组织中产生的机械波由于频率高还具有空化作用，从而引起组织发生化学变化，结果使机械能直接转化为化学能。

激光的机械作用对临床治疗有利也有弊。例如，在眼科，利用二次压强打孔，可降低眼压，治疗青光眼、白内障；在外科手术中用于切开组织等。在眼球与颅内，由于二次压强剧升形成"爆炸"性损伤，甚至死亡。二次压强也可使被照射的肿瘤组织被压向深部或反向飞溅而造成转移等。

3. 光化作用

生物大分子吸收激光光子的能量受激活而引起生物组织内一系列的化学反应，称为光化反应。激光照射直接引起机体发生光化反应的作用称为光化作用。光化反应与热化反应不同（在产生原因、产物、对光频的选择、受温度影响等方面）。光化反应分为两个过程。初级过程有光参与，产物不稳定，可进一步触发化学反应即次级过程，生成最终的稳定产物。次级过程一般不需要光参与。

光化作用的基本规律由两个定律表达。光化学第一定律（吸收定律）内容是：只有被分子吸收了的光子才能引起光化反应。由此推知光化反应具有波长选择性。光化学第二定律（量子定律）内容是：在光化反应中，每个分子只吸收一个单色光的光子而成为光化激活分子。因此，光化反应的程度，即最终产物的多少应与被吸收的光子总数，亦即激光的总剂量成正比。应该指出，第二定律不适用于强激光。因为生物组织对强激光可发生一个分子吸收多个光子，即多光子（或非线性）吸收的现象。即使是红外激光，只要光强足够也能引起光化反应。

光化反应有光致分解、光致氧化、光致聚合、光致异构以及光致敏化等类型。其中，光致敏化是指生物系统所特有的由光引起的，在敏化剂参与下发生的化学反应。这类反应根据是否有氧分子参加而分为两种，前者称为光动力学作用，常用的敏化剂有血卟啉衍生物（HpD）等；后者即无需氧分子参加的光致敏化反应，常用的敏化剂有呋喃香豆素等。敏化剂能有选择地长时间集中于体内病变组织，并在适当波长激光照射下发生光致敏化反应。因而，光致敏化对肿瘤的治疗具有重要意义，并已做出贡献。光化作用还可引起红斑效应、色素沉着、维生素 D 合成等生物效应。

激光有高度的单色性和足够的光强，使得它的光化作用被应用于杀菌、同位素分离、物质提纯、分子剪裁等方面。

4. 电磁场作用

激光是电磁波，激光对生物组织的作用就是电磁场对生物组织的作用。一般认为这一作用主要是电场所致。强激光可在组织内形成 $10^6 \sim 10^9$ V·cm^{-1} 的高强电场，从而使组织中产生光学谐波、电致伸缩、受激拉曼散射、受激布里渊散射、倒轫致辐射、等离子体等，并能导致生物组织电系统的重新分布，即可使无序的生物分子发生电离、极化而趋于有序。这又将进一步在组织内引起高温、高压，从而使组织受到破坏或损伤。

关于激光的电磁场作用，目前详细的研究报道还较少。

5. 生物刺激作用

生物刺激作用主要是弱激光的作用。弱激光对生物过程（例如血红蛋白的合成，糜蛋白酶的活性，细菌的生长，白细胞的噬菌作用，肠绒毛的运动，毛发的生长，皮肤、黏膜的再生，创伤、溃疡的愈合，烧伤皮片的长合，骨折再生，消炎等）、对神经、通过体液或神经—体液反射而对全身、对机体免疫功能等都有刺激作用。

目前观察、研究较多的是弱 He—Ne 激光的刺激作用。研究发现它对生物分子、细胞、细菌与微生物都有作用，研究总结出定量的规律：一是剂量小时起兴奋作用，剂量大时起抑制作用。这是相对受照射的生物过程而言的。二是刺激作用有累积效应，最终效果取决于总剂量。三是刺激作用强弱与刺激次数（等间隔、等剂量）的关系呈现出抛物线特征。应指出的是，以上规律对于其他波长的激光是否成立尚待研究。对于 He—Ne 激光刺激作用的机制研究目前也尚不成熟。为此，研究者在苏联与东欧提出了生物电场、色素调节、细胞膜受体、偏振刺激、受体蛋白质等 5 种设想。这些设想都是根据研究者各自的实验结果提出来的，都有不完善之处。尽管如此，弱激光的生物刺激作用却已被广泛应用于临床，效果是肯定的。

以上激光的 5 种生物作用，在临床应用上，强激光主要表现为机械作用、电磁场作用与光化作用，弱激光主要表现为生物刺激作用与光化作用，而热作用则在各类激光中普遍被利用。目前研究较成熟的是热作用和机械作用，而生物刺激作用则只在苏联、东欧和我国较受重视。

影响激光与生物组织相互作用的因素有两方面：

一方面是激光的性能参量，包括波长（不同波长光子的能量不同，会直接影响与生物组织的相互作用及其过程），作用于靶组织的激光能量（E）与能量密度（D，也称物理剂量，即垂直作用于靶组织单位面积的能量），激光功率（P）与功率密度（I，即强度），作用时间（t）及其间隔。$D=I \cdot t$。但对于生物组织，若 I 小于某种临界值，则 t 无论多长都无效果。故在临床上必须考虑构成 D 的 4 个要素：P、t、S（组织受照面积）与 θ（激光入射角）。还有激光输出方式（例如连续、脉冲、调 Q、锁模等不同方式对生物组织作用过程、效果不同）、光强分布、光束发散角、相干、偏振等因素。

另一方面是生物组织的性质，包括生物组织的物理性质，例如光学性质（反射率、吸收率、透射率、散射系数等）、热学性质（热导率、热扩散率、热传递方式等）、机械性质（密度、弹性等）、电学性质（电阻抗、电极化率等）、声学性质（声阻抗，声的反射率、吸收率等）等；组织的生物特性，例如色素、含水量、血流量、供氧、代谢等状态以及组织的性质、结构与不均匀性等；生物剂量，即直接将生物组织对激光辐照的反应强弱程度按照一定标准进行分级。

把握以上诸因素及其影响，对于激光医学基础研究与临床都是十分重要的。

四、激光的医学应用

1. 激光对生物分子、细胞、组织的作用与效应

（1）激光对生物分子的作用与效应

作为刺激源，激光可在分子水平上调整蛋白质与核酸的合成与活性，影响 DNA 的

复制、各种酶的活性与功能、氨基酸的变化等。温升将加快酶的催化作用，但当温升超过损伤阈值时，可引发热化反应以及蛋白质的凝固、变性。生物大分子吸收光子能量受激活产生受激原子、分子和自由基，引起一系列光化反应，使生物分子在组成、性质、构型等方面出现不可逆的改变。高强度激光照射生物组织所产生的光学谐波中有的波长正处于蛋白质、核酸的吸收峰，从而引起对这些谐波的吸收而导致变性。

（2）激光对细胞的作用与效应

激光问世以来，一方面为细胞生物学的研究提供了全新的手段与技术，另一方面就各类激光的照射对细胞器、细胞质、细胞核、线粒体等及细胞性质与功能等的影响做了广泛研究，在此基础上已逐渐形成一门新的学科——**激光细胞生物学**（laser cellular biology）。其研究方法大体分为两类：一类是利用激光原光束或扩束照射群体细胞，另一类是利用激光微光束照射单个细胞或细胞内某一特定部分。

激光通过对细胞的作用而影响细胞的增殖、分化、遗传、发育、凋亡、代谢以及免疫等过程或功能。而且这种影响往往还有双向作用，其含义有两层：一层是照射剂量小则兴奋，照射剂量大则抑制；另一层是可使细胞功能从不同方向的偏离恢复正常。对于肿瘤细胞，激光有三种作用：一是热凝，即利用在 $41℃\sim45℃$ 癌细胞比正常细胞对热更敏感来达到热杀癌细胞而保留正常细胞的目的；二是气化，即利用强激光照射，使温度剧升至 $5700℃$ 直接气化癌细胞；三是光致敏化作用，尤其是光动力学作用。以上作用为临床治疗癌症提供了三种激光疗法。

（3）激光对组织的作用与效应

激光照射组织，当剂量足够大时将造成对组织的损伤直至完全破坏组织。这种损伤分为热损伤与非热损伤两大类。一般多为热损伤，是热作用使组织凝固、汽化（包括炭化、燃烧）、气化而造成的。另一类为非热损伤，包括机械作用导致的冲击波对组织的损伤，甚至远距离损伤；强电场作用导致的光击穿或产生等离子体；光化作用导致的光化激活组织，发生光化反应造成对组织的损伤等。实际过程中往往是以一种作用为主并伴有其他作用或多种的协同作用对组织造成损伤。激光照射靶组织一般有两种情况：一种是激光束焦斑落于组织表层造成开放性损伤；另一种是激光束聚焦于组织内部造成封闭性损伤，损伤中心被正常组织包围。激光停止照射后在靶区还会出现充血及水肿现象。

激光除对组织有损伤作用外，还有修复作用。由于激光的生物刺激作用，加之温热、光化、机械等作用对细胞的影响以及对修复机制的调动，使得受损伤的组织在一定剂量范围内的激光照射下能加快修复与再生的过程。

上述激光对组织的损伤与修复作用是强、弱激光用于临床治疗的依据与基础。

2. 用于基础医学研究的激光技术

激光的问世为基础医学研究提供了新的技术，简述如下：

(1) 激光微光束技术

激光经透镜或显微镜光学系统聚焦后，可形成强度很高而光斑直径在微米量级的微光束。利用此微光束可进行细胞水平的研究，形成激光的光镊术、显微照射术、细胞打孔术、细胞融合术等，以实现对细胞进行俘获、转移、穿孔、移植、融合及切断等微操作。激光微光束的另一种应用是激光微探针分析术，即标本的微区在激光微光束照射下被汽化，同时用摄谱仪或质谱仪记录，进行微量和痕量元素的定性或定量分析。此项技术被用于测定各种生理离子及痕量元素在软组织中的分布、生物矿化结构中痕量元素的分析及矿化过程的研究、生物组织中有毒痕量元素的检测、体液中各种元素含量的分析及生物样品中有机化合物的定量测定等。

(2) 激光流式细胞计 (laser flow cytometry)

这是激光、电子检测、计算机等多种技术与流式计数方法结合而形成的一种新型生物医学仪器，其原理是让染色细胞在稳定的液体流动中排队成行，逐个依次且恒速通过激光束的焦斑区。用探测器检测细胞被激光照射后所发出的荧光与散射光并经计算机处理而自动显示结果。它可对细胞逐个进行定量分析与分选，其特点是分析速度快、灵敏度高、分选纯度高、可对一个细胞同时定量测定多种参数（例 DNA、RNA 含量，细胞体积等）等。这一新技术在细胞生物学、免疫学、遗传学、肿瘤学以及药学等方面有广泛的应用前景。

(3) 激光拉曼光谱技术

当光子与物质分子相互作用时，除有入射光频率相同的瑞利散射外，还有由于非弹性碰撞而在其谱线两侧对称分布的散射光，被称为**拉曼散射**（Raman scatting）。拉曼频移与物质分子的振动、转动能级结构有关，而与入射光频率无关，故可用拉曼光谱对生物分子进行结构分析。由于拉曼散射的强度只有瑞利散射的万分之一，一般不易观测到。只有用高强度、高单色性以及谱线范围宽广的激光做自发光源，才使激光拉曼光谱具有实用意义。加之它对样品几乎无损害，可让样品处于与生物活性物质相同的环境下进行分析等优点，此项技术已在核酸与蛋白质的高级结构、生物膜的结构和功能、酶的催化动力学、药理学（特别是抗癌药物与癌细胞的作用机制）等的研究中得到应用。

(4) 激光多普勒技术

这是利用激光照射运动物体所发生的光的多普勒效应进行检测的技术。激光多普勒血流计可用于对人体甲皱、口唇、舌尖微循环与视网膜微血管等的血流速度进行检测。激光多普勒电泳是应用激光多普勒效应与电泳技术结合的一种分析、检测新技术，可快速、自动、准确地测量生物细胞及大分子的电泳迁移率、表面电荷、扩散系数等重要参量。此外，激光多普勒技术还用于对巨细胞质流、精子活力、眼球运动、耳听力等的测定。此项技术由于具有极高空间分辨率、快速、灵敏、连续、非侵入性等特点，被应用于微循环、血液流变学、病理生理学、免疫学等方面的研究。

（5）激光全息显微技术

全息术（holography）是利用光的干涉在底片上记录被摄物体反射光的频率、强弱与相位信息，再利用光的衍射重现被摄物体的三维空间图像的技术。正是激光具有高度的时间与空间相干性，以它做光源才使全息术得以实现。激光全息显微技术是激光全息术与光学显微系统结合的产物。它具有分辨率高、像差小、景深大、能对活标本进行动态观察等优点，被用于对细胞的观测分析。

（6）激光扫描共聚焦显微镜

激光扫描共聚焦显微镜（laser scanning confocal microscopy）是激光与显微镜、光度技术及计算机图像分析技术结合的产物，是形态学、分子与细胞生物学、神经科学、遗传学、药理学等领域研究的有力工具。

除此外，还有激光荧光显微技术、激光漂白荧光恢复测量技术、激光扫描细胞计等激光技术用于基础医学研究。

3. 激光的临床应用

（1）激光诊断方法

激光由于具有极好的单色性、相干性与方向性而为临床诊断提供了方法手段。以光学分析分类，激光诊断一般可有如下方法：激光光谱分析法（荧光光谱、微区光谱、拉曼光谱等）、激光干涉分析法（全息术、干涉条纹视力测定、视觉对比敏感度测量、散斑技术等）、激光散射分析法（多普勒技术、静态和动态散射技术、闪烁细胞计等）、激光衍射分析法（用于测红细胞变形能力）、激光透射分析法（用于检查软组织肿物）、激光偏振法（用于鉴别肿瘤细胞）以及其他激光分析法（流式细胞计、扫描检眼镜等）。激光诊断技术为诊断学向非侵入性、微量化、自动化及实时快速方向发展开辟了新途径。

（2）激光治疗方法

激光作为一种手段应用于临床，已遍及眼科、外科、妇科、皮肤科、肿瘤科等各科近300种疾病的治疗，且兼有中、西医的疗法，其基本方法有四大类：① 激光手术治疗。这是以激光束代替金属的常规手术器械对组织进行分离、切割、切除、凝固、焊接、打孔、截骨等以去除病灶以及吻合组织、血管、淋巴管、神经等。手术用激光治疗机统称光刀，按其作用机制分为热光刀（利用可见与红外激光对组织的热作用与二次压强作用进行手术，刀头焦点附近不同区域接触组织有不同效果）与冷光刀（利用紫外激光的光致化学分解作用与二次压强作用进行手术，术中切口两侧无热损伤）两大类。激光手术有多功能、止血效果好、感染少、质量高、可选择性破坏特定组织等优点，还可用于进行各种精细的显微手术。② 弱激光治疗。弱激光以其特有的生物作用被用于治疗几十种疾病，其方法又分为 3 种：激光理疗（以弱激光为物理因子进行原光束、扩束、光纤与腔内照射的物理疗法）、激光针灸（以弱激光光束直接照射穴位，兼有针与灸的作用）与弱激光血管内照射疗法（ILLLIT，以弱激光光针插入静脉照射循环血液的疗法）。③ 激光光动力学疗法（LPDT）。这是利用光动力学作用主要治疗恶性肿瘤的方法，有体表、组织间、腔内照射及综合治疗四种方式。④ 激光内镜术治疗。这是通过内镜对内腔疾病进行激光治疗的方法，用于腔内的手术、理疗与光动力学治疗。这种疗法由于不需开胸、剖腹、开颅等，且可用光纤方便地导入激光，具有很大的发展优势。

4. 医用激光器

应用于医学领域的激光器一般可按工作物质形态（固体、气体、液体、半导体等）、发光粒子（原子、分子、离子、准分子等）、输出方式（连续、脉冲等）以及波段、功率等进行分类。常见的医用激光器见表 8.3。

表 8.3　常用的医用激光器

类别	名称	输出方式	波长（nm）	主要应用
固体	Ruby	脉冲	694.3	眼科，皮肤科，基础研究
固体	Nd：YAG	连续、脉冲	1064	各科手术，内镜手术
固体	KTP/ Nd：YAG	脉冲、连续	532	眼科，皮肤科，肿瘤科，显微外科，内镜手术，微光束技术
固体	Ho：YAG	脉冲	2120	胸外科，耳科，内镜手术，口腔科
固体	Er：YAG	脉冲	2080；2940	耳科，皮肤科，眼科，口腔科
气体	He—Ne	连续	632.8	各科弱激光治疗，PDT，全息照相，基础研究
气体	CO_2	连续、脉冲	10600	体表与浅表体腔各科手术，理疗
气体	Ar^+	连续	488；514.5	眼科，皮肤科，内镜手术，针灸，全息照相，微光束技术，扫描共聚焦显微镜
气体	N_2	脉冲	337.1	肿瘤科，理疗，基础研究

（续表）

类别	名称	输出方式	波长（nm）	主要应用
气体	He—Cd	连续	441.6	肿瘤荧光诊断，针灸，理疗
气体	ArF	脉冲	193	眼科 PRK
气体	XeCl	脉冲	308	血管成形术
气体	Cu	脉冲	510.5；578.2	PDT，皮肤科
液体	Dye	连续、脉冲	300~1300	眼科，PDT，皮肤科，内镜治疗，细胞融合术
半导体	半导体	连续、脉冲	330~34000	各科手术，内镜治疗，基础研究，弱激光治疗

激光治疗机通常由激光器、与之耦接的导光系统以及支架、排烟装置等辅助设备构成。导光系统有光导纤维与机械关节臂两类，前者利用全反射原理使光在芯体中无损传输，后者利用反射定律使光路在关节处能较灵活地改变，以到达输出端。

5. 激光的危害与防护

激光对人体可能造成的危害有两类：一类是直接危害，即超阈值的激光照射将对眼睛、皮肤、神经系统以及内脏造成损伤；另一类是与激光器有关的危害，即电损伤、污染物、噪声、软 X 射线以及泵或管的爆裂等。

为此应采取的安全措施也有两方面：一方面是对激光系统及工作环境的监控管理。激光器因其辐射危害而分为 4 类，其对应明显的专用标志，应有自动显示、报警、停车装置；室内充分通风，光线充足，有吸、排烟装置消除有害物质等。另一方面是个人防护。对人员要进行培训，严格按规章操作；避免直接或间接（反射或漫反射）的激光照射，佩戴与激光输出波长相匹配的防护眼镜以及尽量减少身体暴露部位，以使人体接触的激光剂量在国家安全标准之内；严格实行医学监督，定期对工作人员进行体检也十分必要。

习题八

1. 实物粒子的德布罗意波与电磁波、机械波有什么区别？

2. 何谓不确定关系？为什么说不确定关系与实验技术或仪器的改进无关？

3. 说明波函数的统计意义。波函数应满足什么物理条件？

4. 假设太阳表面温度为 5800 K，直径为 13.9×10^8 m，太阳一年中由于辐射而损失的能量是多少焦耳？按质能公式 $\Delta E = \Delta m c^2$，太阳每年损失的质量是多少千克？

5. 在入射光波长 $\lambda_0 = 400$ nm，$\lambda'_0 = 0.05$ nm 两种情况下分别计算散射角 $\varphi = \pi$ 时康普顿效应波长偏移 $\Delta \lambda$ 和 $\Delta \lambda / \lambda$。

6. 粒子在磁感应强度为 $B=0.025T$ 的均匀磁场中沿半径为 $R=0.83$ cm 的圆形轨道运动。

（1）求其德布罗意波长；

（2）若使质量 $m=0.1$ g 的小球以与 α 粒子相同的速率运动，其德布罗意波长多大？

7. 何谓自发辐射与受激辐射？各有何特点？

8. 何谓粒子数反转分布？实现粒子数反转分布的条件是什么？

9. 激光器有哪些基本组成部分？对于形成激光，它们各有何作用？请简述激光输出的全过程。

10. 激光有何生物作用与效应？影响因素有哪些？

11. 激光在医学领域有哪些主要应用？如何采取对激光的防护措施？

科学家介绍

20 世纪最伟大的物理学家爱因斯坦

1922 年，诺贝尔奖委员会宣布，将 1921 年诺贝尔物理学奖授予爱因斯坦，以表彰他在理论物理学方面的成就，尤其是光电效应规律的发现。但实际上，爱因斯坦这位 20 世纪最伟大的物理学家，却是以其提出的相对论而名垂青史。

1879 年 3 月 14 日，爱因斯坦出生于德国乌尔姆。小时候，他并不是一个聪颖过人的孩子，还对学校教育表现了极度的厌恶。他好不容易才进入瑞士苏黎世联邦工学院学习，毕业后却找不到什么好工作，只能在专利局里做一个小职员。但就在那儿，1905 年，爱因斯坦接连发表了几篇划时代的论文，震惊了整个物理学界。

爱因斯坦的第 1 篇论文是关于分子的热运动——布朗运动的，后来佩兰通过乳浊液实验验证了爱因斯坦的理论，确立了原子的客观存在；第 2 篇论文就是上面提到的光电效应理论解释；而在第 3 篇论文中，爱因斯坦提出了狭义相对论，它突破了人们对时间和空间的传统认识。

但是，即使是爱因斯坦，他在做着这一切的时候也是小心翼翼的。这也就不难理解像爱因斯坦那样大气魄的人为何在他论光电效应的论文题目里还刻意写上"试探性观点"了。不过，在对待新生的量子"婴儿"的态度上，爱因斯坦比普朗克更热心，更不怕"摔跤"。他一旦认识到量子论的科学价值，便积极地倡导它、捍卫它和发展它。在量子假设提出后的最初 5 年，普朗克的工作几乎无人问津，连普朗克本人也试图用连续性取代不连续性而回到经典理论的体系中来。第一个认真对待并实际应用量子假设的人便是爱因斯坦。或者可以说，是爱因斯坦使量子"婴儿"重见天日并开始发育成长。

爱因斯坦对量子论的贡献远不止于此。1906 年，他首先将量子概念用于解释低温条件下固体比热容与温度间的关系。1916 年，他又发表了一篇综合了量子论发展成就的论文，提出了关于辐射的吸收和发射过程的统计理论。文中提出的受激辐射概念正是日后激光的理论基础。1924 年，爱因斯坦又参与提出了量子统计理论中的玻色-爱因斯坦凝聚。由于这些贡献，他被公认为量子论的几位先驱者之一。

在参与发展量子论的同时，爱因斯坦还作出其他一系列重大贡献。1916 年，他提出了广义相对论，这是人类思想史上最伟大的成就之一。1917 年，他又开创了现代宇宙学研究。后来，爱因斯坦将他全部的科学创造精力都用于统一场论的探索。虽然他的努力未能取得最后的成功，但爱因斯坦的勇气和执着，仍令后人无限敬佩。

爱因斯坦独力创建的相对论，和他参与发展的量子论，是 20 世纪初物理学革命的两大突破。不过，对相对论和量子论的历史地位，人们却是见仁见智。美国物理学家韦斯科普夫有过这样一个评价："在那个时期创造出来的庞大理论体系中，相对论（包括狭义和广义）的地位同其他理论多少有点不一样。它是在 20 世纪初叶诞生的。这是一个使力学、电动力学和引力理论统一起来的新概念体系，这个体系带来了某种崭新的时空观。但是，从某些方面来看，这一概念体系与其说是对经典传统的突破，还不如说是集 19 世纪物理学大成的登峰造极之作。然而，量子论却正是一种突破，它是向着未知世界，即向着不能纳入 19 世纪物理学概念网络的现象所跨出的第一步。"当然，这不过是一家之言。无论如何，爱因斯坦对人类的科学贡献之大，却是没有人能够否认的。所以，当爱因斯坦 1955 年 4 月 18 日逝世以后，全世界热爱科学的人们，都为此感到深深的痛惜。

2000 年初，英国物理研究所的《物理世界》杂志举行了一次评选活动，在 100 名著名物理学家中评选"10 名最伟大的物理学家"。结果，爱因斯坦排名第一，其后依次为牛顿、麦克斯韦、玻尔、海森伯、伽利略、费曼、狄拉克、薛定谔和卢瑟福。可见，爱因斯坦那真知灼见、彪炳千秋的奇思妙想，又一次得到全世界的公认。"前不见古人，后不见来者"可能唯有爱因斯坦才当受得起。

现代物理知识

现代物理学的理论基础之一、论述物质运动与空间时间关系的理论于 20 世纪初由爱因斯坦创立并和其他物理学家一起发展和完善，由狭义相对论和广义相对论两部分组成。狭义相对论于 1905 年创立，广义相对论于 1916 年完成。

19 世纪末，麦克斯韦电磁场理论和牛顿力学趋于完善，一些物理学家认为"物理学的发展实际上已经结束"，但当人们运用伽利略变换解释光的传播等问题时，发现一系列尖锐矛盾，对经典时空观产生疑问。爱因斯坦针对这些问题，提出物理学中新的时空观，建立了可与光速相比拟的高速运动物体的规律，创立了相对论。狭义相对论提出两条基本原理：(1) 光速不变原理，即在任何惯性系中，真空中光速 c 都相同，与光源及观察者的运动状况无关；(2) 狭义相对性原理，是物理学的基本定律乃至自然规律，对所有惯性参考系来说都相同。据此，爱因斯坦得出空间和时间各量从一个惯性系变换到另一个惯性系时不遵从伽利略变换法则，应遵从洛伦兹变换。改造了电动力学和牛顿力学，得出一系列"违背常识"的重要结论，主要有：量度物体长度时，运动物体沿运动方向的长度比静止时缩短，即尺缩效应；量度物体的时间历程时，运动物体的时间进程比静止时长，运动的钟比静止的钟走得慢，即钟慢效应；物体的质量随运动速度的增大而变大；质量为 m 的物体具有的总能量为 $E=mc^2$（质能关系式）；任何物体的速度不可能超过光速 c，等等。这些结论与大量的高速（接近光速）运动的粒子的经验事实相符合，特别在原子核能释放中质能关系式被具体化，使人类进入原子能时代，为电磁场、核力场和弱力场理论的进一步发展奠定基础。上述理论从相对性原理出发，而且只对惯性系有效，称为狭义相对论。

相对论使人类的时空观发生革命性变化，摒弃了牛顿提出的时间、空间与物质运动无关的所谓绝对时间和绝对空间观念，发现时间、空间、物质及其运动的紧密联系，为辩证唯物主义提供了典型事实。

在狭义相对论基础上，爱因斯坦根据同一物体的惯性质量（由牛顿第二定律决定的质量）和引力质量（由万有引力定律决定的质量）总相等的实验事实，运用"思想实验"得出重要结论：在局部空间里，加速系统中的观察者看到的所有物理现象等同于在引力场中静止观察者看到的现象。如一个升降机在没有引力的空间上升，加速度与地球重力加速度相同，机内观察者观察到自由释放的物体下落的规律与站在地面上的人观察自由落体运动所得的规律完全一样，这时机内的人可以认为物体下落是受一个力（惯性力）作用的结果。爱因斯坦引入等效原理，即在一个小体积范围内万有引力和某一加速系中的惯性力互相等效。同时把狭义相对论原理推广为广义相对性原理，即物理学的基本规律乃至自然规律对于任何参考系都相同，具有相同的数学形式。以这两个原理为基础建立的理论，适用于一切参考系，称为广义相对论。

广义相对论得出一系列重要结论，认为时间、空间将因物质的存在和分布变得不均匀，即发生"时空弯曲"，揭示物质与其存在形式的紧密联系，空间并不是欧几里得的"平直空间"或牛顿的"绝对空间"；并认为这种"时空弯曲"是产生万有引力的原因，据此建立了引力场论；认为狭义相对论是广义相对论在没有万有引力场时的特殊情况。

广义相对论的提出，对现代物理学和现代哲学产生巨大影响，奠定了现代理论天体物理学的基础。广义相对论做出 3 个重要实验预言：光线在引力场中将弯曲，水星近日点的移动和光在引力场中光谱线会发生红移。爱因斯坦建立广义相对论时认为：宇宙中不仅充满运动着的物质——电磁场，同时存在另一种运动着的物质——引力场。运动的带电粒子产生在空间传播的变化的电磁场，形成电磁波；运动的物体产生在空间传播的变化的引力场，形成引力波。一切具有质量的物质都应相互吸引，而不管该质量的起源如何。光既然具有质量，也应和其他物质通过引力场的传递相互吸引，得出引力场和电磁场的存在导致"时空弯曲"结论，物质集中的地方是引力场"浓密"的地方，也是时空弯曲最大的地方，这种时空弯曲产生质量的吸引效应——万有引力。

爱因斯坦在建立电磁场和引力场统一理论——统一场论（爱因斯坦认为电力、磁力与重力是同一个东西的 3 种表现，如同水、冰和水蒸气都是由 H_2O 组成一样。统一场就是要把电力、磁力与重力联系在一起，而成为宇宙中一个基本的宇宙力场，也就是统一场。反过来说，统一场是由电力、磁力和重力这 3 个基本力互相演变与斥合来决定宇宙的性质。宇宙中充满许多重力波和磁感线，只要你知道怎样去利用，它就可以为你服务）中进一步认为，场和实物没有本质区别，实物所在地就是场聚集的地方，"抛出去的石子就是变化着的场（引力波），在变化着的场中场强最大的态以石子的速度穿过空间"，连续的"场是唯一的实在"。

爱因斯坦关于引力本质的几何解释不能使科学家们信服，统一场论没有得到实际结果。科学家们引入引力场量子理论——"引力子"理论。根据电磁场量子理论，物质间的相互作用（吸引或排斥）是通过交换电磁场量子——光子实现的。由于电磁力和万有引力都是长程力，与距离的平方成反比，人们通过类似的方法把引力场量子化，把引力场量子叫作引力子，常用符号 g 表示，引力子具有波粒二象性。引力场和其他场物质可相互转化，如电子和正电子湮灭时，除以产生光子的方式进行外，还可能以产生两个引力子的方式进行。人们还推测，引力子的静止质量为零，电荷为零，是自旋为 2 的以光速运动的玻色子。

长期以来，人们力图通过探测引力波的存在证实引力场理论。但由于万有引力太弱，相应引力子的能量比光子小得多，探测非常困难。引力波是否存在是一个极重大的理论与实验问题，科学家在确认引力波存在的问题上采取极谨慎的态度，并继续从各方面探测引力波。此外，人们还设计出能发射引力波的装置。

研究引力波，对进一步认识物质的结构和本性，促进科学技术的发展有重要的意义。

·第九章·

X 射线

学习要点

1. 掌握 X 射线的产生机制、X 射线的强度和硬度概念、短波极限公式、X 射线的衰减规律。

2. 理解 X 射线谱、X 射线的基本性质、布拉格公式、衰减系数与密度等的关系、X-CT 的基本原理、CT 值及窗口技术。

3. 了解 X 射线摄谱仪、X 射线透视和摄影、人工造影、数字减影血管造影等的基本原理，了解 X-CT 图像重建算法、CT 机的扫描方式。

思政要点

1. 人类历史上第一张活体骨骼图片——伦琴夫人的手骨骨骼图片，以及图片中的戒指，这个浪漫的故事体现了德国物理学家伦琴对科学的孜孜追求和无私奉献过程。

2. 年轻人同样可以取得非常成就。因在用 X 射线研究晶体结构方面所做出的杰出贡献，亨利·布拉格（William Henry Bragg, 1862—1942）和劳伦斯·布拉格（William Lawrence Bragg, 1890—1971）父子共同获得了 1915 年的诺贝尔物理学奖，当时小布拉格才 25 岁，至今还保持着诺贝尔奖获得者中获奖年龄最小的纪录。

3. X 射线对医学技术的革命性推动作用：X 射线用于医学成像，使得人类第一次看到了自己的骨骼影像；X-CT 成像技术把人体的一个个断面展现在面前；数字减影血管造影技术使得人体的血液循环系统如同立体网络。

　　X射线是德国物理学家伦琴在1895年进行阴极射线实验时偶然发现的，伦琴因此获得了1901年首届诺贝尔物理学奖。X射线在医学诊断和治疗中应用非常广泛，特别是X射线的诊断技术，已经成为现代医学不可缺少的工具。本章主要介绍X射线的产生、X射线谱的组成及产生机制、X射线的性质、X射线的衰减规律以及X射线的医学应用。

第一节　X射线的产生

一、X射线的产生装置

　　产生X射线的方法有多种，常用的产生X射线的方法是用高速运动的电子束轰击一个障碍物（阳极靶），受到靶的阻碍作用，电子的动能转变为X射线光子的能量。这种方法产生X射线有两个基本条件：① 有高速运动的电子流；② 有适当的障碍物阻止电子的运动。

　　1. X射线的产生装置

　　实际的X射线产生装置结构都比较复杂，图9.1是X射线机的基本线路，它由X射线管、低压电源和直流高压电源几部分组成。

　　X射线管为真空玻璃管，管内封装有阴极K和阳极A。阴极为钨丝绕成的螺旋状灯丝，由低压电源（5~10 V）供电，通电的灯丝加热到炽热后开始发出电子。阳极通常为一铜制的圆柱体，柱端斜面上镶嵌一块钨金属板作为阳极靶；降压变压器T_2和可变电阻R组成低压电源，220 V的交流电经T_2降压后给灯丝供电，可变电阻R用于调节灯丝的温度；升压变压器T_1和整流桥B_1组成直流高压电源。220 V的交流电经T_1升压，再经整流桥B_1整流变为几十~几百千伏的直流高压，加到X射线管的阳极A与阴极K之间。X射线管的阳极与阴极之间所加的直流高压称为**管电压**，调节转换开关S的位置，可改变T_1初级与次级的匝数比，调节管电压的大小。管电压在K、A之间形成一个很强的电场，从阴极灯丝上发出的电子在此电场的作用下高速运动到达阳极形成**管电流**。这些高速运动的电子被阳极靶制动时，就会有X射线从阳极靶上辐射出来。调节可变电阻R，改变灯丝的温度，从而改变阴极灯丝发出的电子数目，实现管电流的调节。

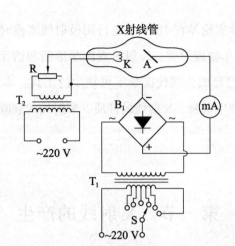

图9.1　X射线机的基本线路

高速运动的电子轰击阳极靶时，电子的动能转化为X射线的能量不到1%，99%以上的能量都转变为热量，过多的热量会导致阳极温度非常高。因此，阳极靶应当选择耐高温的材料。实验表明，在同样的速度和数目电子的轰击下，靶材料的原子序数Z越高，所产生的X射线的能量就越大。这样，阳极靶还应选择原子序数大的材料。综合考虑上述两个因素，钨（$Z=74$）和它的合金是最合适的靶材料。在管电压较低的应用场合，如乳腺诊断用的X射线管，常采用钼（$Z=42$）作为靶材料。钨靶或钼靶镶嵌于导热系数较大的铜制圆柱体上，以便更好地导出和散发热量。

2. X射线管的焦点

电子束在靶面上撞击的面积称为**实际焦点**。从X射线出射方向上观察到的实际焦点的投影面积叫作**有效焦点**。如图9.2所示，AB对应的区域为电子束撞击的面积，为实际焦点；$A'B'$对应的面积为实际焦点的投影面积，是有效焦点。实际焦点的大小与灯丝的尺寸、靶面的倾角等因素有关，其形状一般为长方形。有效焦点一般近似于正方形，面积大约为实际焦点的1/2～1/4。

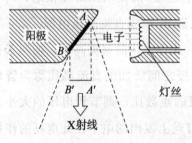

图9.2　实际焦点与有效焦点

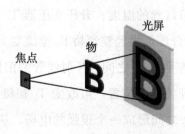

图9.3　投影成像示意图

X射线透视或摄影所使用的成像方法为中心投影成像法，图9.3为投影成像示意图。一个点光源所发出的光透过物后在光屏上投影成一清晰的像。X射线管的焦点不是一个点光源，而是面光源，面光源投影所成的像存在半影问题，边缘模糊。显然，X射线管的焦点越小，投影后所成的像就越清晰。因此，临床诊断中所使用的X射线管采用小焦点，大焦点的X射线管多用于治疗。

3. 旋转阳极X射线管

上述固定阳极的X射线管由于受阳极靶面所能承受的温度和散热的限制，其功率较小。要提高功率，则必须增大焦点的面积。但焦点面积增大又影响成像的清晰度，两者不能兼顾。旋转阳极技术很好地解决了这一问题：如图9.4所示，将阳极靶做成圆盘形状，由电机带动圆盘不停地旋转，被高速电子束轰击的部位不断地变换，将热量分散到较大的面积上。大功率、小焦点的X射线管多采用旋转阳极。

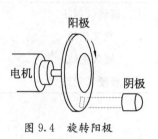

图9.4　旋转阳极

二、X射线的强度和硬度

1. X射线的强度

X射线的强度是指单位时间内通过与射线垂直的方向上单位面积内的辐射能量，用I表示，单位为$W \cdot m^{-2}$。如果用X射线光子的能量来表示X射线的强度，则

$$I = \sum_{i=1}^{n} N_i h\upsilon_i = N_1 h\upsilon_1 + N_2 h\upsilon_2 + \cdots + N_n h\upsilon_n \tag{9.1}$$

式中，N_1、N_2、$\cdots$、N_n 分别为单位时间内通过垂直于射线方向上单位面积内的能量为$h\upsilon_1$、$h\upsilon_2$、$\cdots$、$h\upsilon_n$的光子数目。由式（9.1）可知，增加X射线强度的方法有两种：① 增加管电流，可使单位时间内轰击阳极靶的电子的数目增加，从而使（9.1）式中N_i增加；② 增加管电压，可使轰击阳极靶的电子的能量增加，相应的所产生光子的能量$h\upsilon_i$也随之增大，也即（9.1）式中υ_i增大。医学上，常用管电流的毫安数间接地表示X射线的强度。显然，X射线通过任一截面的总辐射能量与X射线的强度以及照射时间成正比。因此，医学上常用管电流的毫安数（mA）与照射时间（s）的乘积表示X射线的总辐射能量，单位为mA·s。

2. X射线的硬度

X射线的硬度是指X射线对物质的贯穿本领。它与X射线光子的能量有关，而与光子的数目无关。X射线光子的能量越高，其硬度就越大。X射线光子的能量又取决于管电压，管电压越高，轰击阳极靶的电子的动能就越大，所产生的X射线光子的能量也就越高。就是说X射线的硬度取决于X射线管的管电压。通常用管电压的千伏数来表示 X 射线的硬度。X 射线的硬度分为极软、软、硬、极硬四类，它们的管电压范围、最短波长范围及主要用途见表 9.1。

表 9.1　X 射线的硬度分类及主要用途

名　称	管电压（kV）	最短波长（nm）	主要用途
极软 X 射线	5～20	0.25～0.062	软组织摄影、表皮治疗
软 X 射线	20～100	0.062～0.012	透视和摄影
硬 X 射线	100～250	0.012～0.005	较深组织治疗
极硬 X 射线	＞250	＜0.005	深部组织治疗

第二节　X 射线谱

　　X 射线管产生的 X 射线包含各种不同的波长成分，每种波长的 X 射线的强度各不相同。记录 X 射线的强度随波长（或频率）变化的图谱称为 **X 射线谱**。使用 X 射线摄谱仪可以把 X 射线谱记录在照相底片上，图 9.5（a）为用摄谱仪拍摄的钨靶 X 射线管产生的 X 射线的图谱底片示意图（实际拍摄的底片要复杂些，详见第三节）。图中每一条谱线表示是一种 X 射线，谱线的位置相当于不同的波长，谱线的感光程度代表强度大小，谱线越黑，表示强度越大。将图 9.5（a）所表示 X 射线的强度随波长的变化关系用二维曲线来表示，如图 9.5（b）所示。

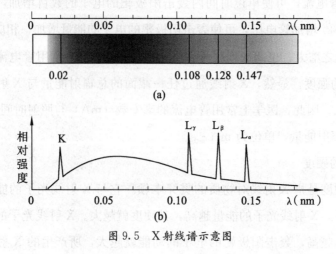

图 9.5　X 射线谱示意图

可以看出，X射线谱由两部分组成，一部分是波长连续变化的，称为**连续X射线**或**连续谱**；另一部分是具有分立波长的线状谱，称为**标识X射线**或**标识谱**，标识谱重叠在连续谱上。在图9.5（a）所示底片上，4条线状谱线是标识谱，去掉4条线状谱线后剩下的灰色背景部分是连续谱；在图9.5（b）所示曲线上，4个凸出的尖峰组成标识谱，去掉4个尖峰后剩下的平滑曲线为连续谱。下面分别讨论这两部分谱线的产生机制。

一、连续X射线谱

实验发现，当管电压较低时只出现连续X射线谱。图9.6为钨靶X射线管依次在20 kV、30 kV、40 kV、50 kV这4个较低的管电压下的X射线谱。从这4条曲线可以看出连续X射线谱有如下特点：① 谱线的强度随波长的变化而变化，在管电压一定时，从右向左随着波长从大到小变化，谱线的强度逐渐增大，达到最大值后又逐渐减小至强度为零，强度为零的点（曲线的最左端）对应的波长是连续谱中最短的波长，称为**短波极限**，用 $\lambda_{\min}$ 表示；② 管电压增大时，各种波长的强度随之增大，而且强度最大的波长和短波极限都向短波方向移动。

1. 连续X射线的产生机制

当高速运动的电子撞击到阳极靶时，在靶中原子核静电场的作用下，电子的速度突然减小，部分动能转化为光子的能量 $h\upsilon$ 辐射出去。这种辐射称为**韧致辐射**（bremsstrahlung），意思是制动导致的辐射。从阴极发出的电子的数目众多，虽然各电子到达阳极靶时的速度基本相同，但由于每个电子的飞行路径与原子核的距离大小不一，它们与原子核的相互作用情况就各不相同，因而损失的能量也就各不同。所以，辐射出来的X射线光子的能量也

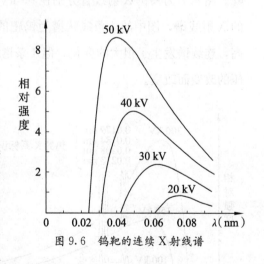

图9.6　钨靶的连续X射线谱

就不一样，产生了各种波长成分的X射线，这就是连续X射线。

2. 短波极限的理论公式

实验发现，X射线谱中能量最高的光子的波长即短波极限 $\lambda_{\min}$ 与管电压 U 密切相关，管电压越高，其短波极限就越小。下面从理论上推导 $\lambda_{\min}$ 与 U 之间的关系。

设管电压为 U，电子电量 e，则到达阳极靶时电子的动能为 eU。显然，这一能量是

电子可能损失的最大能量，也即能够产生的光子的最大能量 $h\upsilon_{max}$，因此有

$$h\upsilon_{max} = eU$$

式中，υ_{max} 为短波极限 λ_{min} 对应的频率，再根据两者与光速 c 的关系 $\lambda_{min} = \dfrac{c}{\upsilon_{max}}$ 得

$$\lambda_{min} = \frac{hc}{e} \cdot \frac{1}{U} \tag{9.2a}$$

由上式可见，短波极限 λ_{min} 与管电压 U 成反比关系。

将 h、c、e 的值代入式（9.2a），取 kV 为 U 的单位，nm 为 λ_{min} 的单位，可得

$$\lambda_{min} = \frac{1.24}{U(\text{kV})}\text{nm} \tag{9.2b}$$

式（9.2b）与实验结果完全一致。短波极限只与管电压有关，与管电流大小及靶材料无关。

二、标识 X 射线谱

前面讨论的是钨靶 X 射线管在管电压较低时所产生的 X 射线，管电压升高到大约 70 kV 以上时，在波长 0.02 nm 附近连续谱上叠加了几条线状谱，曲线上出现了几个尖峰。图 9.7 为钨靶 X 射线管分别在 65 kV、100 kV、150 kV、200 kV 等较高管电压下的 X 射线谱，图中的 4 条线状谱为钨靶的 K 线系标识谱。由图可见，随着管电压的升高，连续谱发生了很大的变化，但 4 条谱线的位置却始终保持不变，即其波长不随管电压的改变而改变。

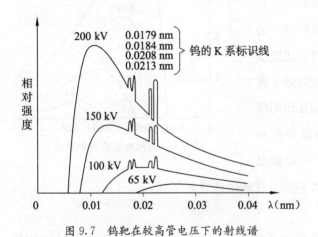

图 9.7　钨靶在较高管电压下的射线谱　　　图 9.8　标识 X 射线的产生机制示意图

1. 标识 X 射线的产生机制

当管电压较高时，轰击阳极靶的电子具有较高的动能。当这些具有较高动能的电子

进入靶内时，如果它与靶内原子的某个内层电子发生强烈的相互作用，就能把一部分动能传递给该内层电子，使之脱离原子核的束缚，从原子中逸出，在原子的内层出现一个空位。这样，处在较高能级上的电子就会跃迁到这个空位而辐射出光子，这就是标识 X 射线。如图 9.8 所示，如果逸出的是 K 层电子，则出现的空位就会被 L、M、N 等层上的电子填补，同时将两个能级的能量差以光子的形式辐射出去。这样发出的几条谱线通常用 K_α、K_β、K_γ、…分别表示，称为 K 线系。与之类似，如果 L 层出现空位，就由 M、N、O 等层上的电子来填补，跃迁时产生的谱线用 L_α、L_β、L_γ、…分别表示，称为 L 线系。由于壳层越靠外，能级差越小，所以 L 线系各谱线的波长要比 K 线系的波长大一些。同样，M 线系的波长要比 L 线系的大一些。图 9.5 中画出了 K 和 L 线系，其中 K 线系的 4 条谱线因波长很接近没有区分开。图 9.7 中只画出了 K 线系，L 线系应该出现在波长 $\lambda = 0.1$ nm 附近的区域（见图 9.5），所以图中没有出现。

2. 标识 X 射线特性

研究发现，标识 X 射线谱具有以下特性：① 标识谱线的波长取决于靶材料。标识 X 射线谱是由靶原子的内层电子跃迁产生的。各谱线的波长由靶原子某两个内层轨道的能级差决定，与管电压大小无关。因此，标识谱的波长只取决于靶材料，不同的元素制成的阳极靶，具有不同的线状谱。或者说，每一种元素都有一套波长不同于其他元素的线状谱成为该元素的标识，所以称为标识谱。虽然标识谱波长与管电压无关，但要激发出波长较短的线系，显然需要加上较高的管电压。② 各元素的标识谱具有相似的结构。比如各元素的 K 线系的结构都相似，只是波长不同。由于标识谱是由原子的内层电子跃迁产生的，而不同的元素其内层填满后，壳层结构是相同的，各元素的标识谱有相似的结构。只是对应各层的能量大小存在差异，所以产生的谱线波长才各不相同。③ 按照原子序数的次序比较各元素的标识谱，元素的原子序数越高，它的各个标识谱线系的波长越短。这一特性是各原子内层轨道的能级随原子序数的增加而升高的结果。

需要说明的是，X 射线管所发出的 X 射线主要是连续 X 射线，标识 X 射线的能量在全部 X 射线能量中只占很小的一部分。因此，医学诊断和治疗中所使用的 X 射线主要是连续 X 射线。标识 X 射线主要用于研究原子的壳层结构和化学元素的分析等。如微区分析技术就是用一束很细的电子束打在样品上，使样品发出标识 X 射线，然后通过检测这些 X 射线的波长、强度来分析微区中的元素种类及其含量。此技术已经在医学的一些领域（如病理学）中得到应用。

第三节　X射线的基本性质

一、X射线的一般性质及其特性

X射线的本质和光一样，是一种波长比紫外线还短的电磁波。它具有光的一切性质，如反射、干涉、衍射、偏振等。这里没有提到折射，实际上X射线在两种介质的分界面上也会发生折射，只是其折射率 $n < 1$，且非常接近于1，为 $0.999990 \sim 0.999999$。因此，一般的研究工作中，不考虑折射因素的影响。正因如此，直到现在还没有找到一种物质可以制成对X射线具有会聚作用的透镜。折射率接近于1不利于透镜成像，对投影成像却是一个有利因素。不然的话，倘若X射线在透过人体过程中发生了折射，出射射线方向发生改变，必将造成图像的几何失真。除了具有光的一切性质外，由于X射线光子的波长短、能量大，它还具有如下几个特性：

1. 电离作用

X射线能使原子或分子电离。比如气体在X射线的照射下，不导电的气体分子可被电离成导电的正、负离子。利用这一特性可制作测量X射线强度的仪器，用于辐射剂量的检测。

2. 荧光作用

X射线照射某些物质，如磷、铂、氰化钡、硫化锌等，能使它们的原子或分子处于激发态，当分子由激发态回到基态时发出荧光。医学诊断中的X射线透视就是利用X射线的荧光作用来显示X射线透过人体后所成的影像。

3. 光化学作用

X射线能使多种物质发生光化学反应，如使照相底片感光。医学诊断中利用这一特性进行X射线摄影。

4. 生物效应

X射线照射生物体，能使其产生各种生物效应，如使细胞生长受到抑制、损伤甚至坏死。生物效应是放射治疗的基础，也是X射线防护中要注意的防护问题。

5. 贯穿本领

X射线对各种物质都具有一定的穿透能力。对于同一种物质，X射线的波长越短，穿透能力越强；同一波长的 X 射线，对于不同的物质其穿透能力一般也不相同。医学诊断中就是利用了 X 射线对于人体不同组织器官具有不同的贯穿本领实现 X 射线透视和摄影的。

二、X 射线的衍射

X 射线的波长范围为 $0.001\sim10$ nm，这样短的波长是很难像可见光那样利用机械加工出来的小孔、狭缝等障碍物进行衍射实验的。所以，在 1895 年伦琴发现 X 射线后较长的一段时间内，人们并不知道 X 射线实际是一种波长极短的电磁波。直到 1912 年，劳厄用晶体衍射方法证明了 X 射线具有波动性，从而揭示了 X 射线的本质。晶体为原子按一定规则排列起来的结构，其相邻原子的间距数量级与 X 射线波长相仿。所以，晶体是天然的 X 射线衍射光栅。

1. 布拉格公式

在晶体中，按一定规则排列起来的原子形成若干组平面，或者说原子的位置都落在若干组几何平面上。设有一晶体，它内部的原子排列如图 9.9 所示，图中的圆点代表原子，S_1、S_2、S_3 是原子构成的一组互相平行的平面，称为**晶面**，晶面之间的距离为 d。一束波长为 λ 的 X 射线入射到晶体上，入射方向与平面之间的夹角用 θ 表示，该夹角称为**掠射角**。

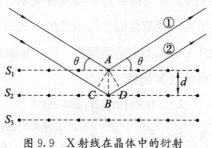

图 9.9　X 射线在晶体中的衍射

当有 X 射线照射晶体时，被照射的原子都相当于子波源向各个方向发出子波，各个子波源为相干波源，发出的 X 射线会互相叠加。理论和实验表明：当满足公式（9.3）时，在反射方向上出射的 X 射线会互相加强。

$$2d\sin\theta=k\lambda\quad(k=1,2,3,\cdots)\tag{9.3}$$

上式就是**布拉格公式**。

由图 9.9 可知，式（9.3）的左边 $2d\sin\theta$ 为在反射方向上由 A、B 两原子发出的子波①与子波②之间的光程差之和。因此，式（9.3）描述的是当光程差 $2d\sin\theta$ 等于入射

X射线波长λ的整数倍时，出射的X射线在反射方向上互相加强。

布拉格公式所描述的衍射现象与光的反射定律从形式上看是相同的，入射线、衍射线与衍射面（即晶面）的法线位于同一平面内；入射线与衍射线分布在衍射面法线两侧；入射角等于反射角，只是公式中用掠射角表示而已。所以，有时也将X射线在晶体上的衍射称为"布拉格反射"。但二者的本质是完全不一样的，反射只是物体表面上的光学现象，而衍射则是一定厚度内许多等间距分布的平行晶面的共同行为；反射时以任何入射角入射，都可以得到反射光线，而衍射时只有以符合布拉格公式的角度入射才能有反射射线，即获得衍射线，是"选择反射"。此外，反射时可以得到与入射线强度相同的反射线，而X射线的衍射线的强度要比入射线弱很多。

2. X射线摄谱仪

利用X射线晶体衍射的基本原理，布拉格父子设计了可拍摄X射线谱的实验装置，即X射线摄谱仪，如图9.10所示。X射线经过两个铅板上的狭缝后，形成很薄的一束，照射到晶体上。转动晶体，对于某一波长λ的X射线，当掠射角θ为某一数值时，刚好满足式（9.3），这时将有一道射线从晶体沿反射方向射到胶片上。胶片呈圆弧状放置，晶体位于圆心处。根据式（9.3），波长λ越大，掠射角θ也越大。这样，不同波长的X射线将在不同的方向上得到加强并射向胶片。反复转动晶体，不同波长的X射线将在胶片上不同的位置依次反复感光。取下胶片，冲洗后就可获得X射线谱的原始照相底片。显然，原始底片上谱线的位置与掠射角θ呈线性关系，波长需通过式（9.3）换算获得，图9.5（a）只是为了将问题简化而作的示意图。通过X射线摄谱仪可观察X射线衍射现象，用已知波长的X射线测定晶面间距，用已知晶体测定未知X射线的波长。利用X射线摄谱仪还可获得单色X射线。

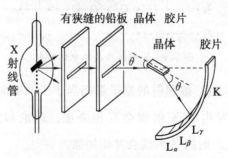

图9.10　X射线摄谱仪示意图

目前，X射线衍射已经成为研究物质微观结构的一种重要手段。它不仅用于无机晶体的结构研究，而且还成功地运用于巨大生物分子结构的研究中，如DNA双螺旋结构就是部分借助X射线衍射的方法发现的。

第四节　物质对 X 射线的衰减规律

当 X 射线通过物质时，光子与物质中的原子之间可发生多种相互作用。在作用过程中，一部分光子被物质吸收而转化为其他形式的能量，一部分光子被物质散射而改变方向。两者都使 X 射线在原来方向上的强度受到衰减。下面讨论 X 射线在物质中的衰减规律。

一、X 射线的衰减规律

如图 9.11 所示，有一束强度为 I_0 的单色 X 射线入射到一均匀的物质内部。在任意深度 x 处取一厚度为 $\mathrm{d}x$ 的薄层。设入射到薄层的 X 射线强度为 I，通过薄层后强度衰减为 $(I-\mathrm{d}I)$，即强度衰减了 $\mathrm{d}I$。实验发现：在薄层 $\mathrm{d}x$ 上的相对衰减率 $\mathrm{d}I/I$ 与薄层厚度 $\mathrm{d}x$ 成正比，即

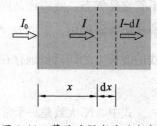

图 9.11　薄层对 X 射线的衰减

$$\frac{\mathrm{d}I}{I}=-\mu \cdot \mathrm{d}x$$

上式中，比例系数 μ 称为**线性衰减系数**，负号表示 $\mathrm{d}I$ 与 $\mathrm{d}x$ 符号相反。将上式两边积分，并代入初始条件：$x=0$ 时，$I=I_0$，得

$$I=I_0\mathrm{e}^{-\mu x} \tag{9.4}$$

式（9.4）为 X 射线在物质内部的**衰减规律**。它表明，在均匀的物质内部 X 射线的强度按照指数规律衰减，μ 越大，则衰减越快；μ 越小，则衰减越慢。如果深度 x 的单位为 cm，则 μ 的单位为 cm^{-1}。

物质中 X 射线强度被衰减为一半时的厚度，称为该种物质的**半价层**，用 $x_{1/2}$ 表示。由式（9.4）得 $x_{1/2}$ 与 μ 之间的关系，为

$$x_{1/2}=\frac{\ln 2}{\mu}=\frac{0.693}{\mu} \tag{9.5}$$

式（9.4）只适用于单色 X 射线。衰减系数与 X 射线的波长有关，对于同一种物质，波长不同，其衰减系数并不相同。X 射线管产生的 X 射线包含有各种波长成分，为

复色 X 射线。复色 X 射线的强度在物质内部并不严格按照指数规律衰减，但在实际问题中常常近似地运用指数规律处理，这时式（9.4）中的衰减系数应当用各种波长的衰减系数的一个适当平均值来代替。

二、衰减系数与密度、原子序数及波长的关系

对于同一种物质来说，物质的密度越大，即单位体积中的原子数目越多，则 X 射线光子被吸收的概率就越大。因此，线性衰减系数 μ 与物质的密度 ρ 成正比。线性衰减系数 μ 与密度 ρ 的比值称为**质量衰减系数**，记为 μ_m，即

$$\mu_m = \frac{\mu}{\rho} \qquad (9.6)$$

μ_m 的单位常用 $cm^2 \cdot g^{-1}$。质量衰减系数与物质的密度无关。所以，同一种物质，不管它是气态、液态还是固态，其 μ_m 值都相同。质量衰减系数用来比较不同物质对 X 射线的衰减作用。实验发现，各种元素的质量衰减系数 μ_m 与元素的原子序数 Z 及 X 射线的波长 λ 之间近似地存在下列关系：

$$\mu_m = KZ^\alpha \lambda^3 \qquad (9.7)$$

式中，K 大致是一个常数；指数 α 通常在 3～4 之间，对于医学上常用的 X 射线，当吸收物质为水、空气和人体组织时，α 可取 3.5。从式（9.7）可以得出以下两点结论：

（1）原子序数越大，衰减系数越大

人体软组织主要是由 H、O、C 几种元素组成，而骨骼的主要成分是 $Ca_3(PO_4)_2$，其中 Ca 和 P 的原子序数比软组织中几种元素的原子序数都高。这样，骨骼的衰减系数比软组织的大，在 X 射线透视和摄影中，骨骼与周围软组织的影像明暗对比大，因此骨骼图像的边缘特别清晰。在胃肠透视时，让受检者吞服一种钡餐（硫酸钡），钡（$Z=56$）的原子序数较高，衰减系数较大，这样吞服的钡餐与胃肠组织的影像形成较大的明暗对比，可以显示出清晰的胃肠边缘影像。铅（$Z=82$）的原子序数很高，衰减系数很大，因此常用铅板和铅制品作为 X 射线防护材料。

（2）波长越长，衰减系数越大

波长越长，越容易被吸收，贯穿本领越小。因此，在浅部治疗时采用较低的管电压。反之，波长越短，贯穿本领越大，在进行深部治疗时采用较高的管电压。

根据上述结论，当 X 射线管产生的包含各种波长的 X 射线进入物体后，长波成分比短波成分衰减得快，随着深度的增加，短波成分所占的比例会越来越大，即平均波长越来越短。也就是说，X 射线在进入物体后越来越硬了。这种现象称为 **X 射线的硬化**。

利用这一现象，可让 X 射线通过一定厚度的铜板或铝板，使波长较长的成分被吸收掉，这样得到的 X 射线不仅硬度较高，而且射线谱的范围也较窄，这种装置称为**滤线板**。在做深部治疗时，那些波长较长的 X 射线很容易被皮肤及浅部组织吸收，对于治疗没有帮助，但却存在副作用。加上滤线板后就可滤掉没用的长波成分。实际的滤线板往往由铜板和铝板组合使用，铜板在前，铝板在后。这是因为各种物质在吸收 X 射线后又会发出自己的标志 X 射线，铝板可以吸收铜板发出的标志 X 射线，而铝板发出的标志 X 射线波长在 0.8 nm 以上，很容易在空气中被吸收。

第五节　X 射线在医学治疗及诊断方面的应用

一、治疗方面

X 射线在临床上一般用于癌症也即恶性肿瘤的放射治疗，主要依据是 X 射线照射人体时产生的一系列生物效应。研究表明，X 射线对于生物组织细胞有破坏作用，尤其是对于分裂活动旺盛或正在分裂的细胞，破坏作用更大。细胞分裂旺盛是癌细胞的特点，因此，用 X 射线照射可以抑制它的生长或使其坏死，从而达到治疗癌症的目的。

X 射线治疗设备有普通 X 射线治疗机和医用直线加速器两种。普通 X 射线治疗机一般采用大焦点的 X 射线管，管电压为几 kV 到几百 kV，有表皮、浅部、深部等多种，目前在临床上已经很少使用。医用直线加速器是利用频率很高的交变电场将电子沿直线加速到极高速度的装置。通过直线加速器可获得能量为几 MeV 到几十 MeV 的电子，这样的高能电子撞击钨靶产生的极硬 X 射线是目前医学上放射治疗中常用的 X 射线。

目前，临床上利用医用直线加速器发出的高能 X 射线进行放射治疗一般借助 X-CT 或磁共振成像（MRI）设备获取肿瘤部位的断层图像，并将图像数据输入计算机治疗计划系统中，由计算机系统控制，对病灶部位实施照射。它分为适形放疗、调强放疗和"X 刀"放疗等几种。传统的放疗技术采用简单的方形照射，与肿瘤的不规则形状不相符，往往造成对正常组织不必要的照射，副作用较大，复发率高。适形放疗是一种能够使高剂量区的剂量分布在三维方向上和靶区的实际形状相一致的照射技术。调强放疗是指通过改变靶区内的射线强度，使靶区内各点都能得到理想的照射剂量，同时使靶区外相邻的正常组织所受照射降到最低。适形、调强放疗时，一般将照射总量分为若干次

（如为期 6 周，每周 5 次），每次照射剂量较小；而"X 刀"则是一次性地将大剂量的高能 X 射线照射于肿瘤部位，高能 X 射线束在 CT 或 MRI 的引导下，围绕病灶区中心某点进行多平面、多轨迹的三维旋转照射，集中照射肿瘤，使其受到致死性高剂量照射，起到了类似于手术刀切除的作用，因而被称为"X 刀"。

二、诊断方面

1. X 射线透视和摄影

由于人体不同组织或器官对于 X 射线的衰减不同，强度均匀的 X 射线透过人体后强度不再均匀，而是随组织器官的形状而变化，将透过人体后的 X 射线投射到荧光屏上，就可以显示出明暗不同的影像，这种成像技术叫作 **X 射线透视**。如果让透过人体的 X 射线投射到照相胶片上，冲洗后就可在底片上显现出组织或器官的影像，这种技术叫作 **X 射线摄影**。

（1）X 射线透视

现在的 X 射线透视设备一般都配有电视摄像系统，其成像系统通常包括 X 射线管、影像增强器、电视摄像装置、监视器等几个部分，如图 9.12 所示。早期的 X 射线透视设备直接使用荧光屏来显示透视影像，荧光屏的效率很低，只有大约 7% 左右的 X 射线光子能量被转换为可见光，影像亮度低。使用影像增强器后，可以将影像亮度提高 100 倍以上。这样可以相应降低 X 射线强度，从而减小受检者接受的 X 射线照射剂量，同时也减轻了 X 射线管的负荷，有利于使用微焦点 X 射线管，进一步提高影像质量。另外，在使用影像增强器并配上电视系统后，透视检查的操作也从暗室过渡到了明室，操作人员可通过监视器隔室观察和操作，减小了 X 射线对操作人员的辐射，改善了工作环境。

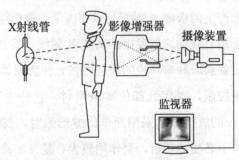

图 9.12　X 射线透视设备的基本组成

（2）X 射线摄影

图 9.13 为 X 射线摄影示意图，从 X 射线管发出的 X 射线透过物体后，到达胶片前

先经过滤线栅。X射线在穿过被照射的物体时会产生散射射线和二次射线等，这些射线的方向杂乱，在胶片上感光后，图像就会像蒙了一层雾一样，导致清晰度下降。滤线栅只让从X射线管焦点处发出的射线通过，从物体上发出的方向杂乱的射线将被滤线栅吸收。另外，在曝光时间内，让滤线栅在左右方向上移动，这样滤线栅的影像就不会留在底片上了。通过滤线栅后的X射线大部分都将透过胶片，只有很少一部分被

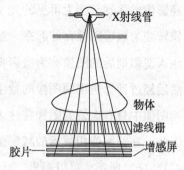

图 9.13　X射线摄影示意图

胶片吸收，感光效率很低。让胶片夹在两张增感屏之间，可以增大感光。增感屏有多种，如荧光增感屏是将荧光物质涂于纸板上再加上一层保护层制成。与透视相比，X射线摄影的影像要清晰一些，便于长期保存，而且辐射也小。

（3）人工造影

人体某些器官或病灶对X射线的衰减系数与周围组织相差很小，造成透视或摄影时其影像不易分辨，这时可通过人工造影的方法人为地增强它与周围组织的对比，就是将线性衰减系数明显高于或低于组织器官的物质引入其内部或其周围空间，增大它与周围组织间衰减系数的差别，从而获得较清晰的影像。引入的物质称为**造影剂**。例如在胃肠检查时让受检者吞服的衰减系数较大的"钡餐"（硫酸钡），关节检查时在关节腔内注入衰减系数很小的空气，血管造影中注入一些碘制剂等。

X射线诊断应用于临床已有百年历史，尽管现代影像技术如CT、磁共振成像等在疾病诊断方面显示出很大的优越性，但并不能取代常规X射线检查。一些部位如胃肠道的检查仍主要使用X射线透视和摄影技术。骨骼肌肉系统、胸部一般首先使用常规X射线检查。X射线透视和摄影具有成像直观、经济、简便等优点。因此，X射线透视和摄影仍然是临床诊断中使用最多和最基本的方法。如胸透X光机、C臂X光机、微焦点牙科X光机、床边X光机等。C臂X光机在各种介入治疗中用做监视设备，床边X光机用于危重病人做床边X射线摄影。

2. 数字减影血管造影

数字减影血管造影技术（DSA）是普通血管造影技术与计算机图像处理技术相结合的产物。普通血管造影中，通过向血管内注入适当的造影剂，可获得较清晰的血管影像，如图9.14（a）所示，由于图像存在着与骨骼等其他组织器官影像的互相重叠问题，血管的影像仍不够清晰。为此，人们针对血管造影成像问题研究出了一种可以有效地消除影像重叠影响的数字减影血管造影技术，其基本原理是：在穿过人体的X射线

经影像增强器转变为可见的光学图像后，再经过电视摄像系统及模数转换处理将光学图像转变为数字图像存储起来。这里将未注入造影剂时获得的图像称为原像或本底图像，注入造影剂后的图像称为造影像，两种图像均以数字图像的形式存储在图像存储器内，然后经过计算机将两图像的数字信息相减，从造影像中减去原像，获得减影图像。由于两图像中只有血管的图像在注入造影剂前后差别很大，其他组织器官的图像基本不变。因此，在两图像相减后的减影像中，一般就只剩下注入了造影剂的血管的图像了，如图9.14（b）所示。可以看出，减影像中除了血管的影像外，骨骼等其他组织的像不见了。通过 DSA 技术，可以得到实时的、清晰的血管影像。它不仅适应于对各部位血管疾病如血管梗阻、狭窄、畸形及血管瘤等的造影检查，而且还作为监视设备广泛应用于血管相关疾病的介入治疗中。

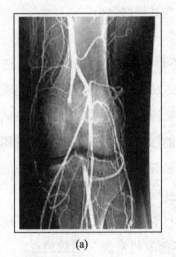 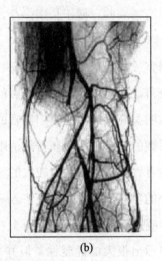

(a)　　　　　　　　　　　　　(b)

图 9.14　造影像与减影像

三、X 射线计算机断层成像

X 射线计算机断层成像（X-ray computer transverse tomography），简称 X-CT，是以测定 X 射线通过人体的线性衰减系数为基础，采用一定的数学方法，经计算机处理，重新建立断层图像的现代医学成像技术。

1. X-CT 的基本原理

设有 n 个厚度为 l 的小立方体体素，如图 9.15 所示，每个小立方体可近似地认为是均匀的，衰减系数依次为 μ_1、μ_2、$\cdots$、μ_n，入射 X 射线强度为 I_0。

穿过第 1 个体素后的强度为

$$I_1 = I_0 e^{-\mu_1 l}$$

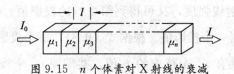

图 9.15 n 个体素对 X 射线的衰减

穿过第 2 个体素后的强度为

$$I_2 = I_1 e^{-\mu_2 l} = I_0 e^{-(\mu_1 + \mu_2)l}$$

以此类推，穿过第 n 个体素后的强度为

$$I = I_n = I_0 e^{-(\mu_1 + \mu_2 + \mu_3 + \cdots + \mu_n)l}$$

将上式改写成对数形式，有

$$\mu_1 + \mu_2 + \mu_3 + \cdots + \mu_n = \frac{1}{l} \ln \frac{I_0}{I} \tag{9.8}$$

式（9.8）是 X-CT 实现图像重建的主要依据。左式中各个 μ 值在图像重建时一般为未知量。右式中 I_0 和 l 的值为已知，I 可以用探测器测量得到，这样右式在图像重建时一般为已知量，称为投影值，用 p 表示，$p = \frac{1}{l} \ln \frac{I_0}{I}$。因此，式（9.8）是关于 $\mu_1 \sim \mu_n$ 这 n 个变量的一个线性方程。

X-CT 所获得的图像为人体断层图像。断层也叫体层，是在人体横断面方向上选定的薄层。将体层按照一定大小划分成 $n \times n$ 个体素组成的矩阵，称为**体素矩阵**。设每个体素的衰减系数如图 9.16（a）所示，那么 X-CT 所要解决的关键问题就是求取体素矩阵中所有体素的线性衰减系数。当 X 射线穿过体素矩阵的第 1 行体素时，由探测器测得透射 X 射线强度，计算得到第 1 行的投影值；同样，将 X 射线管连同探测器一起平移

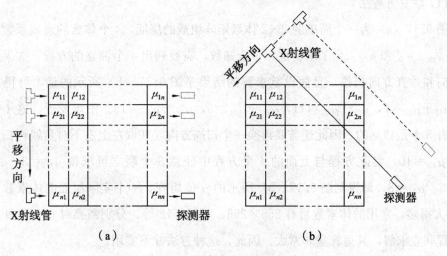

图 9.16 体素矩阵扫描示意图

267

到第 2 行，测得透射 X 射线强度，又可得到第 2 行的投影值；继续平移 X 射线管和探测器，每移动一次可获得一个投影值。根据式（9.8），每个投影值对应一个关于体素 μ 值的线性方程。矩阵中共有 n^2 个待求的 μ 值，共需要 n^2 个线性独立的方程。按照图 9.16（a）所示平移的方法只能得到 n 个方程。旋转一个角度，如图 9.16（b）所示，然后继续平移，又可获得一组投影值。这种依次平移和旋转 X 射线管及探测器获得投影值的方法称为**扫描**。继续旋转、平移扫描下去，直至获得足够的投影值，建立起所需的方程数为止。只要能得到 n^2 个线性独立的方程，从数学上讲，借助计算机就可以求得矩阵中每个体素的线性衰减系数。

2. 图像重建的算法

图像重建算法是根据对体素矩阵扫描所得到的投影值，计算体素矩阵中每个体素的线性衰减系数的数学方法。这里将所有体素的线性衰减系数组成的矩阵称为 μ **值矩阵**。注意，μ 值矩阵是一个二维数组，而体素矩阵指的是体层。图像重建的算法有很多，主要有联立方程法、反投影法、滤波反投影法、傅里叶变换法和迭代法等。下面以联立方程法和反投影法为例简要介绍图像重建算法过程。为了便于区别，在下面的插图中，体素矩阵均使用灰色背景，μ 值矩阵用白色背景。

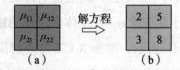

图 9.17　2×2 体素矩阵和 μ 值矩阵

（1）联立方程法

图 9.17（a）为一个简单的 2×2 体素矩阵组成的层面，4 个体素的衰减系数依次为 μ_{11}、μ_{12}、μ_{21} 和 μ_{22}。为了求得这 4 个未知数，需要列出 4 个独立的方程。如果按照水平方向和垂直方向扫描，且假设欲求解的结果是图 9.17（b）所示的话，可得 4 个方程：$\mu_{11}+\mu_{12}=7$，$\mu_{21}+\mu_{23}=11$，$\mu_{11}+\mu_{21}=5$，$\mu_{12}+\mu_{22}=13$。不难发现，这 4 个方程中只有 3 个是独立的。因此还需要再换一个扫描方向，如取左上右下对角线再扫描可得 $\mu_{11}+\mu_{22}=10$，将此方程与上面的 4 个方程中任意 3 个联立可求得 $\mu_{11}=2$、$\mu_{12}=5$、$\mu_{21}=3$、$\mu_{22}=8$，即得到图 9.17（b）所示的 μ 值矩阵。一个实际层面的体素数目远比 2×2 大得多，常用的体素数目有 256×256、512×512 等，分别需要对 65536 和 262144 个方程联立求解，其运算量非常大。因此，这种方法并不实用。

（2）反投影法

反投影法也叫总和法，它将对体素矩阵的每个投影值沿原路径放回到对应的 μ 值矩阵里（称为反投影）并进行叠加，经适当的数学处理后，得到重建一幅图像的 μ 值矩阵。下面仍以上述 2×2 矩阵为例说明反投影法的求解过程。假定开始时先沿水平方向进行投影，如图 9.18（a）所示，第 1 行投影值为 $2+5=7$，将该值放入 μ 值矩阵的第 1 行作为初值，即令 $\mu_{11}=\mu_{12}=7$；第 2 行投影值为 $3+8=11$，将该值放入 μ 值矩阵的第 2 行作为初值，即令 $\mu_{21}=\mu_{22}=11$。假定第 2 个投影方向为 $-45°$方向，如图 9.18（b）所示，第 1 个投影值为 5，将该值放入到 μ 值矩阵的 μ_{12} 格内并与原值累加 $\mu_{12}=7+5=12$；第 2 个投影值为 $2+8=10$，将该值放入到 μ 值矩阵的 μ_{11}、μ_{22} 格内并与原值累加 $\mu_{11}=7+10=17$、$\mu_{22}=11+10=21$；同样，第 3 个投影值为 3，累加结果 $\mu_{21}=11+3=14$。第 3 个投影方向为垂直方向，其投影值及累加结果如图 9.18（c）所示。第 4 个投影方向为

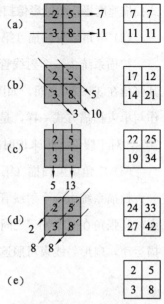

图 9.18 反投影法求解过程

$-135°$方向，其投影值及累加结果如图 9.18（d）所示。最后，将 μ 值矩阵的 4 个值 24、33、27、42 全都减去 18 然后除以 3，正是欲求的结果，如图 9.18（e）所示。最后这一步处理并不难理解。以 μ_{11} 格为例，由前面的步骤可知，在 μ_{11} 格内一共进行了 4 个投影值的累加，累加和 S_{11} 为

$$S_{11}=\left(\mu_{11}+\mu_{12}+\mu_{21}+\mu_{22}\right)+3\mu_{11}$$

式中，$\mu_{11}+\mu_{12}+\mu_{21}+\mu_{22}$ 等于每次投影值的总和。本例中，该值为 18。

反投影法的优点是可以一边投影一边进行累加，扫描结束数据处理也随之完成，所以图像重建的速度非常快；其缺点是所重建的图像会出现伪像。

3. X-CT 扫描机

X-CT 扫描机的关键组成部分是由 X 射线管和探测器组成的扫描系统。自 1972 年 X-CT 问世以来，几十年的时间内，X 射线管特别是探测器的数目、排列方式及移动方式都发生了很大的变化，相应的扫描方式也随之发生了变化。按照扫描方式的不同，CT 机大致可分如下几种。

（1）单束扫描（第一代 CT 机）

扫描系统由一个 X 射线管和一个探测器组成。X 射线束经准直器对准探测器，扫描时由 X 射线管和探测器对观测层面做一次平移扫描，如图 9.19（a）所示，获得一组投影值。然后整个扫描系统围绕层面旋转一个角度，做第二次平移扫描，获得另一组投影值。再旋转一个角度，做第 3 次平移扫描。如此扫描下去直至旋转 $180°$。这种平移加旋转的扫描方

式扫描速度慢，单帧影像扫描时间约需 4～5 min，时间很长，仅能用于头部检查。

（2）窄角扇束扫描（第二代 CT 机）

扫描系统由一个射线管和 6～30 个探测器组成，X 射线管发出小角度扇形射线束，其张角在 3°～20°之间，如图 9.19（b）所示。扫描时，所有的探测器同时采样，扫描动作与单束扫描方式一样，是平移加旋转。这种扫描可做全身检查，单帧影像扫描时间约 20 s，对于腹部扫描来说时间仍嫌太长。

（3）广角扇束扫描（第三代 CT 机）

扫描系统由一个射线管和 250～700 个探测器组成。X 射线管发出大角度扇形射线束，其张角在 30°～45°之间，如图 9.19（c）所示，其扫描系统围绕受检者只做旋转扫描运动，扇形射线束可照遍整个体层，不需要做平移运动。单帧影像扫描时间约 2 s。

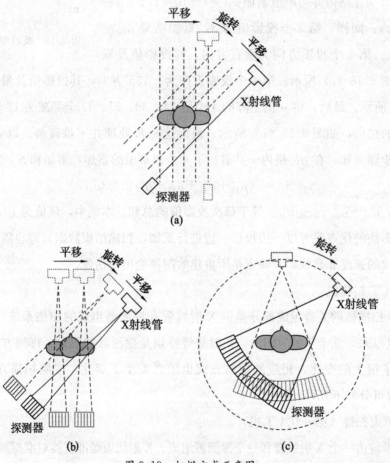

图 9.19 扫描方式示意图

（4）固定-旋转广角扇束扫描（第四代 CT 机）

扫描系统由一个射线管和 600～2000 个探测器组成。探测器分布在整个圆周上且固定不动，X射线管发出 50°~90°大角度扇形射线束并进行旋转扫描，扫描时间更短，单帧影像扫描时间在 2 s 以内。

（5）动态空间扫描（第五代 CT 机）

扫描系统由排成半圆形的 28 个 X 射线管和与之对应的 28 个影像增强器组成，是一种取消机械运动的全电子控制扫描系统，称为动态空间重现术（DSR）。扫描一周所需的时间可控制在 1 s 以内。该装置能获得心脏和肺等的动态图像。

（6）电子束扫描（第六代 CT 机）

扫描系统由一个特殊的大型 X 射线管和静止排列的探测器环组成。X 射线管的电子枪发出的电子束经两次磁偏转控制后高速地旋转扫描，并撞击到一个大环形靶面上，这样就发出了旋转的扇形 X 射线束。

（7）螺旋扫描 CT

它是 1989 年出现的新机型。它采用滑环技术，解决了高压电缆随 X 射线管连续旋转而缠绕的问题，使扫描速度大大提高。扫描过程中，在受检者随床面向一个方向运动的同时，X 射线管围绕受检者做连续旋转扫描。这样 X 射线管与人体之间实际做了一个螺旋状路径的相对运动，所以称这种扫描方式为螺旋扫描。螺旋扫描 CT 一次扫描十几个层面只需几秒钟的时间。

4. CT 值及窗口技术

（1）CT 值

X-CT 图像是根据 μ 值矩阵生成的由若干不同灰度的小方块排列成矩阵而构成的，矩阵中的小方块被称为**像素**。这些像素与体素矩阵中的体素一一对应，像素的灰度与对应体素的衰减系数（μ 值）大小有关。但在重建图像过程中并不是直接用体素的衰减系数 μ 作为像素的灰度值，而是先将 μ 值按照式（9.9）变换为 CT 值，将 μ 值标准化。

$$CT\ 值 = 1000 \times \frac{\mu - \mu_w}{\mu_w} \tag{9.9}$$

CT 值的单位是 HU（Hounsfield Unit）。式中，$\mu_w = 0.19\ \text{cm}^{-1}$ 为水在 X 射线光子能量为 73 keV 时的线性衰减系数。按照式（9.9），水的 CT 值为 0 HU，空气的 CT 值为 -1000 HU，致密骨的 CT 值大约为 1000 HU。这样人体中各种组织器官的 CT 值在 -1000 HU 到 1000 HU 之间，凝固血为 56 HU~76 HU，脑灰质为 36 HU~46 HU，脑白质为 22 HU~32 HU，血为 12 HU。X-CT 所建立的断层图像实际上是由 CT 值矩阵生成的像素矩阵，图像中每个像素的灰度大小由对应的 CT 值决定。

（2）窗口技术

人体组织器官的 CT 值范围大致可分成 2000 个等级。因此，由 CT 值矩阵所生成的图像应有 2000 个灰度级。但人眼是无论如何也分辨不出如此微小的灰度差别的。一般情况下，人眼能够分辨的灰度差别大约在 64 个灰度级以内。这样，当人眼观察具有 2000 个灰度级的图像时，若像素的 CT 值相差小于 31 HU，则人眼是难以分辨的。为了提高图像的分辨率，在 CT 成像中常把感兴趣部位的灰度（对比度）增强，使 CT 值差别小的组织能得到分辨，这一技术称为**窗口技术**。即把某一段 CT 值范围扩大到整个图像的灰度范围。如图 9.20 所示，假定选定的一段 CT 值范围为 -100 HU～

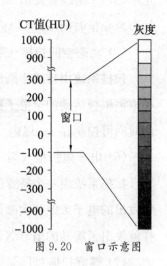

图 9.20　窗口示意图

300 HU，那么我们称 -100 HU～300 HU 为窗口，300 HU 为窗口上限，-100 HU 为窗口下限，窗口的上限与下限之差称为**窗宽**，窗口的中心位置称为**窗位**。图中窗口的窗宽为 400 HU，窗位为 100 HU。

窗口上限对应的像素灰度为白色，下限对应的像素灰度为黑色。若体素的 CT 值大于窗口上限，其像素的灰度一律与上限相同为白色；若体素的 CT 值小于窗口下限，其像素的灰度一律与下限相同为黑色。

四、X-CT 与 MRI 的比较

1. 核磁共振成像简介

核磁共振成像（Nuclear Magnetic Resonance Imaging，NMRI），现称为磁共振成像（MRI），是 20 世纪 80 年代发展起来的先进的医学成像技术。其基本原理是将人体置于特殊的磁场中，用适当的射频脉冲激发人体组织中特定原子的原子核，引起共振，并吸收能量。停止射频脉冲后原子核按特定频率发出射频电信号，将吸收的能量释放出来，被体外的接收器接收，经计算机处理获得人体的某一层面的图像，这就是核磁共振成像。

人体组织中的 ^{1}H、^{13}C、^{19}F、^{23}Na、^{31}P 等若干原子核均能产生磁共振现象。^{1}H 原子数目约占人体组织原子总数的 2/3，是首选的磁共振对象。^{13}C、^{19}F 等其他原子虽然也能产生磁共振，但它们在人体组织中含量都很小。^{16}O、^{12}C 两种原子在人体组织中数量虽然较多，但这两种原子不能产生磁共振。因此，临床上使用的一般都是 ^{1}H 核的磁共振成像。^{1}H 核实际上就是一个质子，故 ^{1}H 核的 MRI 像也叫作质子的 MRI 像。

2. X-CT 与 MRI 的比较

(1) X-CT 与 MRI 的图像都是人体的"断面"图像。X-CT 扫描层面的定位是机械方式，图像一般为人体横断面图像。MRI 成像层面的选择是通过梯度磁场和射频脉冲实现的，为电子方式，可以根据需要随意选择成像断面，获得横断面、冠状面、矢状面及任何方向断面的图像。X-CT 则较难做到这一点，需要用重组的方法才能获得冠状面、矢状面图像。

(2) X-CT 图像是由组织器官对 X 射线的衰减决定的，人体内的各种元素对成像都有影响，X-CT 图像基本上是组织器官"电子密度"的记录；MRI 图像是通过 ^{1}H 核的磁共振实现的，它反映的主要是组织器官中 ^{1}H 的密度分布（人体中，^{1}H 核主要来源于水分子 H_2O）。从成像参数上比较，X-CT 只有衰减系数一种参数；而 MRI 为多参数成像，包括质子密度、纵向弛豫时间 T_1 和横向弛豫时间 T_2。

(3) 对于软组织成像，MRI 图像的对比度要比 X-CT 图像的大，不用造影剂 MRI 就能非常清晰地显示脑灰质与白质，观察到骨髓的图像，这是其他成像技术无法做到的。

(4) 骨骼中，^{1}H 原子数目很少，在 MRI 像中骨骼为"黑"色，观察不到骨骼的细节。骨骼对 X 射线的衰减系数最大，X-CT 像中骨骼呈"白"色。

(5) 体内带有金属（如假肢、金属弹片）的受检者进行 MRI 检查时受到限制，金属物品尤其是铁制品会破坏磁共振设备的磁场分布，造成周围图像变形、局部影像缺失等，影响诊断。另外，金属处在射频脉冲的电磁场中要产生感应电流而温度升高，从而使受检者感到非常不适。特别是植入起搏器的心脏病患者，禁止进行 MRI 检查，甚至不应接近 MRI 成像系统。因为射频电磁波会导致心脏起搏器失灵，造成严重后果。做 MRI 检查时不能携带铁磁性物品，如手表、眼镜、皮带扣、钥匙、活动假牙、金属饰物等。

(6) MRI 不存在 X-CT 那样的电离辐射，不会对人体构成危害。为此，临床工作者认为这种成像技术的名称不应叫作"核磁共振成像"，应把"核"字去掉，因为人们往往把"核"字与电离辐射联系在一起。所以，现在人们将其改称为"磁共振成像"。

习题九

1. 产生 X 射线的条件是什么？X 射线产生装置一般由哪几个部分组成？

2. 什么是实际焦点？什么是有效焦点？大焦点和小焦点的用途各是什么？

3. 一 X 射线管的管电压为 100 kV,管电流为 40 mA,假定产生 X 射线的效率为 0.5%,试问:靶上产生的热量与多少大功率的电炉相当?

4. X 射线透视和摄影的成像方法是什么? X 射线能否被透镜会聚或被棱镜折射? 为什么?

5. 什么是 X 射线的强度? 什么是 X 射线的硬度? 如何调节?

6. X 射线硬度分几类? 透视和摄影用的 X 射线属于哪一类? 为什么?

7. 连续 X 射线和标志 X 射线的产生机制各是什么? 短波极限与靶材料有没有关系?

8. X 射线的本质是什么? 它具有哪些特性?

9. X 射线从真空进入某一均匀介质,已知折射率 $n=0.99999$,入射角 $i_1=30°$,试计算折射光线与入射光线之间的夹角度数。

10. 一束单色 X 射线入射到晶面间距为 0.281 nm 的单晶体氯化钠的天然晶面上,掠射角一直增大到 4.1°时才观察到布拉格反射,试计算该 X 射线的波长。

11. 对波长为 0.154 nm 的 X 射线,铝的线性衰减系数为 132 cm^{-1},铅的线性衰减系数为 2610 cm^{-1}。若要和 10.0 mm 厚的铅板达到同样的防护效果,铝板的厚度应为多大?

12. 试定性地描述线性衰减系数与密度、原子序数、波长的关系。

13. 滤线板对 X 射线起什么作用? X 射线摄影中滤线栅的作用是什么? 何种 X 射线透视技术不存在血管与骨骼等其他组织器官的影像重叠问题?

14. 管电压为 30 kV 时的短波极限是多少? X 射线光子的最大能量是多少电子伏特?

15. 一单色 X 射线穿过一厚度为 2.0 mm 的铜片后强度衰减为原来的 20%,试求铜的线性衰减系数和半价层。

16. 设窗位为 50 HU,窗宽为 320 HU,则窗口上限和下限各是多少? 若 CT 图像的灰度分 16 个等级,则该窗口多少个 CT 值对应一个灰度等级?

科学家介绍

伦 琴

伦琴(1845~1923),生于德国,在荷兰长大。他性格比较内向,沉默寡言,曾就读于乌得勒支技术学校。有一次,他的一位同学给老师画了一幅讽刺漫画,学校大为恼火,追查起来。老师认为伦琴知道是谁画的,要他说出姓名。伦琴低着头一声不吭,无论校长说什么,他就是不肯透露那位同学的姓名。这下祸事临头了,学校开除了他。他沿着正规道路进大学的途径就这样中断了。后来他考取了瑞士苏黎世综合技术学院，学习机械工程学。毕业一年后又取得了哲学博士学位。最初，伦琴在维尔茨堡大学工作，由于缺少受完整的正规教育的资历而没有任何学术职位。后来，随同他的老师孔特在一所条件很好的物理研究所里当讲师，这才有了让他施展才能的机会。很快，因为他的工作成绩，若干单位邀请他。伦琴选择了维尔茨堡大学，并于1894年担任该校校长。

1895年10月，伦琴用一只阴极射线管做电学实验。阴极射线管又叫克鲁克斯管，是英国科学家克鲁克斯（Crookes）制出的，我们今天所用的电视机的显像管就是从它发展来的。当时，伦琴的目的是阐明管子的内部结构。但是，一星期之内他就敏锐地察觉到管子内有某种东西向外逃逸，这种东西具有特殊本领。尽管实验时为了防止紫外线与可见光的干扰，管子用几层黑纸包着，可是2 m远处的铂氰化钡屏上却出现了辉光，究竟是什么东西使屏产生了辉光？伦琴决心弄个水落石出。6个星期的时间，他把自己关在实验室里，废寝忘食，终于发现从放电管发射出来的是一种肉眼看不到的、穿透力很强的射线。由于当时无法确定射线的本质，伦琴将其命名为X射线。

1901年，首届诺贝尔物理学奖的殊荣落到伦琴头上。授奖仪式上，他没有像别人期望的那样发表讲话，他把所得的奖金全部捐赠给维尔茨堡大学，并断然拒绝了X射线发现的专利权。他说："根据德国教授的优良传统，我认为他们的发明和发现都属于整个人类。这些发明和发现绝不应受专利、特许权、合同等的阻碍，也不应受到任何集团的控制。"

现代物理知识

CT的发明

美国物理学家科马克（A. M. Cormack）原是开普敦大学的物理学讲师。依照南非的法律，医院使用放射性同位素进行临床治疗时，必须接受核物理学家的现场监督。为此，科马克每周去当地一家医院工作一天。在例行工作期间，科马克对X射线诊断产生了兴趣，萌发了改进X射线透视成像的想法。有一次，他在散步时注意到，一棵树的影子遮掩了后面一棵小树的影子，当太阳转过一定角度后，小树的影子就显现出来。这使他大受启发，X射线机对前、后两个重叠的器官透视时，影子重合在一起分不开，如果转一个方向，两个影子不就会分开了吗？科马克兴奋地跑回家，立刻开始了研究。他认识到求解人体内部组织密度分布的问题是一个数学问题，于是提出了图像重建的数学模型。按照与科马克理论相似的思路，英国计算机专家豪斯菲尔德（G. N. Hounsfield）

进行了进一步研究。他将 X 射线断层扫描数据送入计算机中，由计算机进行分析和计算，最后显示出一张张清晰可见的反映人体内部各个断层的图像。这就是 X 射线计算机断层摄影，英文缩写为 CT。1971 年，豪斯菲尔德发明的 CT 机在伦敦的一家医院正式安装使用，并成功地为一名妇女诊断出了脑部的肿瘤。

CT 机的问世和应用在医学领域引起了爆炸性的轰动，被认为是继伦琴发现 X 射线后的又一个划时代的贡献。为此，1979 年的诺贝尔生理学或医学奖授予了科马克和豪斯菲尔德。有趣的是，这两位诺贝尔奖获得者在学历上都不是医学或其他自然科学的博士，更有意思的是，后者当时并不知道前者的理论。

·第十章·

原子核和放射性

学习要点

1. 了解原子核的基本性质和原子核的衰变类型。

2. 掌握原子核的衰变规律。

3. 理解射线与物质相互作用的几种形式。

4. 理解射线剂量的定义及射线的防护方法。

5. 了解放射性核素在医学上的应用。

思政要点

1. 理解"一尺之棰，日取其半，万世不竭"的哲学思想。从原子、原子核的结构分析朴素辩证法的观点，认识物质无限可分性及人们对事物的认识是没有止境的道理。

2. 从级联衰变中的放射性平衡现象理解对立统一规律。平衡是指一个系统中双方的力量或其他的制约因素保持大小相等、方向相反的一种状态，是一种既对立又统一的状态。

3. 科学技术是一把双刃剑，核能可以为人类提供取之不尽的能源供给，但同时也给地球带来了毁灭性的战争威胁。原子弹加速了第二次世界大战的结束，但也造成了日本几十万民众的伤亡。二战结束时，有人问爱因斯坦：第三次世界大战会使用什么武器？他的回答是："我不知道第三次世界大战用什么武器，但我知道第四次世界大战用的武器是石头。"

第一节 原子核的基本性质

一、原子核的组成、质量和大小

1. 原子核的电荷

原子核是原子的中心体，其重要特征之一是带正电，而且是旋转的，具有动量矩和磁矩，最小电量单位是电子电量 e 的整数倍。这个倍数和元素周期表中的原子序数 Z 是一致的。这个数值可从卢瑟福的 α 粒子散射实验中测得，或从伦琴射线谱的莫塞莱定律排列元素的次序得到。自然界中最高原子序数的元素是铀，它的原子序数是 92，带有 92 倍最小电量单位的正电荷，在周期表中排在 92 位。近年来，人造元素的 Z 值已超过 100。

2. 原子核的质量

原子核的另一重要特征是它的质量。原子的质量等于原子核的质量加核外全部电子的质量。原子的质量可用质谱仪精密地测定。表达原子质量的单位是把自然界中较丰富的碳原子质量定为 12 个单位，这样，每一个单位的质量是 1.66054×10^{-27} kg，称为统一原子质量单位（u）。在原子核物理学中，标记原子核用 $_Z^A X$，如氢核、氧核分别由 $_1^1 H$、$_8^{16} O$ 表示。左上角的数值 A 代表质量数，左下角的数字为原子序数 Z。由于 X 已经反映 Z 的值，习惯中也写成 $^A X$。这个符号表达了原子核的两大特征：质量和电量。

3. 原子核的成分

原子核由质子（p）和中子（n）两种粒子组成。p 具有 1.007277 u 的质量和 1 个单位电量；n 是具有 1.008665 u 的质量、不带电的中性粒子。由于这两种粒子质量近似于 1 u，所以原子核的质量数 A 是代表构成原子核的 p 和 n 两种粒子的总数，Z 代表核内 p 数，也代表原子核的电量。因此，$A-Z$ 是核内的中子数 N。p 和 n 统称为核子。

4. 核素、同位素、同中子异位素、同量异位素和同核异能素

原子核内的 Z、N 和能量状态都相同的原子称为一种**核素**（nuclide）。具有相同质子数，不同中子数（或不同质量数）的同一元素的不同核素互为**同位素**（isotope），如

氢有 3 种同位素：氢 ^{1}H（气）、^{2}H（氘）和 ^{3}H（氚）。同位素化学性质基本相同，但物理性质可能有很大不同。Xe（氙）有 26 种同位素。具有相同中子数，不同质子数的一类核素称为**同中子异位素**（isotone），如 $^{36}_{16}$S、$^{38}_{18}$Ar 和 $^{40}_{20}$Ca。Z 不同的元素有相同的 A，这种原子称为**同量异位素**（isobar），如 $^{40}_{18}$Ar 和 $^{40}_{20}$Ca。Z 和 N 相同处于不同能量状态的核素，称为**同核异能素**（isomer），如 $^{99}_{43}$Tc^m 和 $^{99}_{43}$Tc，右（或左）上角加"m"，表示处于较高能量状态。

5. 原子核的大小

原子核的形状近似球形，半径小于 10^{-15} m。实验显示，各种原子核的半径 R 与原子质量数 A 有如下关系：

$$R = R_0 A^{1/3} \tag{10.1}$$

式中，R_0 是常数，其值约等于 1.20×10^{-15} m。若原子核的体积为 V，质量为 M，则其平均核密度 ρ 如下：

$$\rho = \frac{M}{V} = \frac{M}{\frac{4}{3}\pi R^3} = \frac{M}{\frac{4}{3}\pi R_0^3 A} \approx \frac{Au}{\frac{4}{3}\pi R_0^3 A} = \frac{3u}{4\pi R_0^3} \tag{10.2}$$

式中，u 为原子的质量单位。原子核的体积与质量成正比，可见各种原子核的密度是均匀分布的。若把 u 与 R_0 的数值代入式（10.2），得 $\rho \approx 2.29 \times 10^{17}$ kg·m^{-3}，可见原子核的密度是非常大的。

二、原子核的自旋

实验表明原子核具有角动量，它是原子核的一个重要特征。原子核之所以具有核自旋的性质，一是由于组成原子核中的质子和中子都具有自旋运动；二是核子在原子核内又有复杂的相对运动，产生相应的轨道角动量。因此，核自旋是所有核子的自旋角动量与轨道角动量的矢量和。根据量子力学理论，原子核角动量矢量的大小为

$$p_I = \sqrt{I\,(I+1)}\,\hbar \tag{10.3}$$

式中，$\hbar = h/2\pi$，I 为核自旋量子数，它可以取整数或半整数，如 0，1，2，…或 1/2，3/2，5/2，…

原子核角动量在空间某一选定方向（例如 z 轴方向）上的投影也是量子化的，即

$$p_I = m_I \hbar \tag{10.4}$$

式中，m_I 是核自旋量子数。对于某一确定的 I 值，m_I 可以取 I，$I-1$，$I-2$，…，$-I+1$，$-I$，共 $(2I+1)$ 个值。

实验发现：处于基态时，所有核子数为奇数的原子核，核自旋量子数 I 为半整数；所有质子数和中子数都为偶数的原子核（偶偶核），I 为零；所有质子数和中子数都为奇数的原子核（奇奇核），I 为正整数。激发态原子核的自旋不一定等于基态的自旋。

三、原子核的核力、结合能及质量亏损

1. 核力

核子之所以能组成原子核，是因为它们之间有强大的相互吸引力。这个力不是静电力，因为带同样电荷的质子会相互排斥。这个力也不可能是万有引力，因为它太弱小，不能抵消静电斥力的作用。实验表明：核子之间存在一种特殊的相互作用力，这种力称为**核力**（nuclear force），也称**强力**。它比静电力和电磁力要强得多，但作用距离很短，当核子之间的距离小于 3.0×10^{-15} m 时，核力首先表现为强大的吸引力；而当距离小于 0.4×10^{-15} m 时，核力又表现为极强的排斥力。

核力主要有 4 种特征：① 核力是一种"短程力"，只有当核子之间的距离在 10^{-15} m 数量级时才能显示出来；② 核力是强相互作用力，是目前已知的最强的力；③ 核力具有"饱和"性，即一个核子只能与它紧邻的核子以核力相互作用；④ 核力的相互作用与核子的带电状况无关，即 n 与 n、n 与 p 和 p 与 p 之间的核力在数值上大致相同。

2. 质量亏损及结合能

原子核是由核子组成的，它的质量应等于全部核子质量之和。若以 m_X、m_p、和 m_n 分别表示核 $^A X$、质子和中子的质量，应有如下关系：

$$m_X = Z m_p + (A - Z) m_n$$

但实验测定的 m_X 总是少于 $Z m_p + (A - Z) m_n$，其差值为 Δm，称为**质量亏损**。相对论指出：当系统有质量改变时，一定也有相应的能量改变，其关系为 $\Delta E = (\Delta m) c^2$。显然，$\Delta E$ 为

$$\Delta E = [Z m_p + (A - Z) m_n - m_X] c^2 \tag{10.5}$$

可见：当 p 和 n 组成核时，有大量的能量放出，这些能量称为原子核的**结合能**。根据相对论的质能关系，1 u 的质量对应的能量为

$$1 \, uc^2 = 1.66054 \times 10^{-27} \times (2.99792 \times 10^8)^2 \, \text{J} = 1.49242 \times 10^{-10} \, \text{J}$$

再根据能量单位 eV 与 J 的关系换算得

$$1 \, uc^2 = 931.494 \, \text{MeV}$$

结合能越大，核子结合成核时放出的能量就越多，核的结合就越紧密，原子核就越稳定。原子核的结合能 ΔE 随核子数 A 的增加而增加。相反，若要使原子核分解成单个核子，外界必须给予和结合能等值的能量。但不同原子核的稳定程度不一样，于是用每个核子的平均结合能 ε 来说明，称为**比结合能**，其值等于原子核的结合能 ΔE 与质量数 A 的比值，即

$$\varepsilon = \Delta E / A$$

图 10.1 给出了不同核素的比结合能对核子数的曲线图。从图中可以看到：$A < 30$ 的原子核，ε 显示周期性变化，凡 A 等于 4 的整数倍的核，ε 有极大值；$A > 30$ 的原子核，核子的平均结合能变化不大，表明原子核的结合能 ΔE 近似与质量数 A 成正比，这个事实显示前面所说的核力具有饱和性；曲线中间高，两端低，说明 A 在 $40 \sim 120$ 之间的原子核比结合能最大，约为 8.6 MeV，核子结合得紧密而稳定；较轻核和较重核都结合得较松，它们的比结合能都小于中等质量核的比结合能。在质量数较小的稳定核中，中子数和质子数基本相同，即中质之数比为 $1:1$ 时为稳定核素。随着质量数增加，中子数逐渐多于质子数。对于质量数一定的原子核，中子数与质子数都要有一定比例，中子数过多或过少的原子核都是不稳定的。当核子数大于 209 时，无论采取怎样的中质比，都是不稳定的核，这种原子核称为放射核素，能放射出特定的射线，以调整中质比，衰变为 A 值较低的稳定核。

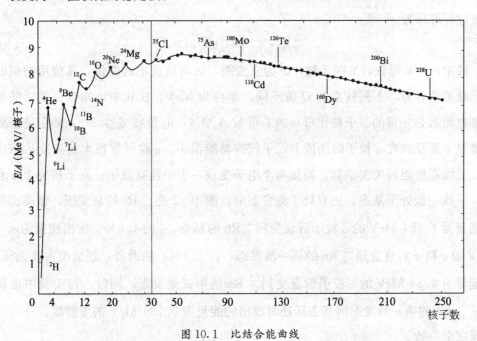

图 10.1　比结合能曲线

第二节 原子核的衰变类型

已经发现自然界中天然存在的核素有 300 多种。其中 280 多种是稳定核素；60 多种是不稳定核素，它们会自发地放出各种射线变成另一种核素，这种现象称为原子核的放射性衰变，简称**核衰变**。除天然存在的核素外，1934 年以来通过人工方法又制造了 1600 多种放射性核素，目前一共有 2000 多种核素。放射性衰变最初是在自然界的重元素中发现的。1896 年贝可勒尔发现了铀（U）的放射性，1898 年居里夫妇发现了放射性更强的元素钋（Po）和镭（Ra），从此开始了对放射性的研究。

放射性核素的衰变类型主要有 3 种：α 衰变、β 衰变和 γ 衰变。在核衰变过程中，电荷、质量、动量和核子数等物理量守恒。

一、α 衰变

质量数 $A > 209$ 的放射性核素自发地放出射线而变成电荷数减少 2，核子数减少 4 的另一种核素的现象，称为 **α 衰变**。所谓 α 射线，就是高速运动的氦核，也称 α 粒子。衰变过程可写为

$$_{Z}^{A}X \rightarrow _{Z-2}^{A-4}Y + _{2}^{4}He + Q \tag{10.6}$$

式中，X 叫母核，Y 叫子核，Q 为衰变能，由母核放出的能量，其值用两侧的原子质量差值计算，不同核素的 Q 值不同，单位为 MeV。从式中可知衰变前后的核子数和电荷数是守恒的。子核比母核的质量数 A 少 4，电量数 Z 少 2。α 衰变过程放出的能量主要反映在 α 粒子的动能上，子核的动能很小。α 粒子以很大的速度从核中飞出，受物质所阻而失去动能，捕捉两个电子变成一个中性氦原子。原子核发生 α 衰变时，子核一般处于基态，也有处于激发态的。图 10.2 是 $_{88}^{226}$Ra 的衰变图，该图说明放出能量为 4.784 MeV 的 α 粒子后衰变到 $_{86}^{222}$Rn 的基态，占 94.6%；放出能量为 4.598 MeV 的 α 粒子后衰变到 $_{86}^{222}$Rn 的第一激发态，占 5.4%。除此外，还放出占比例很小，其能量为 4.34 MeV 的 α 粒子后衰变到 $_{86}^{222}$Rn 的第二激发态。同时，在实验中也观察到从 $_{86}^{222}$Rn 的第一激发态向基态跃迁时放出的能量为 0.186 MeV 的 γ 射线。这与上述结果完全一致。

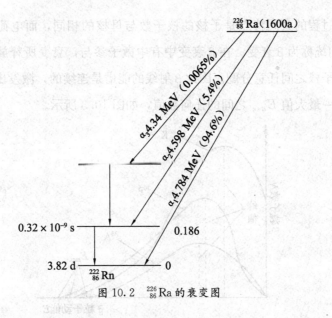

图 10.2　$^{226}_{86}$Ra 的衰变图

二、β 衰变

放射性核素自发的放射出 β 射线（高速电子）或俘获轨道电子而变成另一个核素的现象，称为 β 衰变，有 β⁻、β⁺ 衰变和电子俘获等 3 种类型。

1. β⁻ 衰变

母核自发的放射出一个 β⁻¹ 粒子（普通电子 e^{-1}）和一个反中微子$\bar{\upsilon}_e$，而变成电荷数增加 1，核子数不变的子核。β⁻ 衰变可表示为

$$_Z^A X \rightarrow {}_{Z+1}^A Y + e^{-1} + \bar{\upsilon}_e + Q \tag{10.7}$$

2. β⁺ 衰变

在衰变过程中，母核自发地发射出一个 β⁺ 粒子（正电子 e^+）和一个中微子υ_e，而变成电荷数减少 1，核子数不变的子核。β⁺ 衰变可表示为

$$_Z^A X \rightarrow {}_{Z-1}^A Y + e^+ + \upsilon_e + Q \tag{10.8}$$

3. 电子俘获

原子核俘获核外电子，变成电荷数减少 1，核子数不变的子核，同时放出一个中微子 υ_e。这个过程可表示为

$$_Z^A X + e^- \rightarrow {}_{Z-1}^A Y + \upsilon_e + Q \tag{10.9}$$

一个内层电子被原子核俘获后，外层电子会立即填补这一空位，同时释放能量。这个能量可以以发射标识 X 射线（光子）的形式放出，也可以使另一外层电子电离成为自由电子。这种被电离出来的电子称为**俄歇电子**。

上述 3 种过程的共同特点是子核的核子数与母核的相同，而电荷数则增加或减少 1，因而将它们统称为 β 衰变。在 β 衰变中有中微子参与，衰变所释放出的能量将在电子、中微子和子核之间任意分配。因此 β 射线的能谱是连续的，激发出的电子的能量可以是从 0 到某一最大值 E_{max} 之间的任何数值，如图 10.3 所示。

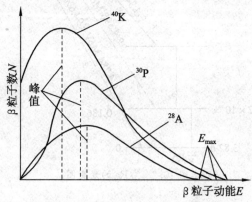

图 10.3　^{40}K、^{30}P 和 ^{28}Al 的能谱图

由于中微子既不带电，又近乎无质量，直到中微子假设提出 26 年以后，才在 1956 年首次在实验室中直接观察到。电子和中微子也是在 β 衰变中产生的。例如，$β^{-1}$ 衰变是母核中的一个中子转变为一个质子、一个电子和一个反中微子的过程，$β^{+}$ 衰变是母核内一个质子转变为一个中子、一个正电子和一个中微子的过程，而电子俘获则是母核的一个质子俘获一个轨道电子转变为一个中子和一个中微子的过程。

三、γ 衰变和内转换

α 和 β 衰变后的子核大部分处于激发态，并以 γ 射线的形式释放能量，跃迁到较低的能态或基态，这种跃迁叫 **γ 衰变**。γ 衰变通常是伴随着 α、β 衰变发生的，由于 α、β 衰变的结果往往产生处于激发态的子核，它们的寿命一般极短，因而立即有 γ 衰变发生。在核医学中使用的 ^{60}Co、$^{99}Tc^{m}$ 等放射源均有 β 射线和 γ 射线发射。图 10.4 为核衰变示意图，叫衰变纲图。图中横线表示核能级，最低一横线表示基态，在它上面的横线表示激发态，图中右侧的数字为能级的能量（单位为 MeV），左侧的数字为半衰期。

处于激发态的原子核还有另一种释放能量的方式，即原子核由激发态回到基态时，并不发射 γ 射线而是把全部能量交给核外电子，使其脱离原子的束缚而成为自由电子，这一过程叫**内转换**（internal conversion，IC），发射的电子叫**内转换电子**（internal conversion electron）。这里要注意的是：不能将内转换过程理解成内光电效应，即不能

认为原子核先放出 γ 光子，然后与核外轨道电子发生光电效应。这是因为发生内转换概率远大于发生内光电效应。另外，无论是电子俘获还是内转换过程，由于原子的内壳层缺少电子而出现空位，外层电子将会填充这个空位。因此，这两过程都将伴随着标识 X 射线和俄歇电子的发射。

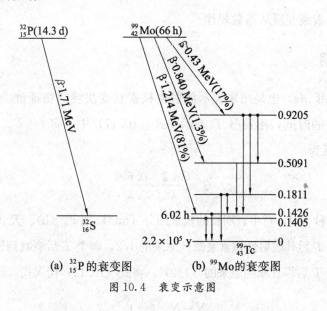

(a) $_{15}^{32}$P 的衰变图　　(b) ^{99}Mo 的衰变图

图 10.4　衰变示意图

第三节　原子核的衰变规律

一、衰变规律

核衰变是原子核自发变化的过程，但每个核并不是同时发生衰变，而且无法预知哪一个核先衰变，哪一个核后衰变。在大量原子核组成放射性物质中，其衰变服从统计规律。下面只考虑一种放射性核素的衰变情况。在 $t \to t + \mathrm{d}t$ 时间内，因衰变而减少的原子核数 $\mathrm{d}N$ 与 t 时刻未衰变的原子核数 N 成正比，即

$$-\mathrm{d}N = \lambda N \mathrm{d}t \tag{10.10}$$

式中，左边的负号表示原子核在减少，λ 称为**衰变常数**（decay constant），其值反映放射性核素随时间衰变的快慢。对上式进行积分，便可得到 t 时刻原子核数 N 与 $t = 0$ 时原子核 N_0 之间的关系：

$$N = N_0 e^{-\lambda t} \tag{10.11}$$

值得注意的是，一种核素能够进行几种类型的衰变，或子核可能处于几种不同的状态，则对应于每种衰变类型和子核状态，有各自的衰变常数 λ_1，…，λ_n，式中的 λ 应是各衰变常数之和，即 $\lambda = \lambda_1 + \lambda_2 + \cdots + \lambda_n$。式（10.11）是放射性物质衰变的基本定律，它说明放射性核素衰变服从指数规律。

二、半衰期

半衰期（half life）也是用来表示放射性核素衰变快慢的物理量，定义为放射性核素减少一半所需的时间，用符号 T 表示。式（10.11）中，将 $t = T$，$N = N_0/2$ 代入，得 T 和 λ 的关系为

$$T = \frac{\ln 2}{\lambda} = \frac{0.693}{\lambda} \tag{10.12}$$

T 的单位为秒（s），对半衰期长的核素用分（min）、小时（h）、天（d）和年（y）作单位。经过一个 T 后其放射性核素衰减到原来的 $1/2$，两个 T 后衰减到原来的 $1/4$，以此类推，经过 n 个 T 后将衰减到原来的 $(1/2)^n$。将式（10.12）代入式（10.11），得

$$N = N_0 \left(\frac{1}{2}\right)^{t/T} \tag{10.13}$$

例如，^{11}C 的半衰期为 20.4 min，表示经过约 20 min，原子核的数目就减少一半；再过 20 min 又减少了一半，即剩下原来的 $1/4$，而不是全部衰变完。

原子核衰变的快慢还可以用平均寿命（mean life）表示，**平均寿命**是指放射性核素平均生存的时间。从式（10.11）知，在 $t \rightarrow (t+dt)$ 时间内衰变的核数 $dN = -\lambda N dt$，它们的寿命为 t，它们的总寿命为 $\lambda N t dt$。由于有的核在 $t = 0$ 时就衰变掉，有的要到 $t \rightarrow \infty$ 时才衰变掉，核素的总寿命为

$$\int_0^\infty \lambda N t \, dt$$

于是，任一核素的总寿命为

$$\tau = \frac{\int_0^\infty \lambda N t \, dt}{N_0} = \frac{1}{\lambda} = \frac{T}{\ln 2} = 1.44T \tag{10.14}$$

即平均寿命是衰变常数的倒数，衰变常数越大，衰变越快，平均寿命也越短。表 10.1 列出一些放射性核素的衰变类型和半衰期。值得注意的是，上述衰变规律是一个统计规律，当放射性样品实际衰变的原子核个数足够多时，其结果就越趋于准确。

表 10.1　一些放射性核素的衰变类型和半衰期

核素	衰变类型	半衰期	核素	衰变类型	半衰期
$^{3}_{1}\text{H}$	β^{-}	12.33 y	$^{90}_{38}\text{Sr}$	β^{-}	28.8 y
$^{14}_{6}\text{C}$	β^{-}	5730 y	$^{99}_{42}\text{Mo}$	β^{-},γ	66 h
$^{24}_{11}\text{Na}$	β^{-},γ	15 h	$^{113}_{53}\text{Sn}$	EC,γ	11.5 d
$^{24}_{12}\text{Mg}$	β^{-},γ	21 h	$^{125}_{53}\text{I}$	EC,γ	60 d
$^{32}_{14}\text{Si}$	β^{-}	650 y	$^{137}_{53}\text{Cs}$	β^{-},γ	30 y
$^{32}_{15}\text{P}$	β^{-}	14.3 d	$^{169}_{70}\text{Yb}$	EC,γ	32 d
$^{59}_{26}\text{Fe}$	β^{-},γ	44.6 d	$^{198}_{79}\text{Au}$	β^{-},γ	2.7 d
$^{57}_{27}\text{Co}$	β^{+},γ	270 d	$^{203}_{80}\text{Hg}$	β^{-},γ	46.8 d
$^{67}_{31}\text{Ga}$	EC,γ	78 h	$^{222}_{86}\text{Rn}$	α,γ	3.8 d
$^{71}_{32}\text{Ge}$	EC	11 d	$^{226}_{86}\text{Ra}$	α,γ	1600 y
$^{75}_{34}\text{Se}$	EC,γ	114 d	$^{236}_{92}\text{U}$	α,λ 自发裂变（10^{-9}）	2.34×10^{7} y

将放射性核素引入动物体内时，其原子核的数量除按前述的规律衰变而减少，还应考虑到生物会通过生物代谢而将放射性核素排出体外，使体内的放射性数量减少得比单纯的衰变快。各种排泄作用使生物体内的放射性原子核数目减少到原来一半所需的时间称为**生物半衰期**。生物机体排出放射性核素的规律，也近似服从衰变定律式（10.11）。

在生物机体内，放射性核素原子核数目由于自身衰变及排出体外而减少，它们的衰变常数分别为物理衰变常数与生物衰变常数，衰变定律可改写为

$$N=N_0\mathrm{e}^{-(\lambda+\lambda_\mathrm{b})t}=N_0\mathrm{e}^{-\lambda_\mathrm{e}t} \tag{10.15}$$

式中，$\lambda_\mathrm{e}=\lambda+\lambda_\mathrm{b}$，$\lambda_\mathrm{e}$ 称为有效衰变常数。3 种衰变常数的半衰期分别为有效半衰期 T_e、物理半衰期 T 和生物半衰期 T_b，三者的关系为

$$\frac{1}{T_\mathrm{e}}=\frac{1}{T}+\frac{1}{T_\mathrm{b}} \tag{10.16}$$

可见，T_e 比 T 和 T_b 都短。

三、放射性活度

放射性物质在单位时间内衰变的原子核数称为该物质的**放射性活度**，用 A 表示。

$$A=-\frac{\mathrm{d}N}{\mathrm{d}t}=\lambda N=\lambda N_0\mathrm{e}^{-\lambda t}=A_0\mathrm{e}^{-\lambda t} \tag{10.17}$$

式中，A 和 A_0 分别表示 t 时间和初始时刻的放射性活度。放射性活度的国际单位

是贝可勒尔（Becquerel，Bq），1 Bq＝1 核衰变/s，其衍生单位有 MBq、GBq 和 TBq。在此之前，放射性活度用居里（Curie，Ci）表示。1 Ci＝3.7×10^{10} Bq＝3.7×10^4 MBq ＝3.7×10 GBq＝3.7×10^{-2} TBq。

[例题 10.1]　设一台 ^{60}CO γ 刀初装时的总活度为 6040 Ci，使用 5 年后，钴源活度还剩多少 Bq？其平均寿命为多少年？

解： 已知 ^{60}Co 的半衰期 $T = 5.27$ y，$A_0 = 6040$ Ci ≈ 224 TBq，$t = 5$ y，代入式（10.17），得 5 年后钴源的总活度为

$$A = A_0 e^{-\lambda t} = 224 \times 10^{10} \times e^{-\frac{0.693}{5.27} \times 5} = 1.16 \times 10^{16} \text{（Bq）}$$

由式（10.14）可得 ^{60}Co 的平均寿命为

$$\tau = 1.44T = 7.6 \text{ y}$$

在放射治疗中常用到的放射性比活度，是指单位质量放射源的放射性活度，是衡量放射性物质纯度的指标，其单位是 $Bq \cdot g^{-1}$。任何放射性物质不可能全部由该种物质组成，而是被相同物质的稳定同位素稀释，还可能含有与放射性元素相化合的其他元素的一些稳定同位素和有衰变的子核。含其他核素少的，放射性比活度就高，反之则低。

四、放射性平衡

许多放射性核素并非一次衰变就达到稳定，由于其子核在一次衰变后仍具有放射性，会继续衰变下去，直到变为稳定核素为止，这就是级联衰变。自然界里的一些重元素往往发生一系列连续的衰变而形成所谓放射族或放射系。天然存在的放射族有铀族、钍族和锕族，它们都是从一个长寿命的核素开始的，这个起始的核素称为母体。这些母体的半衰期都很长，有些可和地质年代相比拟。例如，铀族，母体是 ^{238}U，半衰期 $T = 4.47 \times 10^9$ a，经过 8 次 α 衰变和 6 次 β^- 衰变，最后生成稳定的 ^{206}Pb；钍族，母体是 ^{232}Th，半衰期 $T = 1.4 \times 10^{10}$ a，经 6 次 α 衰变和 4 次 β^- 衰变，最后达到稳定的 ^{208}Pb；锕族，母体是铀的同位素 ^{235}U，半衰期 $T = 7.04 \times 10^8$ a，又叫锕铀（AcU），经 7 次 α 衰变和 4 次 β^- 衰变，最终生成铅同位素 ^{207}Pb。在上述放射族中都存在母体衰变为子体，再衰变为第三、第四代子体等，各代衰变快慢相差很大。对母体来说，其数量取决于自身的衰变快慢，但对于子体来说就要复杂得多，这是因为子体不断衰变为第三代核，另一方面又从母体的衰变中获得补充。这样，子体在数量上的变化不仅和它自己的衰变常数有关，而且也和母体的衰变常数有关。由于母体的衰变，子体的核数将逐渐增加，这些子体将按照自己的规律进行衰变。因为衰变率是与现有核数成正比的，随着子体的积

累，子体每秒钟衰变的核数也将增加。经过一段时间后，子体每秒衰变的核数等于它从母体衰变而得到补充的核数，子体的核数就不再增加，从而达到放射性平衡。

放射性平衡在放射性核素的应用中具有一定的意义。半衰期短的核素在医学应用中有很多优越性，但在供应上有很大困难。有些短寿命核素是由长寿命核素衰变产生的，当母体与子体达到或接近放射性平衡时，子体和母体的放射性活度相等。若把子体从母体中分离出来，经过一段时间后，子体和母体又会到达新的放射性平衡，再把子体分离出来，又会再达到新的放射性平衡。这种由长寿命核素不断获得短寿命核素的分离装置叫**核素发生器**，俗称"**母牛**"（cow）。常用的"母牛"有$^{99}Mo \rightarrow ^{99}Tc^m$，$^{68}Ce \rightarrow ^{68}Ga$，$^{226}Ra \rightarrow ^{222}Rn$ 等。母体的寿命较长，一条"母牛"可以在较长时间供应短寿命核素，很适合在远离同位素生产中心、交通不便的地方开展短寿命核素的应用工作。

第四节　射线与物质的相互作用

原子核在衰变过程中发出的各种射线通过物质时，都能与物质发生相互作用。研究这种作用可以了解射线的性质、射线产生的物理过程、射线对物质的影响及设计和研制射线探测装置。因此，了解射线与物质相互作用的规律是进行射线探测、防护和分析的重要基础，也是医学中用射线进行诊断和治疗的重要基础。

一、带电粒子与物质的相互作用

1. 电离和激发

α、β 等带电粒子通过物质时，由于静电力的作用，原子或分子中的电子获得能量，产生自由电子和正离子，合称为离子对，这一过程称为**电离**。若脱离出来的自由电子能量足够大，它又可以使其他原子电离，称为**间接电离**或**次级电离**。如果电子获得的能量不足以脱离原子，而只能使它由低能级跃迁到高能级，使原子处于激发态，这一过程称为**激发**。退激时释放出来的能量，可以以光子的形式发射出来或转变为热运动的能量。由于带电粒子的电离作用，当它通过物质时路径周围将留下许多离子对，每厘米路径上产生的离子对称为**电离比值**或**电离比度**。它表示带电粒子的电离本领，在生物体内表示对机体的损伤程度。电离比值和带电粒子的速度、电量和物质的密度有关。带电离子的速度大，电离比值小；反之，速度小，电离比值则大；带电粒子带的电量多，它与原子壳层电子的作用力大，电离比值就大，反之则小。物质的密度大，单位体积的电子数目多，与带电粒子的作用机会多，因而电离比值也大。这3种情况使粒子路径上产生的离子对增多。α粒子所带的电量大于β粒子，而速度比β粒子小，所以α粒子的电离比值比β粒子的大。能量为1 MeV的α粒子在空气中的电离比值约为每厘米 4×10^4 离子对，而相同能量的β粒子则每厘米只有50离子对。由于它们的电离比值不同，其生物效应就有明显差异。

2. 散射和韧致辐射

当带电粒子通过物质时，因受到原子核静电场的作用而改变运动方向，这种现象称为**散射**。若在发生散射前后带电粒子的能量保持不变，称为**弹性散射**。若能量有部分损失，称为**非弹性散射**。α粒子比β粒子的质量大得多，散射不明显，其路径基本是一条直线，而β粒子因受原子核和电子的多次散射，路径是曲折的。带电粒子通过物质时，受到原子核的作用，速度急剧减少，这种带电粒子的一部分能量以光子的形式发射出来，称为**韧致辐射**（bremsstrahlung），其实质是连续 X 射线的发生机制。与电离作用相比，粒子由于散射和韧致辐射所损失的能量要小得多。

3. 射程和吸收

带电粒子通过物质时，由于不断引起电离、激发、散射和韧致辐射，其能量将随着物质厚度的增加而减弱，以致完全丧失能量而停止前进。粒子在物质中沿运动轨迹所经过的距离称为路程，而路程沿入射方向的投影称为**射程**（range）。若是α粒子，此时则将吸收两个电子而成为氦原子；β^- 粒子则变成自由电子；β^+ 粒子则会与自由电子结合而转变为两个光子。带电粒子的能量损失与粒子能量和吸收体的性质有关，所以射程能比较直观地反映带电粒子贯穿本领的大小。用另一句话说，电离比值大，粒子的能量损失快，其射程短。β粒子的电离比值远小于α粒子，其射程比α粒子长得多，即β粒子的穿透本领比α粒子强得多。天然放射性核素发出的α粒子，在空气中的射程为数厘米，在生物体内的射程只有几百个微米；而β粒子的射程要比α粒子大得多，它在空气中可达到数米，在生物体内为几毫米到几十毫米。

4. 正电子与物质的相互作用

正电子通过物质时与负电子一样，要与核外电子和原子核发生相互作用。能量相同的正、负电子在物质中的电离损失、辐射损失和射程大体相同。但是，高能正电子进入物质后将很快慢化（速度减小），然后与负电子发生**湮没**（annihilation），同时发出两个发射方向相差180°，各自能量为 0.511 MeV 的光子。

二、光子与物质的相互作用

X（γ）射线统称光子，自身不带电，都是电磁波，它与物质相互作用的机制与带电粒子不同，其作用方式主要有以下 3 种：

1. 光电效应

光子与物质相互作用，将其全部携带的能量交给一个壳层电子，使其脱离原子而成为自由电子，光子本身被物质吸收，这一过程叫**光电效应**，释放出来的电子主要是内壳层电子，叫**光电子**。它吸收光子的能量，除掉一部分用于克服电离能 ε_i 外，其余能量 $(h\nu-\varepsilon_i)$ 转化为光电子的动能。对于能量确定的光子，原子中结合能大的内壳层发生光电效应的概率大。伴随着光电效应发出光电子，在原子内壳层留下空位，被外层电子填补，则将发射标识 X 射线或俄歇电子。

2. 康普顿效应

它的全称应叫康普顿—吴有训效应，是光子与原子较外层电子作用时，光子把部分能量传给电子，使其脱离原子成为反冲电子，而光子自身原有能量减少，改变运动方向，这一过程称为**康普顿效应**或**康普顿散射**。对光子束来说，由于散射作用，光子束在原来行进方向上的强度减弱。

3. 电子对效应

当光子的能量大于 1.022 MeV 时，从原子核旁经过，光子在原子核库仑场的作用下可能转化为一个电子和一个正电子，同时光子消失，这一过程称为**电子对效应**。这时光子的能量除转化为两个电子的静止质量外，其余的转化为正、负电子的动能，其中一个电子成为物质中的自由电子，而正电子则可能捕捉物质中的一个自由电子而产生电子对湮没。

光子与物质作用的 3 种形式与光子的能量和物质的原子序数 Z 有关。以图 10.5 来说明这一点。从图中可见能量低的光子和高原子序数的物质，以光电效应为主；中等能

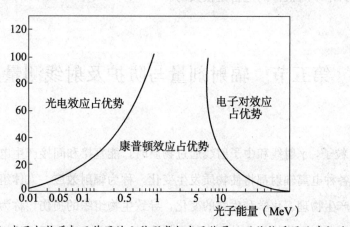

图 10.5 X（γ）光子与物质相互作用的 3 种形式与光子能量、吸收物质原子序数的关系

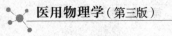
量的射线以康普顿散射为主；电子对生成主要发生在高能光子和高原子序数的物质中，但在能量极高光子作用下，较低原子序数物质中的电子对生成也不可忽视。

三、中子与物质的相互作用

中子不带电，在物质中不直接引起电离而损失能量，因而它在物质中能穿行很长的距离。中子与物质的相互作用主要是受到原子核的散射或与原子核发生核反应。在中子与原子核发生碰撞时，将部分能量传递给原子核，并改变自身运动的方向和降低速度，引起原子核发生反冲，这种作用称为中子的**弹性碰撞**。能量低的中子与轻核相互作用主要是弹性散射，即反冲核越轻，在弹性碰撞时得到的反冲能量越多，中子损失的能量越大，而且反应中生成的核素多数是稳定的。所以，常用含氢多的水、石蜡等使中子减速，防护中子照射。

由于中子不受库仑电场的阻碍，容易进入原子核，引起核反应，放射出各种次级射线，其反应前后中子和原子核系统的总能量也就不再守恒，这种现象叫**非弹性碰撞**。能量为 1 MeV 以上的中子与重核相互作用主要是非弹性碰撞。中子与原子核发生核反应，其反应的产物有稳定的核素和放射性核素，并伴随着各种射线产生。如原子核俘获中子，中子留在核内并发射 γ 射线，这种反应叫中子俘获反应（n，γ），其反应式写成 $^1n+^1H \rightarrow ^2H+\gamma$，简写为 ^1H（n，γ）^2H；$^1n+^{23}Na \rightarrow ^{24}Na+\gamma$，简写为 ^{23}Na（n，γ）^{24}Na 等。^{24}Na 是放射性核素，还将继续衰变。若中子留在核内而发射质子，叫**电荷交换反应**（n，p），如 $^1n+^{14}N \rightarrow ^{14}C+p$，简写为 ^{14}N（n，p）^{14}C。此外还有中子留在核内发射 α 粒子，叫（n，α）**反应**。中子与原子核反应的产物（α、β 和 γ 射线等）都有电离作用，可导致生物组织的电离，有些放射性核素还可能较长时间滞留在人体内，造成组织损伤。所以，中子对机体的危害是很大的。

第五节　辐射剂量与防护及射线测量原理

α、β 粒子，γ 射线和中子射线通过物质时，能直接和间接产生电离作用，统称为**电离辐射**。各种电离辐射都将使物质发生变化，称为**辐射效应**。人体组织吸收电离辐射能量后，会产生物理、化学和生物的变化，导致生物组织的损伤，称为**生物效应**。这种效应的程度正比于生物体吸收的电离辐射的能量。因此，准确了解组织吸收的电离辐射能量，对评估放射治疗的疗效及其副作用是很重要的，是进行放射治疗最基本的医学物理知识。"剂量"是用来表示人体接受电离辐射的物理量。本节主要介绍剂量的概念、单位，放射防护的知识及测量剂的原理和方法。

一、辐射剂量及其单位

根据国际辐射单位和测量委员会（ICRU）1980 年关于辐射量和单位的报告内容，下面着重介绍与放射治疗和防护有关的照射量及其单位。

1. 照射量

X（γ）射线的照射量定义为

$$E = \frac{dQ}{dm} \tag{10.18}$$

式中，dQ 是射线在质量为 dm 的干燥空气中形成的任何一种符号（正或负）离子的总电量；E 是照射量，单位为 $C \cdot kg^{-1}$，曾用单位为伦琴（R），$1\ R = 2.58 \times 10^{-4}\ C \cdot kg^{-1}$，它是用来量度 X（γ）射线导致空气电离程度的物理量。根据定义，dQ 中不包括次级电子发生轫致辐射被吸收后产生的电离。在实际测量中，照射量也常提到在其他介质如水中的照射量。可以理解为在水介质中某一小体积单元用空气替代后测得的照射量，称为水中某点的照射量。照射率是指单位时间内的照射量，单位为 $C \cdot kg^{-1} \cdot s^{-1}$ 或 $R \cdot s^{-1}$。

2. 吸收剂量

单位质量的物质所吸收的辐射能量称为**吸收剂量**，常用 D 来表示。它是电离辐射授予某一体积之中物质的平均能量 dE 与该体积之中的物质的质量 dm 的比值，即

$$D = \frac{dE}{dm} \tag{10.19}$$

D 称为吸收剂量，单位为 $J \cdot kg^{-1}$，专用名词称为戈瑞（Gy），$1\ Gy = 1\ J \cdot kg^{-1}$，曾用单位为拉德（rad），$1\ Gy = 100\ rad$，是衡量单位质量受照射物质吸收辐射能量多少的一个物理量，在辐射效应研究中很重要。因为辐射作用物质所引起的效应取决于该物质吸收的辐射能量。吸收剂量适用于任何类型和任何能量的电离辐射，以及受照射的任何物质。由于在同样照射条件下，不同物质，像骨和软组织等吸收辐射能量的本领存在差异，因此，在谈及吸收剂量时，应该说明辐射类型、是什么物质和照射位置。单位时间内的吸收剂量称为吸收剂量率，单位为 $Gy \cdot s^{-1}$。

3. 当量剂量

由于不同种类、不同能量的射线释放出的能量在组织中的分布有明显的差异，在吸

收剂量相同的情况下，种类能量不同的射线所产生的生物效应也有明显的差异。**当量剂量**（equivalent dose）表示各种射线或粒子被吸收后引起生物效应的程度或对生物组织的危险程度。当量剂量 H_T 等于某一组织或器官 T 所接受的平均吸收剂量 $D_{T,R}$ 与辐射权重因子（radiation weighting factor）w_R 的乘积，即

$$H_T = w_R \cdot D_{T,R} \tag{10.20}$$

H_T 的单位为希沃特（sievert，Sv），$1 \text{ Sv} = 1 \text{ J} \cdot \text{kg}^{-1}$，曾用单位为雷姆（rem），$1 \text{ rem} = 0.01 \text{ Sv}$。当量剂量与吸收剂量的量纲相同，但物理意义不同。吸收剂量反映的是单位物质对辐射所吸收的平均能量，它对任何物质的吸收剂量都相同；而当量剂量只适用于人和生物体，是反映辐射对人体损害程度的物理量。表 10.2 列出了几种射线的辐射权重因子。

表 10.2　不同射线的辐射权重因子

射线种类及能量范围	辐射权重因子 w_R
X（γ）射线	1
β^- 和 β^+ 射线	1
中子，能量 < 10 eV	5
100 eV ~ 2 MeV	20
2 MeV ~ 20 MeV	10
> 20 MeV	5
质子，能量 > 2 MeV	5
α 粒子，重核	20

二、辐射防护

放射性核素在医学等领域的广泛应用，使接触放射性核素的人日益增多，在使用、保存和清除放射性废料时，都应采用相应的措施，以达到完全使用的目的。

1. 最大容许剂量

人在自然条件下会受到各种射线的照射，这些射线来自宇宙和地球上的放射性物质，可见受到一定剂量射线照射并不影响人体的健康。国际上规定经过长期积累或一次性照射后，对机体既无损害又不发生遗传危害的最大容许剂量，叫**最大容许剂量**（MPD）。对这一剂量各国规定并不完全相同，我国现行规定的 MPD 为每周 100 mrem，即每年不超过 5 rem。放射性工作地区附近居民不得超过 5×10^{-3} rem·d^{-1}，一般居民还应更低，但医疗照射不受这个限制。

2. 外照射防护

放射源在体外对人体进行的照射称为**外照射**。人体接受外照射的剂量与离放射源的距离及停留的时间有关。因此，与放射性核素接触的工作人员，应尽可能利用远距离的操作工具，并减少在放射源附近停留的时间。此外，在放射源与工作人员之间应设置屏蔽，以减弱放射性强度。对 α 射线，因其贯穿本领低，射程短，工作时只要戴上手套就能有效进行防护。对 β 射线，除利用距离防护和时间防护外，注意使用的屏蔽物质不宜用高原子序数的材料，以避免产生轫致辐射，一般采用有机玻璃、铝等中等原子序数的物质作为屏蔽材料。对于 X（γ），因其穿透能力强，采用高原子序数的物质，如铅衣、铅和混凝土等作为屏蔽材料。

3. 内照射防护

将放射性核素注入体内进行的照射叫**内照射**。由于 α 射线在体内具有高电离比值，其造成的损害比 β、γ 射线都要严重。除出于介入疗法或诊断的需要必须向体内引入放射性核素外，任何内照射都应尽量避免。这就要求使用放射性核素的单位要有严格的规章制度，对接触人员的一切行为进行规范，以防止放射性物质进入体内。

三、射线测量原理

射线探测器是根据射线能使物质的原子、分子电离或激发的原理制成的，它是将射线的能量转变为电流或电压信号，供电子仪器采集的一种换能器件。射线探测器的种类很多，根据射线在探测器内产生的效应和探测器的工作介质，可分成气体电离探测器、闪烁探测器和半导体探测器等。

闪烁探测器主要由闪烁晶体、光电倍增管和输出电路组成，如图 10.6 所示。在核医学中应用最多的闪烁晶体有含铊的碘化钠 NaI（T1）。它的工作原理是射线进入闪烁晶体，与其发生相互作用，使闪烁体中分子或原子激发，受激分子（或原子）由激发态过渡到基态时将发出荧光，其荧光强度与射线的能量成正比。光电倍增管由一个易于发生光电效应的光阴极 K，一个光阳极 A 和若干个中间电极（一般有 7～11 个）组成，密封在一个真空管中，各电极的电压由高压电源经分压供给。利用反射层、光电管将闪烁晶体发出的荧光收集到光电倍增管的阴极 K 上，由于光电效应，产生光电子，经各级电极打出更多的二次电子，这些电子被阳极 A 收集（落在 A 极上的二次电子比 K 发射的光电子增加 5～6 个数量级），在负载电阻上形成一个电流脉冲信号，然后由测量装置记录下来，电流脉冲信号的强度与射线进入闪烁晶体内的能量成正比，由此可以确定入射粒子的动能。闪烁探测器可用来探测 α、β、γ 射线，闪烁探测器的探测效率较高，分辨时间短，是目前应用较多的一类探测器。

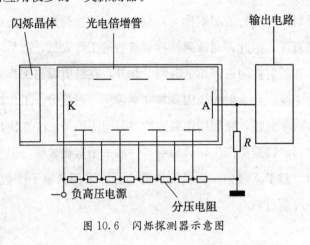

图 10.6　闪烁探测器示意图

第六节　放射性核素在医学上的应用

一、示踪的原理

放射性核素作为示踪原子，是指一种元素的各种同位素都有相同的化学性质，它们在机体内的分布、转移和代谢都是一样的。如要研究某一种元素在机体内的情况，只要在这种元素中掺入少量该元素的放射性核素，这些放射性核素就会在体内参与各种过程的变化，然后借助它们放出的射线，在体外探测该元素的行踪，这种方法称为**示踪原子法**。引入的放射性核素称为**标记原子**或**示踪原子**（tracer atom）。就是说使该元素无形中带上一种特殊的标记，便于从体外进行追踪。如果将经放射性核素标记的药物引入体内，根据放射性药物聚集在体内某些脏器、参与代谢过程和流经某一通道的情况，然后探测其分布、聚集和流通量，可以作为诊断疾病的重要依据。临床上的示踪诊断应用日益广泛，如应用[131]I 标记的马尿酸作为示踪剂，静脉注射后通过肾图仪描记出肾区放射性活度随时间变化的情况，可以反映肾动脉血流、肾小管分泌功能和尿路排泄情况。

体外标本测量是将放射性药物引入体内，然后取其血、尿、粪或活体组织等样品，测量其放射性活度，如口服维生素 B_{12} 的情况。

放射性核素发出的射线能使胶片感光，人们利用胶片来探测和记录放射性的方法称为**放射自显影**，它是追踪标记药物或代谢物在体内去向的一种有效方法，如把细胞培养在含有放射性脱氧核糖核酸（DNA）的水中，就可以把细胞内的染色体标记上放射性核素，通过放射自显影，可观察到染色体分裂过程中 DNA 的变化细节。

示踪原子法的优点是灵敏度高，可在生理条件下研究物质在机体内的活动规律，而且简单易行。

二、放射诊断

放射诊断主要介绍放射性核素成像，简称**核素成像**（radionuclide imaging，RI），它是一种利用放射性核素示踪方法显示人体内部结构、功能的医学影像技术。由于体内不同组织和脏器对某些化合物具有选择性吸收的特点，选用不同放射性核素制成的标记化合物，将其注入体内后，可以使体内各部位按吸收程度进行放射性核素的分布。再根据核素放出的射线的特性，在体外用探测器对核素放出的射线进行跟踪，以获得反映放射性核素在体内的浓度分布及其随时间变化的图像。借助这种影像技术，可以了解各种组织、脏器对药物的选择吸收、正常组织与病变组织的吸收差异、血液循环情况对药物吸收的影响等，医生可以根据图像中某脏器的占位性病变和功能性变化进行临床诊断。

核素成像仪器早期有闪烁扫描机和 γ 照相机，目前临床使用最多的是**发射型计算机断层成像**（emission computed tomography，ECT）。

1. γ 照相机

可将体内放射性核素分布一次性成像，其特点是成像速度快，可提供静态和动态图像，把形态和功能结合起来进行观察和诊断。在使用时只需将 γ 照相机的探头放置在待测部位体表上一段时间，采集这段时间内从体内放射出的 γ 射线，即可得到 γ 射线在该方向的全部投影，在屏幕上得到的放射性核素分布图像很像一幅 X 射线透射照片，当然其分辨率远不如 X 光片。一台 γ 照相机一般由探头、位置通道、能量通道及显示系统组成。图 10.7 是 γ 照相机框图。探头包括准直器、闪烁晶体和光电倍增管等。由于引入体内的放射性核素放射出来的 γ 射线向四面八方传播，而且强度在每一个方向的概率相同，靠它们在闪烁晶体上激发产生的闪烁光点无法确定射线的空间位置，在探头前方有千个以上紧密排列整齐的孔道，一个孔道就是一个准直器。图 10.8 是准直器及其视野示意图。准直器由铅或铅钨合金制成，能有效吸收 γ 射线。由图可知，凡在灵敏区内的放射源发出的射线通过准直孔射线立体角均能引起闪烁晶体发出荧光。

在半影区内的放射源只有部分射线能打到闪烁晶体；在屏蔽区的放射源，其射线无法进入闪烁晶体，也就是说晶体上每个点只能采集到来自体内相应点的射线，所以准直

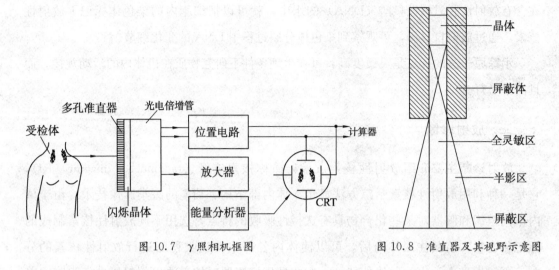

图 10.7　γ照相机框图　　　　　　　图 10.8　准直器及其视野示意图

器能起到空间定位作用。照相机配有若干个交替使用的准直器，它们的区别在于其孔道的大小、长度、数目及孔道排列方式和方向各不相同。选用不同的准直器可以提高采集特定检查部位射线的灵敏度，进而提高图像的质量。探头使用的闪烁晶体，其直径可达 511 mm，吸收通过准直器的 γ 射线，并将其转变为闪烁光点。此时晶体上的荧光像与观测体在探查方向的放射性核素分布一一对应，但其荧光像的强度还不足以直接照相，而需要通过紧贴在其背后的光电倍增管，使光电子成 2^n 倍数的增加。把晶体上的光点转变成电脉冲，输出的电脉冲信号分成 3 路：一路通过能量通道进入显示系统，用来表示 γ 射线强弱；另外两路分别代表水平位置和垂直位置，以控制进入显示系统的电信号在屏幕上的位置。能量通道主要是一个脉冲高度分析器，它位于探头和显示系统之间，脉冲高度分析器的脉冲大小可通过两个控制器的设置来确定，这两个控制器被称为能量阈值和能量范围。凡是能够超过阈值并在预选的能量范围内的电脉冲，将通过脉冲高度分析器到达成像单元，在屏幕上产生一个光点。光点的位置由 x 位置电路和 y 位置电路来确定，从而屏幕上光点的位置可与被查部位放射点的位置相对应。这一过程相当于把射线性核素在体内的三维分布，通过一系列紧密排列的平行孔（准直器）转换为 NaI(Tl) 晶体闪烁点的二维分布，再把这种光点分布通过能量通道进行灰度定标，通过位置通道进行坐标定位，最后显示在屏幕或胶片上。

2. 发射型计算机断层成像（ECT）

分为**单光子发射型计算机断层成像**（single photon emission computed tomography, SPECT）和**正电子发射型计算机断层成像**（positron emission computed tomography, PECT，简称 PET）。

（1）单光子发射型计算机断层成像

单光子发射型计算机断层的基本原理是用探测器绕着人体外部分别把各个方向放射性核素所放射出来的射线强度记录下来，其过程是先进行直线扫描，将每一条直线上体内放射性核素发射出来的射线记录下来，得到一组直线的投影值，如图 10.9 所示。每完成一次直线扫描，探测器旋转一定角度，再重复以上过程，直到绕人体一周。然后将每一个角度的直线投影值集合组成一个投影正层面，这就是人体内某一断层面上放射性核素分布的层面图像。设被扫描的断层面是由 $n \times n$ 个体素（每个体素的放射性核素密度可视为均匀的）组成的，每个体素的放射性强度为 I_{11}、$I_{12}\cdots I_{1n}$ 等，从探测器得到每条线上放射性强度的总和为 y_1、$y_2\cdots y_n$ 等，即 $y_1 = I_{11} + I_{12} + \cdots + I_{1n}$，$y_2 = I_{21} + I_{22} + \cdots + I_{2n}$ 等，则一个断层面至少应由 n^2 个方程组成，将这些大小不同的强度值经 A/D 转换，送进电子计算机去解，就可以把这一层面的每一个体素的放射性强度计算出来。这一过程如同早期的 X-CT 扫描，再经图像重建和 D/A 转换将各体素的放射性强度在图像中用对应像素的灰度表示，得到一幅按该层面放射性核素密度分布的层面图像。但 SPECT 所产生的图像仅描绘出了人体内组织和脏器断层中放射性核素的浓度分布，这种分布无法显示断层的解剖学形态，而是反映了组织、脏器与放射性核素相关的生理，生化过程。SPECT 常用的放射性标记物主要有 ^{99m}Tc、^{201}Tl、^{131}I 和 ^{67}Ga 等产生 γ 射线的核素。

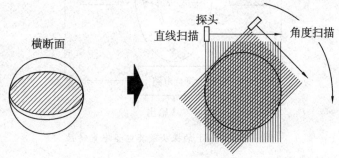

图 10.9 SPECT 扫描示意图

（2）正电子发射型计算机断层成像（PET）

PET 通过探测注入体内的 β$^+$ 放射性核素所放射的 β$^+$ 射线产生的湮没光子而实现断层成像的，是目前大型的医学影像设备之一。

PET 的基本原理：X-CT 的原理是通过体外 X 线穿透机体，根据不同组织对 X 线的吸收差别，由探测器接收后再由计算机处理重建断层图像，反映机体内组织的结构和形态，是一种获得解剖学图像的设备。PET 不同于 X-CT，它是通过跟踪技术将具有选

择性吸收的 β⁺ 放射性核素或其标记化合物引入体内某些特定的脏器或病变部位，根据探测正电子在体内器官湮没辐射到体表的光子，由计算机处理重建图像，其探测方法和重建图像所用数据表示的物理意义不同于 X-CT。在 PET 中，探测器放置在需要扫描的断层周围。体内放射性核素衰变而产生的正电子，与组织的分子、原子相互作用而使本身的能量很快消耗，在人体组织内射程最多只有几毫米。正电子的寿命很短，它丧失全部动能后即与电子复合，发生电子对湮没，同时放射出的两个能量均为 0.511 MeV 的光子，沿相反方向离开湮没点。PET 探测系统的特点是位于扫描断层两侧的一对探头同时工作，只有当两个探头都分别接收到湮没光子时，才有信号发生。图 10.10 所示为 PET 的探头及其电子准直特性，设扫描断层中 a、b、c 为某瞬间正电子湮没点，它们分别放射出一对光子，a 点的一对光子没进入探头，b 点的一对光子只有一个进入探头，因而没有信号发生，称为无效辐射；只有 c 点的一对光子同时进入探头对，符合计数探测要求，称为符合事件。可以通过测定两探头间组织中湮没点光子的起点而推知放射源的位置，这是因为该起点离正电子的初始位置，即放射源（衰变核）的位置最多几毫米。

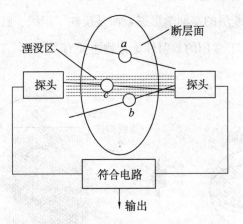

图 10.10　PET 的探头及其电子准直特性

PET 使用的标记化合物相当多，如测定糖代谢的 ^{18}F-DG、^{11}C-DG，测定血流量的 ^{13}NH$_3$、C^{15}O$_2$，测定血容量的 C^{15}O，测定蛋白质合成的 ^{11}C-蛋氨酸等，其中 C、N、O 和 F 是构成人体组织的基本元素，它们在体内的代谢、生化反应和稳定性元素一样，将这些标记化合物注入体内后，在体内用 PET 即可记录到有关组织脏器的摄取、吸收、分泌、代谢、排泄等一系列生理和生化反应过程。因此，PET 所提供的图像能反映人体的生理、病理及功能的状况。又由于 PET 所使用的核素半衰期非常短，可以注入较大的剂量，而人体接受的辐射剂量却相对较小，这就有利于提高图像的对比度和空间分辨能力。总体来说，用 PET 所得到的断层图像比用 SPECT 得到的图像更真实、清晰，即不论器官大小都能反映放射性量的分布。

医学应用：SPECT 的应用提高了影像对比度与分辨力，可以测量病变的大小、范围和脏器的体积，定量分析放射性在脏器内的分布等；而 PET 能测量 C、N、O 等标记的化合物，是研究生命现象的重要手段，用图像的方法来表达人体在生理条件下的血流量、血容量、耗氧量、糖代谢、蛋白质合成及受休的分布和功能。因此，PET 有可能将人的思维、行为和脑化学联系起来，探讨、解释和定位人脑的功能活动。对于许多精神、感情、功能及运动障碍等功能性疾病，PET 具有理论意义和实用价值。将反映解剖学形态的 X-CT 图像与反映代谢等功能的 PET 图像进行融合，可以使两种技术互相补充，更加全面、客观地反映疾病的本质。

三、放射治疗

肿瘤放射治疗简称**放疗**（radiation oncology），是治疗肿瘤的一种有效物理疗法。它是利用放射性核素放出的放射线通过机体时会对机体组织产生破坏作用，来达到治疗肿瘤的目的。从射线的照射方式可分为**外照射、近距离照射和内照射**。如将放射源密封直接放入人体的内腔，如食管、宫颈、直肠等部位进行照射，叫近距离照射；利用人体某些组织或器官对某种放射性核素的选择性吸收，将该放射性核素注入体内进行治疗称为内照射，如 ^{131}I 注入体内，会很快集中到甲状腺，利用它发射的 β 射线将甲状腺组织的癌细胞杀死，以达到治疗甲状腺癌的作用。下面介绍临床广泛使用的照射装置：

1. 钴-60 治疗机

用 ^{60}Co 作为放射源，其半衰期为 5.27 a，射线平均能量为 1.25 MeV。它主要由机头、治疗机架、治疗床和控制台组成。机头是治疗机的核心，其内装有 ^{60}Co 放射源，具有开关的遮线器和定向限束的准直器。根据 ICRP 推荐，钴源处于关闭状态时，距离钴源 1 m 处，各方向的平均照射量应小于 2 mR/h。按此要求，对千居里级的钴 60 机，需要衰减到 10^{-6} 或 20 个半价层。遮线器是截断钴源 γ 射线的大门，开启时射线通过准直器直射治疗部位，关闭时射线被截断，只有少量射线因遮线器密闭不严漏出。准直器起限定照射野大小作用，以适应治疗需要。根据 ICRP 推荐，准直器的厚度应使漏射量不超过照射量的 5％。按这个要求，钴-60 机准直器的吸收厚度最少应为 4.5 个半价层。铅的半价层为 1.25 cm，使用铅作为准直器吸收壁材料，所需铅厚为 5.7 cm，一般取 6.0 cm。钴-60 机有直立型和旋转型两种：直立型机头能上下升降，旋转型能做 360°旋转。目前主要用旋转型，钴源有千居里级和万居里级，治疗距离可达到 100 cm。

2. γ 刀

它是一种立体放射神经外科（SRNS）治疗设备，是根据半圆弧等中心聚焦技术原理，借助高精度的产体定向仪，在 CT、MRI 和 DSA 等影像技术的参与下对颅内病灶（亦称治疗靶点）施行准确定位，确定靶点的三维坐标参数，并将其转换到照射装置的坐标系统中，使用大剂量 γ 射线一次多方向限制性地聚集在颅内靶点上，使病灶受到不可逆性摧毁，发生放射性坏死，同时又能保证靶区边缘及其周围正常组织所接受的放射性剂量呈锐减分布，控制在安全剂量以内，使靶点以外脑组织无任何不可逆损伤。由于用 SRNS 技术使靶区边缘形成一如刀割的损伤边界，达到类似于外科手术的治疗效果，故称为 γ 刀。

γ 刀以其不经开颅便可"切除"颅内病灶，且手术精确，"切割"处误差 ±0.1 mm，病人无痛苦，治疗时病人可保持清醒，操作简单，每次治疗照射一次即可，已经成为一种有效、无痛、损伤小且并发症少的治疗方法。

习题十

1. 计算两个 ^{2}H 原子核结合成一个 ^{4}He 原子核时释放的能量（以 MeV 为单位）。

2. 两个氢原子结合成氢分子时释放的能量为 4.73 eV，计算由此发生的质量亏损，并计算 1 mol 氢分子的结合能。

3. 计算氘核和氦原子核的结合能和平均结合能。

4. ^{32}P 的半衰期是 14.3 d，计算它的衰变常数 λ 和平均寿命，1 μg 纯 ^{32}P 的放射性活度是多少贝可（Bq）？

5. ^{131}I 的半衰期是 8.04 d，在 12 日上午 9 时测量时为 5.6×10^8 Bq 的 ^{131}I，到同月 30 日下午 3 时，放射性活度还剩多少？

6. 利用 ^{131}I 的溶液做甲状腺扫描，在溶液出厂时只需注射 0.5 mol 就够了（^{131}I 的半衰期为 8.04 d）。如果溶液出厂后储存了 11 d，做同样扫描需注射多少溶液？

7. 一个含 ^{3}H 的样品的放射性活度为 3.7×10^2 Bq，则样品中 ^{3}H 的含量有多少克？

8. 设"例题 10.1"中的 ^{60}Co 源初装时不含任何杂质，计算其质量。

9. 某患者口服 ^{131}I 治疗甲状腺功能亢进症，设 1 g 甲状腺实际吸收 100 μCi 的 ^{131}I，其有效半衰期约为 5 d，衰变时发出的 β 射线的平均能量为 200 keV，全部在甲状腺内吸收，γ 射线的吸收可忽略，试计算甲状腺接受的剂量。

10. 两种放射性核素的半衰期分别为 8 d 和 6 h，设含这两种放射性药物的放射性活度相同，则其中第 1 种放射性物质的物质的量是第 2 种放射性物质的多少倍？

11. 已知 U_3O_8 中的铀为放射性核素，今有 $5.0\ g\ U_3O_8$，求其放射性活度。

12. ^{226}Ra 和 ^{222}Rn 原子质量分别为 226.02536 u 和 222.01753 u，^4He 原子质量为 4.002603 u，则 ^{226}Ra 衰变为 ^{222}Rn 时衰变能 Q 为多大？

科学家介绍

居里夫妇

皮埃尔·居里（Pierre Curie），1859 年 5 月 15 日生于巴黎一个医生家庭。在他的儿童和少年时期，他性格上好个人沉思，不易改变思路，沉默寡言，反应缓慢，不适应普通学校的灌注式知识训练，不能跟班学习，人们都说他心灵迟钝，所以从小没有上过小学和中学。父亲常带他到乡间采集动、植、矿物标本，培养了他对自然的浓厚兴趣，使他学到了如何观察事物和如何解释它们的初步方法。居里 14 岁时，父母为他请了一位数理教师，他的数理进步极快，16 岁便考得理学士学位，进入巴黎大学后两年，又取得物理学硕士学位。1880 年，他 21 岁时和他哥哥雅克·居里一起研究晶体的特性，发现了晶体的压电效应。1891 年，他研究物质的磁性与温度的关系，建立了居里定律：顺磁质的磁化系数与绝对温度成反比。他在科学研究中还自己创造和改进了许多新仪器，例如压电水晶秤、居里天平、居里静电计等。1895 年 7 月 25 日，皮埃尔·居里与玛丽·居里结婚。

玛丽·居里（Marie Curie），1867 年 11 月 7 日生于沙皇俄国统治下的华沙，父亲是中学教员。她 16 岁时以金质奖章毕业于华沙中学，因家庭无力供她继续读书，她不得不去担任家庭教师，且长达 6 年之久。后来靠自己的一点积蓄和姐姐的帮助，于 1891 年去巴黎求学。在巴黎大学，她在极为艰苦的条件下勤奋地学习，4 年时间，获得了物理和数学两个硕士学位。

居里夫妇结婚后次年，即 1896 年，贝可勒尔发现了铀盐的放射性现象，引起这对青年夫妇的极大兴趣。居里夫人决心研究这一不寻常现象的实质，她先检验了当时已知的所有化学元素，发现了钍和钍的化合物也具有放射性。她进一步检验了各种复杂的矿物的放射性，意外地发现沥青铀矿的放射性比纯粹的氧化铀强 4 倍多。她断定，铀矿石除了铀外，显然还含有一种放射性更强的元素。皮埃尔·居里根据他作为物理学家的经验，立即意识到这一研究成果的重要性，放下自己正在从事的晶体研究，和居里夫人一起投入到寻找新元素的工作中。不久之后，他们就确定在铀矿石里不是含有一种而是含有两种未被发现的元素。1898 年 7 月，他们先把其中一种元素命名为钋，以纪念居里夫人的祖国波兰。没过多久，1898 年 12 月，他们又把另一种元素命名为镭。为了得到纯净的钋和镭，他们进行了艰苦的劳动，在一个破棚子里夜以继日地工作了 4 年。自己用铁棍搅拌锅里沸腾的沥青铀矿渣，眼睛和喉咙忍受着锅里冒出的烟气的刺激，经过一次又一次的提炼，才从几吨沥青铀矿渣中得到 0.1 g 的镭。由于发现放射性，居里夫妇和贝可勒尔共同获得了 1903 年诺贝尔物理学奖。1906 年，皮埃尔·居里因车祸不幸逝世，年仅 47 岁。

皮埃尔·居里去世后，居里夫人忍受着巨大的悲痛，接任了她丈夫在巴黎大学的物理学教授职位，成为该校第一位女教授。她继续放射性的研究工作。1910 年，她和法国化学家德别爱尔诺一起分析出纯镭元素，确定了镭的相对原子质量和其在元素周期表中的位置。她还测出了氡和其他一些放射性元素的半衰期，整理出放射性元素衰变的系统关系。由于这些重大成就，玛丽·居里又荣获 1911 年诺贝尔化学奖，成为历史上仅有的两次获得诺贝尔奖的女性科学家。

居里夫妇亲自体验了镭的生理效应，他们曾不止一次地被镭射线烫伤。他们与医生一起研究将镭用于治疗癌症，开创了放射性疗法。第一次世界大战期间，她为了自己的祖国波兰和第二祖国法国，参加了战地卫生服务工作，组织 X 光汽车和 X 光照相室为伤兵服务，还用镭来治疗伤兵，起了很大的作用。

大战结束后，居里夫人回到巴黎她创建的镭学研究所，继续自己的研究工作并培养青年学者。晚年完成了钋和锕的提炼。居里夫人在无任何防护设施的情况下从事了 35 年的镭元素研究，加上大战期间四年建立 X 射线室的工作，射线严重地损害了她的健康，造成她严重贫血。1934 年 5 月，她不得不离开自己心爱的实验室，并于 1934 年 7 月 4 日与世长辞。

居里夫妇一生淡泊、谦虚，不喜欢世俗的恭维与赞扬，不关心个人的名利和地位。在发现镭并提炼成功以后，他们不申请专利，也不保留任何权利。他们认为，镭是一种元素，应该属于全人类。他们向全世界公开他们的提镭方法。对他们花费十几年制备出来的、约值十万美元的一克多镭，全部交给了镭学研究所，不取分文。对美国妇女界赠献给她的 1 g 镭，也不据为私有，一半给了法国镭学研究所，一半给了华沙的镭学研究所。由于可以将镭用于治疗癌症，他们本可以一夜之间成为百万富翁，但他们商定，不要他们的发明带来的一切物质利益。他们的辛勤劳动，是为了人类从新发现中获得幸福。

现代物理知识

基本粒子如此之多，难道它们真的都是最基本、不可分的吗？近40年来，大量实验事实表明，至少强子是有内部结构的。

1964 年，盖尔曼提出了夸克模型，认为介子是由夸克和反夸克组成的，重子是由 3 个夸克组成。他因此获 1969 年物理学奖。

原子是由原子核和电子构成的，原子核是由质子和中子构成的，质子和中子是由什么构成的呢？这的确是轮中之轮！"夸克"一词原指一种德国奶酪或海鸥的叫声。盖尔曼当初提出这个模型时，并不企求能被物理学家承认，因而选用了这个幽默的词。强子是由夸克构成的。古希腊人认为，一切物质都是由为数不多的基本粒子（即他们所谓的"原子"）构成的。这一伟大的原理已被事实证明不那么好理解。基本粒子是否就是夸克？难道夸克也是复合体吗？我们一会儿再来讨论这个问题。

夸克也是一种费米子，即有自旋1/2。

因为质子、中子的自旋为 1/2，那么 3 个夸克，如果两个自旋向上，一个自旋向下，就可以组成自旋为 1/2 的质子、中子。两个正、反夸克可以组成自旋为整数的粒子，它们称为介子，如 π 介子、J/Ψ 子，后者由丁肇中等人于 1974 年发现，它实际上是由粲夸克和反粲夸克组成的夸克对。凡是由 3 个夸克组成的粒子称为重子，重子和介子统称强子，因为它们都参与强相互作用，故有此名。原子核中质子间的电斥力十分强，可是原子核照样能够稳定存在，就是由于强相互作用力（核力）将核子们束缚住了。由夸克模型，夸克是带分数电荷的，每个夸克带 $+\frac{2}{3}e$ 或 $-\frac{1}{3}e$ 电荷（e 为质子电荷单位）。现代粒子物理学认为，夸克共有 6 种（味道），分别称为上夸克、下夸克、奇夸克、粲夸克、顶夸克、底夸克，它们组成了所有的强子，如一个质子由两个上夸克和一个下夸克组成，一个中子由两个下夸克和一个上夸克组成，则上夸克带 $+\frac{2}{3}e$ 电荷，下夸克带 $-\frac{1}{3}e$ 电荷。上、下夸克的质量略微不同。中子的质量比质子的质量略大一点点，过去认为可能是由于中子、质子的带电量不同造成的，现在看来，这应归因于下夸克质量比上夸克质量略大一点点。

夸克也有量子能级，能够通过吸收能量而受激进入较高的级位，受激的强子看上去与其他的强子一样。于是，很多先前被认为独立的粒子现在均被看作是单个夸克结合的受激状态。

夸克理论的基本预设是，夸克本身是真正浑然一体的基本粒子，是一种像点一样的物体，没有内部成分。在这方面，夸克颇像轻子，因为轻子不是由夸克组成的，它们本身似乎就是基本粒子。事实上，夸克和轻子之间有着自然的对应，使人们获得意想不到的机会，得以洞见大自然的运作。轻子和夸克之间还有一个区别是，轻子或是不带电，或是只带 1 个单位的电荷；而夸克则带 $\frac{1}{3}$ 或 $\frac{2}{3}$ 单位的电荷。

尽管轻子与夸克有着如许的差别，但二者之间存在着深刻的数学对称，使轻子和夸克有了逐层面的对应。第 1 个层面只有 4 种粒子：上、下夸克、电子及电中微子。奇怪的是，一切普通的物质竟全是由这 4 种粒子构成的。质子和中子是由 3 个夸克组成的，而电子只是充任构成物质的一种亚原子粒子。中微子只是跑进宇宙里，一点也不参与物质的大体构造。就我们所知，假如其他的粒子都突然消失了，只要有这 4 种粒子，宇宙就不会有多大变化。

亚原子粒子可分为两大类：轻子和夸克。夸克没有被发现单独存在，而是两个或三个在一起。夸克的电荷是分数的。一切普通的物质都是由 I 层面的粒子构成的。II 层面和 III 层面似乎是 I 层面的简单复制，其中的粒子是高度不稳定的。可能尚有未发现的层面。

下面一个层面的粒子似乎就是第一个层面的复制，只不过较重而已。第二个层面的粒子都极不稳定（中微子例外），它们所构成的各种粒子很快就衰变为层面 I 的粒子。第三个层面的粒子也是这样。

于是，就必然产生这样的问题：层面 I 以外的其他粒子有什么用处呢？为什么大自然需要它们？在形成宇宙的过程中，它们扮演了什么角色？它们是多余的赘物？或者是某种神秘的、现在尚未完全明了的过程的一部分？更令人不解的问题是，随着将来能量越来越高的粒子加速器的出现，是否也只有这 3 个层面的粒子？是否会发现更多的或无穷多的层面？

虽然夸克模型当时取得了许多成功，但也遇到了一些麻烦，如重子的夸克结构理论认为，像 Ω_- 和 Δ_{++} 这样的重子可以由 3 个相同夸克组成，且都处于基态，自旋方向相同，这种在同一能级上存在有 3 个全同粒子的现象是违反泡利不相容原理的。泡利不相容原理说的是两个费米子是不能处于相同的状态中的。夸克的自旋为半整数，是费米子，当然是不能违反泡利原理的。但物理学家自有办法，你不是说 3 个夸克全同吗？那我给它们来个编号或者上"颜色"（红、黄、蓝），那 3 个夸克就不全同了，从而不再违反泡利原理了。的确，在 1964 年，格林伯格引入了夸克的这一种自由度——"颜色"

的概念。当然，这里的"颜色"并不是视觉感受到的颜色，而是一种新引入的自由度的代名词，与电子带电荷相类似，夸克带颜色荷。这样一来，每味夸克就有 3 种颜色，夸克的种类一下子由原来的 6 种扩展到 18 种，再加上它们的反粒子，那么自然界一共有 36 种夸克，它们和轻子（如电子、μ 子、τ 子及其相应的中微子）、规范粒子 [如光子、3 个传递控制夸克轻子衰变的弱相互作用的中间玻色子、8 个传递强（色）相互作用的胶子] 一起组成了大千世界。夸克具有颜色自由度的理论得到了不少实验的支持，在 20 世纪 70 年代发展成为强相互作用的重要理论——量子色动力学。

"量子色动力学"这一名称听起来有点可怕，念起来有点拗口，应该这样念：量子/色/动力学。这个理论认为，夸克是带有色荷的，胶子场是夸克间发生相互作用的媒介。这不禁让我们想起电子是带有电荷的，传递电子间相互作用的媒介是电磁场（光子场）。的确，关于电荷的动力学我们早已有了，它叫"量子电动力学"，发展于 20 世纪三四十年代。一般读者对电磁相互作用都有点熟悉，因此就以它为例来理解质子中子内的色相互作用。电磁场的麦克斯韦方程的量子化就是量子电动力学。具体地说，量子电动力学就是研究电子和光子的量子碰撞（即散射）的。自然，量子色动力学是研究夸克和胶子的量子碰撞的。

胶子是色场的量子，就像光子是电磁场的量子一样。胶子和光子都是质量为 0、自旋为 1、传递相互作用的媒介粒子，都属于规范粒子。两个电子发生相互作用是靠传递一个虚光子而发生的（虚光子只在相互作用中间过程产生，其能量和动量不成正比，不能独立存在，在产生后瞬时就湮灭。由相对论知道，自由运动的电子不能发射实光子，但可以发射虚光子。给予我们光明和热能的是实光子，它的能量和动量成正比，脱离源后能独立存在），自然，两个夸克发生相互作用是靠传递一个虚胶子而发生的。虚胶子携带着一个夸克的部分能量和动量，交给另一个夸克，于是两个夸克就以胶子为纽带发生了相互作用。看到这里我们会说，不是重复了一下吗？量子色动力学可以由量子电动力学依葫芦画瓢建立起来，真是太容易了！实际上没有这么简单。按群论的语言讲，电磁场是 U（1）规范场，是一种阿贝尔规范场，群元可以交换，而胶子场是 SU（3）规范场，是一种非阿贝尔规范场，群元不可以交换。一般来说，"非"总比"不非"要麻烦得多。电荷只有一种，而色荷却有 3 种（红、黄、蓝）；U（1）群的生成元只有一个，就是 1，所以光子只有一种，而 SU（3）群有 8 个生成元，一个生成元对应一种胶子，所以胶子共有 8 种；光子不带电荷，而胶子场由于是非阿贝尔规范场，场方程具有非线性项，体现了胶子的自相互作用，因而胶子也带色荷，夸克发射带色的胶子，自身改变颜色。所以，胶子场比电磁场复杂，因而出现了许多不同寻常的现象和性质，其中最重要的恐怕要数"渐近自由"和"夸克幽禁"了。

中子和质子之间的强力，当然不可能是基本力，因为中子和质子本身就是复合物而不是基本粒子。当两个质子相互吸引时，我们实际上看到的就是6种夸克相互作用的合力。夸克之间的力才是基本力。可以用描述电磁场的方式描述夸克之间的力，而夸克的色就相当于电荷。质子的对应物是所谓的"胶子"，其作用就是不断地在夸克之间来回跳动，将夸克胶结在一起。物理学家们仿照电动力学把这种由"颜色"产生出来的力场理论命名为色动力学。色动力作用要比电磁力作用复杂。这有两个原因：第一，夸克有三色，而电荷却只有一种，与一种光子相对应的就是8种不同的胶子；第二，胶子也有颜色，因而彼此也有很强的相互作用，而光子不带电荷，彼此间又是那么不相干。

"渐近自由"说的是两个夸克之间距离很小时耦合常数也会变得很小，以致夸克可以看成是近自由的。耦合常数变小是真空的反色屏蔽效应引起的。真空中的夸克会使真空极化（即它使真空带上颜色），夸克与周围真空的相互作用导致由真空极化产生的虚胶子和正、反虚夸克的极化分布，最终效果是使夸克色荷变大，这称为色的反屏蔽效应（对于电荷则刚好相反，由于真空极化导致电荷吸引反号电荷的虚粒子，总电荷减少，这称为电的屏蔽效应。与它做比较，色的反屏蔽效应这一术语由此而来）。由于这一效应，在离夸克较小的距离上看来，大距离的夸克比它带的色荷多，小距离上强作用相对而言变弱了，这就是所谓"渐近自由"。渐近自由是量子色动力学的一项重要成果，它使得高能色动力学可以用微扰理论计算。但是，在低能情形或者说大距离情形，由于耦合常数变强及存在幽禁力，计算变得困难。

量子色动力学可以预言小距离的"渐近自由"，但对大距离的"夸克幽禁"，量子色动力学就无法预言了，这是量子色动力学的困难。

"夸克幽禁"说的是夸克无法从质子中逃逸出去。红、黄、蓝三色夸克组成无色态，强子都是无色的。一旦夸克可以从质子或强子中跑出来，自然界就会存在带色的粒子；带色的粒子引起真空的进一步极化，色荷之间的幽禁势是很大的，整个真空都带上了颜色，能量很高，导致真空爆炸。实际上这些都没有发生，暗示自然界不存在游离的夸克。那么，我们会问：夸克到底是一个数学技巧还是一个物理实在？研究这一问题，是对夸克模型的考验。不过，现在因为已有了夸克存在的间接证据，物理学家相信夸克是应该的确存在的。对于夸克为什么要被幽禁起来这一问题，物理学家已提出了几个理论。有人提出口袋模型，如认为质子是一只受真空挤压的口袋，可将夸克束缚住而逃不出来；有人提出了弦理论，认为夸克绑在弦的两端，而这条弦却难以断裂，即使一旦断裂，断裂处生成一对正、反夸克，原来的强子碎裂为两个新的强子，从而自由的夸克从来不可能出现；也有人说，既然胶子带色荷，胶子之间也会有色磁吸引力，从而色力线被拉紧呈平行状，就如一个带电电容器两板因为有平行的电力线因而彼此有吸引一样，夸克之间也有类似的吸引力；格点规范理论的面积定律证明夸克之间有线性禁闭势存在；20世纪90年代中期，塞伯和威滕用他们发展的四维空间量子场论证明了磁单极凝聚也会导致夸克幽禁。

关于夸克幽禁的理论有许多，正好说明了我们对强力的了解还不够充分。

对介子谱的研究表明，夸克之间除了由于单胶子交换引起的色库仑力外，还有色禁闭力，其势是随距离线性增长的。正如上面所说，虽然不清楚线性禁闭势的来源，但可以认为正是这个势导致了夸克幽禁。但是，这一观点也许要受到挑战。因为用相对论性波动方程解介子能谱，发现在无穷远处波函数并不收敛至零，而是一个散射解。这意味着我们应探测到游离的夸克，但实际并不如此。那这些散射解是怎么产生的呢？原来，禁闭势在无穷远处十分巨大，以致扰动真空导致正、反夸克产生。实际没有测到这些产生的夸克，一个原因可能是大距离时夸克的质量也会变得十分巨大，远远超过了线性势，抑制了真空扰动产生正反夸克的能力。夸克质量会随距离增大而增大，可能可以用真空色电极化（导致真空带上颜色）来解释。真空色电极化使得色荷像滚雪球一样越来越大，夸克能量和质量也相应越来越大，浸在真空中的单一夸克质量巨大，真空没有足够的能量产生这些夸克，也许这最终导致了夸克幽禁。

对于强子结构，现在对不同的能态用不同的理论模型来描述。

基态质子和中子可以用量子力学的薛定谔方程求解，强子质量主要由夸克承担；对于处于激发态的共振粒子，弦模型比较成功，该模型认为重子和介子的质量和自旋主要由弦（色力线管）提供；对于更高能的强子激发态，由于真空色电极化十分强大，强子质量主要就是色电极化质量，夸克的质量和弦的质量十分微小。现在对处于不同能态的质子、中子结构还无法用一个统一的理论来描述。

上面讨论的是质子中子及其共振态的静态性质，下面谈一下它们的衰变问题。原子核内的质子中子是稳定的，但自由的中子是不稳定的，寿命约为11 min。中子的质量比质子略大一些，因而可以有足够的能量衰变为质子，并放出一个电子和一个电子型反中微子。在夸克水平上解释这一过程，实际上就是：中子内的一个下夸克（带$-\frac{1}{3}e$电荷）放出一个传递弱相互作用的中间玻色子W_-，自身变成上夸克（带$+\frac{2}{3}e$电荷），W_-又衰变为一个电子和一个电子型反中微子。由于质子中子的重子数都为$+1$，轻子数为 0，电子和电子型中微子的重子数为 0，轻子数分别为 +1 和 -1，这一过程重子数、轻子数都守恒。现在的粒子物理标准模型（量子电动力学、弱电统一理论、量子色动力学）认为重子数是守恒的，质子已是最轻的重子，所以它不能再衰变为其他重子，它是永恒的。由于人们面遇的物质世界主要就是由重子组成的，很容易相信质子是永恒的。但是有一种理论却预言这种观念是不对的，质子会衰变成正电子和中性 π 介子，重子数和轻子数并不绝对守恒。这种理论就是大统一理论，它试图把强、弱、电相互作用统一起来，用一个耦合常数来描写。大统一理论包含着标准模型，但比标准模型来得更大，因而有更多的传递相互作用的规范玻色子。虽然这些规范玻色子是一种超弱场的量子，但质子中的下夸克却会释放这种规范玻色子，自身变成正电子，而质子内的一个上夸克吸收这个规范玻色子，变成上夸克的反粒子（反上夸克），这个反上夸克与质子内的另一个上夸克结合成中性 π 介子。由于引起这种夸克——轻子转化的场十分弱，质子虽然要衰变，但衰变寿命是很长的，大约为一千万亿亿亿年，而我们的宇宙寿命也只有几百亿年，所以质子平均寿命比宇宙寿命长十万亿亿倍。在你一生当中，你体内的质子只能衰变零点几个，不必担心质子衰变会给我们的生活带来什么不便。质子衰变还只是一个理论预言，实验的证明还没有完全结束。

前面提到，质子中的点粒子是夸克，实际上它们还包括胶子和不断产生、湮灭的海夸克。过去认为质子自旋为 1/2，是由 3 个夸克提供的，而如今的研究却不能支持这一观点，质子中的 3 个夸克的总角动量只占质子自旋的 15%，而大部分自旋也许由胶子和海夸克承担。这被称为"质子自旋危机"，也是个热门课题。

附　录

附录一　矢量的标积和矢积

在物理学中，除了经常遇到两个相同矢量的加减外，还经常用到不同矢量的乘积。由于矢量既有大小，又有方向，两个矢量相乘并不像标量相乘那么简单。矢量乘积常见的有两种形式，一种是标积（又叫点积或点乘），另一种是矢积（又叫叉积或叉乘）。例如：功是力与位移的标积，而力矩是位移与力的矢积。

1. 两个矢量的标积

设有两个矢量 A 和 B，它们之间小于 $180°$ 的夹角为 θ，A 和 B 的标积用符号 $A \cdot B$ 表示，并定义

$$A \cdot B = AB\cos\theta \tag{1}$$

即矢量 A 与 B 的标识等于矢量 A 和 B 的大小及它们之间夹角余弦 $\cos\theta$ 的乘积，它只有大小，没有方向，是一个标量。

从附图 1 可以看出，$A \cdot B$ 相当于 A 的大小与 B 在 A 方向上的投影 $B\cos\theta$ 的乘积［附图 1（a）］，也相当于 B 的大小与 A 在 B 方向上的投影 $A\cos\theta$ 的乘积［附图 1（b）］。当 A 与 B 同向时（$\theta=0°$），$A \cdot B = AB$；当 A 与 B 反向时（$\theta=180°$），$A \cdot B = -AB$；当 A 与 B 互相垂直时（$\theta=90°$），$A \cdot B = 0$。

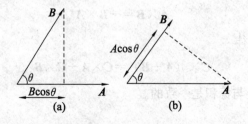

附图 1　矢量 A 和 B 的标积

根据标积的定义，可以得到如下性质。

（1）标积遵守交换律

$$A \cdot B = AB\cos\theta = BA\cos\theta = B \cdot A \qquad (2)$$

（2）标积遵守分配律

$$(A+B) \cdot C = A \cdot C + B \cdot C \qquad (3)$$

2. 两个矢量的矢积

设两个矢量 A 和 B 之间小于 180° 的夹角为 θ，A 与 B 的矢积用符号 $A \times B$ 表示，并定义它为另一个矢量 C，即

$$C = A \times B \qquad (4)$$

矢量 C 的大小为

$$C = AB\sin\theta \qquad (5)$$

它相当于 A 和 B 为边所构成的平行四边形的面积［附图 2（a）］，如果矢量 A 和 B 是平行或反平行，即它们之间的夹角 θ 为 0° 或 180°，由于这时 $\sin\theta = 0$，故 $A \times B = 0$，矢量 C 的方向垂直于 A 和 B 所在的平面，指向用右手螺旋法则确定：如附图 2（b）所示，当右手四指从 A 经小于 180° 的角转向 B 时，右手拇指的指向（即右手螺前进的方向）就是矢量 C 的方向。

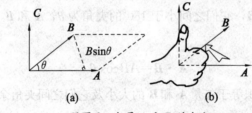

附图 2　矢量 A 和 B 的矢积

根据矢积的定义，可得到如下性质：

（1）矢积不遵守交换律

由于 $A \times B$ 的大小 $AB\sin\theta$ 与 $B \times A$ 的大小 $BA\sin\theta$ 相同，但 $A \times B$ 与 $B \times A$ 的方向相反，故有

$$A \times B = -B \times A \qquad (6)$$

（2）矢积遵守分配律

$$C \times (A+B) = C \times A + C \times B \qquad (7)$$

这一性质在形式上与标积是一致的。

附录二　国际单位制（SI）

1. 国际单位制的基本单位

物理量名称	单位名称	单位符号
长度	米	m
质量	千克（公斤）	kg
时间	秒	s
电流	安［培］	A
热力学温度	开［尔文］	K
物质的量	摩［尔］	mol
光强度	坎［德拉］	cd

2. 国际单位制的辅助单位

物理量名称	单位名称	单位符号
平面角	弧度	rad
立体角	球面度	sr

3. 国际单位制的一些导出单位

物理量名称	单位名称	单位符号
面积	平方米	m^2
体积	立方米	m^3
速度	米每秒	$m \cdot s^{-1}$
加速度	米每秒平方	$m \cdot s^{-2}$
密度	千克每立方米	$kg \cdot m^{-3}$
电流密度	安培每平方米	$A \cdot m^{-2}$
磁场强度	安培每米	$A \cdot m^{-1}$
比体积	立方米每千克	$m^3 \cdot kg^{-1}$
光亮度	坎德拉每平方米	$cd \cdot m^{-2}$

4. 具有专门名称的国际单位制导出单位

物理量名称	单位名称	单位符号	SI基本单位表示的关系式
频率	赫［兹］	Hz	s^{-1}
力；重力	牛［顿］	N	$m \cdot kg \cdot s^{-2}$
压力，压强；应力	帕［斯卡］	Pa	$m^{-1} \cdot kg \cdot s^{-2}$
能量；功，热	焦［耳］	J	$m^2 \cdot kg \cdot s^{-2}$

（续表）

物理量名称	单位名称	单位符号	SI 基本单位 表示的关系式
功率	瓦特	W	$m^2 \cdot kg \cdot s^{-3}$
电量、电荷	库仑	C	$A \cdot s$
电势、电压、电动势	伏特	V	$m^2 \cdot kg \cdot s^{-3} \cdot A^{-1}$
电容	法拉	F	$m^{-2} \cdot kg^{-1} \cdot s^4 \cdot A^2$
电阻	欧姆	Ω	$m^2 \cdot kg \cdot s^{-3} \cdot A^{-2}$
电导	西门子	S	$m^{-2} \cdot kg^{-1} \cdot s^3 \cdot A^2$
磁通量	韦伯	Wb	$m^2 \cdot kg \cdot s^{-2} \cdot A^{-1}$
磁感应强度	特斯拉	T	$kg \cdot s^{-2} \cdot A^{-1}$
电感	亨利	H	$m^2 \cdot kg \cdot s^{-2} \cdot A^{-2}$
光通量	流明	lm	$cd \cdot sr$
光照度	勒克斯	lx	$m^{-2} \cdot cd \cdot sr$
放射性强度	贝可勒尔	Bq	s^{-1}
吸收剂量	戈瑞	Gy	$m^2 \cdot s^{-2}$
黏滞系数	帕斯卡秒	Pa $\cdot$ s	$m^{-1} \cdot kg \cdot s^{-1}$
力矩	牛顿米	N $\cdot$ m	$m^2 \cdot kg \cdot s^{-2}$
表面张力系数	牛顿每米	N $\cdot$ m^{-1}	$kg \cdot s^{-2}$
热容、熵	焦耳每开尔文	J $\cdot$ K^{-1}	$m^2 \cdot kg \cdot s^{-2} \cdot K^{-1}$
比能	焦耳每千克	J $\cdot$ kg^{-1}	$m^2 \cdot s^{-2}$
导热系数	瓦特每米开尔文	W $\cdot$ m^{-1} $\cdot$ K^{-1}	$m \cdot kg \cdot s^{-3} \cdot K^{-1}$
能量密度	焦耳每立方米	J $\cdot$ m^{-3}	$m^{-1} \cdot kg \cdot s^{-2}$
电场强度	伏特每米	V $\cdot$ m^{-1}	$m \cdot kg \cdot s^{-3} \cdot A^{-1}$
介电常数	法拉每米	F $\cdot$ m^{-1}	$m^{-3} \cdot kg^{-1} \cdot s^4 \cdot A^2$
磁导率	亨利每米	H $\cdot$ m^{-1}	$m \cdot kg \cdot s^{-2} \cdot A^{-2}$

5. 国际单位制词冠

因数	词冠	词头名称	词头符号	因数	词冠	词头名称	词头符号
10^{18}	exa	艾［可萨］	E	10^{-1}	deci	分	d
10^{15}	peta	拍［它］	P	10^{-2}	centi	厘	c
10^{12}	tera	太［拉］	T	10^{-3}	milli	毫	m
10^9	giga	吉［咖］	G	10^{-6}	micro	微	μ
10^6	mega	兆	M	10^{-9}	nano	纳［诺］	n
10^3	kilo	千	k	10^{-12}	pico	皮［可］	p
10^2	hecto	百	h	10^{-15}	femto	飞［母托］	f
10^1	deca	十	da	10^{-18}	atto	阿［托］	a

注：方括号内的字，在不致引起混淆的情况下，可以省略。

附录三　一些单位的换算关系

物理量名称	单位名称	单位符号	换算关系
平面角	度	°	$1° = (\pi/180)$ rad
	（角）秒	′	$1' = (1/60)° = (\pi/10800)$ rad
	（角）分	″	$1'' = (1/60)' = (\pi/648000)$ rad
体积	升	L	$1\text{ L} = 1\text{ dm}^3 = 10^{-3}\text{ m}^3$
质量	原子质量单位	u	$1\text{ u} = \dfrac{1}{12} \times {}^{12}\text{C}$ 的质量 $= 1.66 \times 10^{-27}$ kg
能量	电子伏特	eV	$1\text{ eV} = 1.6 \times 10^{-19}$ J
热量	卡	cal	$1\text{ cal} = 4.186$ J
长度	埃	Å	$1\text{ Å} = 10^{-10}$ m
压强	巴	bar	$1\text{ bar} = 10\text{ Pa}$
	标准大气压	atm	$1\text{ atm} = 101325$ Pa
放射性强度	居里	Ci	$1\text{ Ci} = 3.7 \times 10^{10}\text{ s}^{-1}$
照射量	伦琴	R	$1\text{ R} = 2.58 \times 10^{-1}\text{ C} \cdot \text{kg}^{-1}$
吸收剂量	拉德	rad（rd)	$1\text{ rad} = 10^{-2}$ Gy

附录四　基本物理常量

物理量	符号	量值
真空中的光速	c	2.9979×10^{8} m·s^{-1}
真空中的介电常数	ε_0	8.854×10^{-12} C^2·N^{-1}·m^{-2}
电子电量（基本电荷）	e	1.602×10^{-19} C
电子的静止质量	m_e	9.109×10^{-31} kg$=0.000549$ u
普朗克常量	h	6.626×10^{-34} J·s$=4.135\times10^{-15}$ eV·s
玻耳兹曼常数	k	1.381×10^{-23} J·K^{-1}
阿伏伽德罗常数	N_0	6.022×10^{23} mol^{-1}
普适气体常数	R	8.314 J·mol^{-1}·k^{-1}
库仑定律常数	k	8.9874×10^{9} N·m^2·C^{-2}
氢原子质量	m_H	1.007825 u
质子质量	m_p	1.007276 u
中子质量	m_n	1.008665 u
法拉第常数	F	9.6484×10^{4} C·mol^{-1}
万有引力常数	G	6.672×10^{-11} N·m^2·kg^{-2}
地球质量	M_E	5.975×10^{24} kg
地球平均半径	R_E	6.371×10^{6} m

附录五 希腊字母表

读音	字母		读音	字母	
alpha	A	α	nu	N	ν
beta	B	β	xi	Ξ	ξ
gamma	Γ	γ	omicron	O	o
delta	Δ	δ	pi	Π	π
epsilon	E	ϵ	rho	P	ρ
zeta	Z	ζ	sigma	Σ	σ
eta	H	η	tau	T	τ
theta	Θ	θ	upsilon	Υ	υ
iota	I	ι	phi	Φ	φ
kappa	K	κ	chi	X	χ
lambda	Λ	λ	psi	Ψ	ψ
mu	M	μ	omega	Ω	ω

习题参考答案

习题一

1～4. 略；**5.** 8×10^{-5} m；**6.** 2×10^4 N·m^{-2}，4×10^5 N·m^{-2}；**7.** 4.9×10^7 N·m^{-2}；
8. 2.03×10^3 kPa，20 倍；**9.** 1.9×10^{-4} m；**10.** -3×10^{-7} m^3

习题二

1. 0.5 m·s^{-1}；**2.** 85 kPa，水不会流出；**3.** 13.8 kPa；**4.** 0.53 s；**5.** 5700 N；
6. 0.8 m；**7.** $v_A=\sqrt{2g(h_1+h_2)}$；**8.** 4.2 m^3；**9.** 3.0×10^4 湍流，1.08×10^3 层流；
10. 1.4×10^8 Pa·s·m^{-3}；**11.** 3.3×10^{-3} m·s^{-1}；**12.** 2.8×10^4 s，0.28 s；**13.** 8.0 Pa；
14. 1.4 mm；**15.** 1.7×10^8 Pa·s·m^{-3}

习题三

1～7. 略；**8.** (1) 40 dB，(2) 18 dB；**9.** 1.26；**10.** 1×10^{-11} m；**11.** 7.5×10^{-2} m/s；
12. (1) 99.9%，(2) 0.08%

习题四

1～3. 略；**4.** $E_P=\dfrac{\lambda}{4\pi\varepsilon_0\gamma}(\sin\theta_2-\sin\theta_1)$；**5.** $E_{内}=\dfrac{q}{4\pi\varepsilon_0R^3}r$，$E_{外}=\dfrac{q}{4\pi\varepsilon_0r^2}$；**6.** $E=$

$\dfrac{\lambda}{2\pi\varepsilon_0r}$；**7.** $E_{内}=0$，$E_{外}=\dfrac{\lambda}{2\pi\varepsilon_0r_2}$；**8.** $E_{内}=0$，$E_{外}=\dfrac{\sigma}{\varepsilon_0}$，$E_{内}=\dfrac{\sigma}{\varepsilon_0}$，$E_{外}=0$；**9.** $U_p=$

$\dfrac{q}{4\pi\varepsilon_0\sqrt{R^2+x^2}}$；**10.** $U_1=\dfrac{1}{4\pi\varepsilon_0}\left(\dfrac{q_1}{R_1}+\dfrac{q_2}{R_2}\right)$ $(r\leqslant R_1)$，$U_2=\dfrac{1}{4\pi\varepsilon_0}\left(\dfrac{q_1}{r}+\dfrac{q_2}{R_2}\right)$ $(R_1\leqslant$

$r\leqslant R_2)$，$U_3=\dfrac{1}{4\pi\varepsilon_0}\dfrac{q_1+q_2}{r}$ $(r\geqslant R_2)$；**11.** $U_{内}-U_{外}=\dfrac{q}{4\pi\varepsilon_0}\left(\dfrac{1}{R_1}-\dfrac{1}{R_2}\right)$；**12.** $W=\dfrac{1}{4\pi\varepsilon_0}\dfrac{3Q^2}{5R}$

习题五

1. 2×10^{-5} Wb；**2.** $B_A=1.73\times10^{-4}$ T，方向垂直纸面向外；**3.** $B=\dfrac{9\sqrt{3}\mu_0 I}{4\pi h}$；
4. $N=16$；**5.** $a=6.27\times10^{14}$ m/s^2；**6.** $B=0.48$ T；**7.** (1) $v=6.67\times10^{-4}$ m/s，(2) $n=$
2.81×10^{29} m^{-3}；**8.** $I=0.196$ A，电流流向从左流向右；**9.** $H=-7.20\times10^5$ A/m；
10. (1) $\Phi=4.48\times10^{-4}$ Wb，(2) $I_2=0.43$ A

习题六

1. 600 nm 或 467 nm；**2.** 500 nm；**3.** （1）2.5×10^{-4} m，（2）1.9×10^{-4} m；
4. 1.01×10^{-7} m，5.37×10^{-7} m；**5.** 114 nm；**6.** 6.67×10^{-8} m；**7.** （1）363.6 nm，
（2）5.5 个，（3）10π 或 12π；**8.** 7.26×10^{-6} m；**9.** 450 nm；**10.** 1.5×10^{-4} m；
11. （1）1.266×10^{-6} m，（2）7905 条，（3）不可能；**12.** $\frac{9}{4} I_1$；**13.** $0.21 I_0$；**14.** 6.25
g/cm³；**15.** 0.01235

习题七

1. 略；**2.** 略；**3.** 略；**4.** -11.43 cm，玻璃；**5.** 3.3 D；**6.** -1.2 m；**7.** 15 cm；
-112.5 cm；**8.** （1）24 cm，（2）-24 cm，（3）3.7 cm；**9.** -400 度；**10.** 0.125 m，
2 m；**11.** 350 度；**12.** 略；**13.** 7.14 cm，3.5；**15.** （1）1.6 cm，（2）13，（3）164

习题八

1~3. 略；**4.** 1.23×10^{34} J，1.37×10^{17} kg；**5.** 0.00486 nm，1.2×10^{-3}％，
9.7％；**6.** （1）9.98×10^{-12} m，（2）6.71×10^{-34} m；**7~11.** 略

习题九

1~2. 略；**3.** 3.98 kW；**4~8.** 略；**9.** 0.00033°；**10.** 0.04 nm；**11.** 198 mm；
12. 略；**13.** 略；**14.** 0.041 nm，30 keV；**15.** 8.05 cm⁻¹，0.086 cm；**16.** 210 HU，
-110 HU，20 HU

习题十

1. 23.85 MeV；**2.** 5.08×10^{-9} u，4.563×10^5 J·mol⁻¹；**3.** 氘核：2.23 MeV，
1.11 MeV；氦原子核：28.28 MeV，7.07 MeV；**4.** 4.85×10^{-2} d⁻¹，20.63 d，$1.06 \times$
10^{10} Bq；**5.** 1.16×10^8 Bq；**6.** 1.30 mL；**7.** 1.03×10^{-12} g；**8.** 5.35 g；**9.** 73.8 Cy；
10. 32 倍；**11.** 5.24×10^4 Bq；**12.** 4.869 MeV

参考文献

1. 胡新珉. 医学物理学:第7版[M]. 北京:人民卫生出版社,2008.

2. 毛骏健,顾牧. 大学物理学:下册[M]. 北京:高等教育出版社,2020.

3. 王亚伟. 大学物理学:下册[M]. 合肥:中国科学技术大学出版社,2004.

4. 王铭. 物理学:第5版[M]. 北京:人民卫生出版社,2007.

5. 喀蔚波. 医用物理学[M]. 北京:高等教育出版社,2005.

6. 徐斌富. 大学基础物理[M]. 北京:科学出版社,2007.

7. 黄大同. 医用物理学[M]. 郑州:郑州大学出版社,2002.

8. 梁路光,赵大源. 医用物理学[M]. 北京:高等教育出版社,2004.

9. 陈仲本,况明星. 医用物理学[M]. 北京:高等教育出版社,2010.

10. 吴恩惠. 医学影像学:第6版[M]. 北京:人民卫生出版社,2008.

11. 谢楠柱. 医用物理学[M]. 郑州:河南医科大学出版社,1997.

12. 马世良. 金属X射线衍射学[M]. 西安:西北工业大学出版社,1997.

13. 顾启秀,余国建. 医用物理学[M]. 上海:上海科学技术出版社,1991.

14. 褚圣麟. 原子物理学:第2版[M]. 北京:人民教育出版社,2022.

15. 刘发义. 电子探针X射线微区分析技术在生物学中的应用[M]. 北京:科学出版社,1990.

16. 张泽宝. 医学影像物理基础[M]. 沈阳:辽宁科学技术出版社,1994.

17. 包尚联. 现代医学影像物理学[M]. 北京:北京大学医学出版社,2004.

18. 赵仁宏,李田勋. 医用物理学[M]. 北京:北京大学医学出版社,2009.

19. 舒虹. 诺贝尔奖获得者传略[M]. 长春:吉林人民出版社,1990.